系統看護学講座

別巻

臨床検査

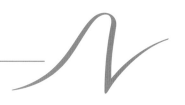

■編集

奈良　信雄　日本医学教育評価機構常勤理事
和田　隆志　金沢大学長

■執筆

荒木　昭博　虎の門病院健康管理センター
　　　　　　センター長

井上　智子　国際医療福祉大学大学院教授

碓氷　　章　睡眠総合ケアクリニック代々木
　　　　　　院長

大桑麻由美　金沢大学大学院教授

叶内　　匡　東京医科歯科大学大学院講師

川良　徳弘　文京学院大学大学院教授

北川　昌伸　新渡戸記念中野総合病院
　　　　　　病理診断科部長

北島　信治　金沢大学附属病院
　　　　　　血液浄化療法部特任助教

立石宇貴秀　東京医科歯科大学教授

常川　勝彦　群馬大学医学部附属病院
　　　　　　検査部講師

東條　尚子　三楽病院臨床検査科部長

東田　修二　東京医科歯科大学大学院教授

奈良　信雄　日本医学教育評価機構常勤理事

堀口　智美　金沢大学大学院准教授

前川　真人　浜松医科大学名誉教授

松本　哲哉　国際医療福祉大学主任教授

村上　正巳　群馬大学大学院教授

和田　隆志　金沢大学長

医学書院

系統看護学講座　別巻　臨床検査

発　行　1984年1月6日　第1版第1刷
　　　　1988年2月1日　第1版第6刷
　　　　1989年1月6日　第2版第1刷
　　　　1992年2月1日　第2版第4刷
　　　　1994年1月6日　第3版第1刷
　　　　1997年2月1日　第3版第4刷
　　　　1998年2月15日　第4版第1刷
　　　　2001年2月1日　第4版第4刷
　　　　2002年1月6日　第5版第1刷
　　　　2007年2月1日　第5版第6刷
　　　　2008年2月1日　第6版第1刷
　　　　2013年2月1日　第6版第10刷
　　　　2014年1月15日　第7版第1刷
　　　　2018年2月1日　第7版第5刷
　　　　2019年1月6日　第8版第1刷
　　　　2022年2月1日　第8版第4刷
　　　　2023年1月6日　第9版第1刷ⓒ
　　　　2024年2月1日　第9版第2刷

編　者　奈良信雄・和田隆志

発行者　株式会社　医学書院
　　　　代表取締役　金原　俊
　　　　〒113-8719　東京都文京区本郷 1-28-23
　　　　電話　03-3817-5600(社内案内)
　　　　　　　03-3817-5657(販売部)

印刷・製本　横山印刷

はしがき

　医療は病（やまい）に悩む人々に治療や看護ケアを行って，心身を健康な状態に戻し，社会生活に復帰させる行為をいう。それには生活習慣を改善するなどして病気になるのを予防したり，後遺症に対してリハビリテーションなどを行ったりすることも含まれる。

　このように医療は幅広い領域に及ぶ行為であるが，現代における医療には大きく2つの特徴があげられる。それは，多職種の協働・連携によるチーム医療と，科学的根拠に基づく医療である。

●チーム医療の実践

　人々の病気を治療し，また健康を増進するには，多くの医療職が協力し，それぞれの専門性を発揮して医療の質を高めることが求められる。

　医師は病気を診断し，薬物療法や手術などによって治療を行う。看護師は看護ケアを通じて，患者の心身の回復の支援を担当する。薬剤師は調剤や服薬指導を行う。管理栄養士は患者の栄養管理や，栄養食事療法を担当する。臨床検査技師は臨床検査を実施し，診療放射線技師はX線撮影や放射線治療を担当する。このほかにも理学療法士や作業療法士，言語聴覚士など，多くの職種が医療にかかわり，チームを組み，協力して医療を行っている。

●科学的根拠に基づく医療

　現代では，科学的根拠に基づいて医療が行われることが求められている。ヒポクラテスの時代以来，医療はおもに経験と伝承によって行われてきた。しかし20世紀以降，科学が急速に発展し，ものごとの理論的な背景がはっきり示されるようになった。医療においても治療や処置の効果が科学的に証明され，根拠に基づいて実践されるようになり，さらに発展を続けている。

●臨床検査を学ぶ意味

　こうした現代の医療の特徴を着実に活用し，高度の医療を行って人々の健康をまもり増進するには，医療職が共通の知識をもって議論することが重要である。病棟などではカンファレンス（臨床討論）が行われ，医療職が互いの専門知識をもとに話し合って，個々の患者に最適の医療を行う計画をたてて実行される。

　こうした討論をスムーズに行うには，医療職すべてが共通の言語を使って，患者の病態や治療方針，治療効果，ケアプラン策定などについて話し合わなくてはならない。その共通言語の1つが臨床検査である。病気を確実に診断したり，治療方針を決定するためには，臨床検査を欠かすことはできない。したがって，すべての医療職は臨床検査の意義や目的を理解し，検査データを解釈できることが望まれる。

　しかしながら，数多くあるすべての臨床検査について理解しておくことは，けっしてやさしいことではない。そこで本書は，看護師を目ざして勉学に励む看護学生，また医療の

現場で活躍している看護師に対し，臨床検査をわかりやすく学んでもらうために編集された。

　本書を活用して，看護ケアの実践に役だてていただきたいと願う。

●改訂の趣旨

　本書の第8版刊行以来，少子高齢社会のさらなる進行に伴う疾病構造の複雑化，新型コロナウイルス感染症などの新たな感染症対策の必要性などが大きくクローズアップされている。こうした現状では，より質の高い医療を効率よく，かつ効果的に実践することが重要になっている。タスクシェア・シフトを進めてチーム医療をさらに推進し，最新の医療知識や技術を積極的に導入することが今まで以上に求められているといえよう。

　この観点に基づいて，第9版の改訂では，新型コロナウイルス検査や遺伝子検査など最新の知識や技術をできるだけ取り入れるようにした。また，臨床の現場で看護師が適切に検査にかかわることができるよう，臨床現場即時検査（POCT）を新たに第11章として追加した。医療機器，技術の進歩にともない，POCTの性能が向上し，かつ簡便化も進められている。看護師が臨床現場でPOCTを容易に活用できるよう，わかりやすく解説した。

　臨床検査を看護ケアに役だてることは，より質の高い医療の実践につながり，国民の期待に応えることができると確信している。看護師養成施設で学ばれている学生，教育を担当されている教員，臨床現場で活躍されている看護師の皆さんには，本書を活用して，医療現場における臨床検査の重要性や有用性をご理解いただければと思う。

　改訂版の編集には，多くの執筆者に多大なご尽力をいただいた。ここに厚く御礼を申し上げる。

2022年10月

編者を代表して
奈良信雄

目次

第1部　臨床検査の基礎

第1章　臨床検査とその役割

奈良信雄

第2章　臨床検査の流れと看護師の役割

奈良信雄・井上智子・松本哲哉・堀口智美

第2部　おもな臨床検査

第3章　一般検査

北島信治・和田隆志・奈良信雄

第4章　血液学的検査

奈良信雄・東田修二

化学検査

前川真人・和田隆志

第6章 免疫・血清学的検査

東田修二

第7章 内分泌学的検査

村上正巳・常川勝彦

第8章　微生物学的検査

松本哲哉

第9章　病理学的検査

北川昌伸

第10章　生体検査

川良徳弘・東條尚子・碓氷章・叶内匡・立石宇貴秀・荒木昭博

<h2>第11章　臨床現場即時検査(POCT)</h2>

大桑麻由美・堀口智美

第 1 部

臨床検査の基礎

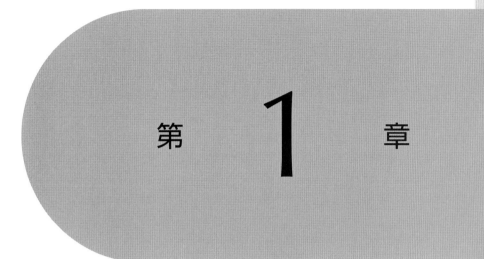

第 1 章

臨床検査とその役割

A　診療における臨床検査の役割

1　健康な人体と臨床検査

● **人体の恒常性**　人体の構造と機能は，健康である限り，ある一定の範囲に保たれている。体重を例にとれば，よほどの食事制限をしたり，逆に食べすぎたりしなければ，ほぼ同じ重さに保たれる。体温や心臓・肺の機能，また尿や血液中の成分なども，環境や活動状況によって多少の変化はあるものの，ほぼ同じレベルに保たれている。

　このように人体には，体内を安定した状態に保つように調整する機能が備わっており，この機能を**恒常性**または**ホメオスタシス**とよぶ。

　人間が快適な健康生活を送るうえで，恒常性は重要な役割を果たしている。もし私たちのからだに恒常性がなければ，過剰に水分や栄養を摂取したり，逆に飲食を制限したり，あるいは気温などの環境の変化にさらされたりすると，さまざまな機能が障害されたままになってしまうだろう。

● **正常と異常**　恒常性が保たれているということは，すなわち状態の正常な範囲が決まっているともいえる。これを逆に考えれば，心拍数や呼吸数が乱れたり，血糖値がつねに高かったり，尿中にタンパク質が出たりしていれば，からだに異常があるということになる。がんのようにすぐには症状があらわれない場合でも，X線検査で異常な陰影が発見されたり，超音波(エコー)検査やCT検査で異常が検出されることがある。

　このように，人間は病気にかかると，からだの構造や機能に異変があらわれる。それらの異常な変化を適切にとらえれば，病気を診断することができる。

● **臨床検査とは**　臨床検査は，人体から排泄されたり，注射器などを使って採取したりしたもの(**検体**)を，顕微鏡で観察したり，化学分析機器などを使うことによって，からだに生じている変化を科学的に検出する医療行為である。

　また，臨床検査には，心電計やX線装置などを使って，直接にからだの変化をみることも含まれる。いわば，臨床検査は身体の変化をチェックするためのレーダーといえる。

2　診療における臨床検査

● **診療のなかでの検査の役割**　診療は，病気にかかった患者をもとの健康な身体に回復させるために行われる。そこでは，まず医療面接(問診)や身体診察によって患者の病態を把握し，病気を**診断**することが必要となる。そのうえで適切な**治療**の方針が決められ，治療を開始したあとは，改善のぐあいをみながら**経過観察**が行われる(◐図1-1)。

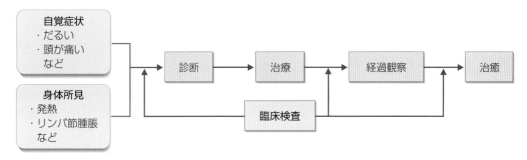

◉**図 1-1　診療の進め方と臨床検査の位置づけ**

　経過を観察する際には，改善の程度をみるだけでなく，治療に伴う副作用や合併症の出現，疾患の再発などに気を配ることも大切になる。

●**診断を下すための情報**　病気の診断は，患者の訴える自覚症状や，身体にあらわれた異常所見で行うこともできる。たとえば，かぜ（感冒）や皮疹などは，患者の症状を聞いたり診察をすれば，比較的簡単に病名を診断できる。

　しかし，患者の訴え方は個人差が大きく，がまん強い人は，急性心筋梗塞のように重篤で，強い痛みのある疾患であっても，強く訴えないことがある。逆に心配しがちな人は，重症でもないのに，大げさに訴えたりすることがある。

　また，身体の異常所見は，医療従事者ならば誰もが的確に判断できなければならないが，実際には専門性や経験年数などに左右される。つまり，自覚症状や身体所見は主観的な要素も多く，それだけで診察することには客観性に問題がある場合もある。

　一方，臨床検査によって提供される情報は客観的である。適正な検査に基づけば，正しい診断を下すことのできる可能性が高まる。また検査では，病名だけでなく重症度をも判定できる。つまり，臨床検査によって，より正確かつ精密に身体の異常所見をとらえることができる。

　また，この客観性は個人の診療のためだけではなく，医療全体にもいかすことができる。臨床検査は本来，患者個人の診療を目的として行われるものであり，検査結果は患者本人に帰属するものである。しかし，検査結果は普遍的かつ再現性があるため，検査データがほかの患者の診療の参考になり，臨床医学研究や医学教育にも役だてられる。ただし，その場合には患者の人権やプライバシーをそこなわないように十分な注意をはらう必要がある。

●**予防としての役割**　臨床検査は疾病の予防にも役だつ。糖尿病や脂質異常症などは，健康なうちに検査を受ければ発病する前に異常をとらえることが可能である。

　そのほか，治療に伴う疾病の改善も，検査のデータをみれば適切に判断でき，副作用や合併症も検出できる。また，がんの治療後にも，検査によって再発の有無のモニタリング（監視）が行われる。

　このように，臨床検査はもはや現代の医療に欠かすことはできず，**科学的根拠に基づく医療** evidence-based medicine（**EBM**）を実施するための基本的な

表 1-1　臨床検査の目的と意義

目的	意義
疾患の診断	診断の正確化・精密化
医学研究	新しい治療法の開発，治療効果の監視，疫学調査，医学教育
発症前のふるい分け	疾患の早期発見(二次予防)
治療経過のモニター	治療効果の評価・判定，副作用・合併症の監視，再発防止(三次予防)

手段といえる(●表 1-1)。

3　臨床検査の限界

　臨床検査は診療に有用であると述べた。しかし，いくら医学・医療が進歩したとはいえ，人間のからだや病気については十分に解明されていないものも少なくない。病原体のすべてがわかっているわけでもないし，人体を構成する成分にしても，分析できないものや技術的に測定がむずかしいものもある。

　現時点における臨床検査には限界もあり，その限界を知ったうえで利用することが望まれる。また，臨床検査の結果は，からだの状態の一面を反映したものであることを忘れてはならない。

● **がんの場合の限界**　腫瘍マーカー❶検査というと，血液検査だけでがんの診断を確定できると思っている人がいる。実際には血液検査だけで診断できるがんは少なく，がんであっても腫瘍マーカーが陰性のものもある。また，肺がんや乳がんの診断には X 線検査や超音波検査が有効であるが，ごく初期の小さながんだと発見できないことがある。

● **感染症の場合の限界**　感染症に対しては，感染症の原因となった病原体を見きわめ，それに応じた抗菌薬などで治療することが望まれる。しかし，実際の医療の現場ではあらゆる病原体を検出できるわけではなく，また，検出できたとしても日数がかかり，結果を知るころにはすでに治ってしまったということもある。

● **総合的な評価**　同じ検査結果だとしても，検査以外の情報に基づいて医師による評価が異なったり，ひいては診断がかわったりしてしまうこともある。たとえ臨床検査で異常がみとめられなかったとしても，病気が疑われる場合には，慎重に経過を観察したり，別の臨床検査を行ったりして，診断を進めなければならない。

4　臨床検査の負担

　臨床検査が医療に欠かせない重要な手段といっても，患者にかかる負担は無視できない。検査に伴う負担として，精神的・肉体的・経済的負担があげ

□**NOTE**

❶腫瘍マーカー
　がんの進行に伴い，血液中に増加する物質(●185ページ)。

られる。

● **精神的負担**　経験したことのない検査をはじめて受けるとき，患者の不安は強い。5mL 程度の採血などは問題ないだろう，と医療者が考えていても，注射針を見ただけで失神してしまう人すらいる。検査を行う前に十分に説明をしておき，精神的負担を少なくすることが大切である。

● **肉体的負担**　運動負荷心電図検査（●287 ページ）や呼吸機能検査（●293 ページ）などでは，少なからず肉体的な負担がかかる。検査前に内容をしっかり説明し，検査中には患者の状態をよく観察しながら，無理のない範囲で検査が行われるように配慮する。

● **経済的負担**　医療保険で大半がカバーされるといっても，検査にかかる費用は少ないものばかりではなく，経済的負担も軽視してはならない。いくら有益だとしても，あまりにも経済的負担が大きい検査を行うには限界がある。検査は，負担と費用対効果を十分に配慮して行われるべきである。

B　臨床検査の種類

　臨床検査には，尿や血液などの体内成分（検体）を体外に取り出して調べる**検体検査**と，身体の機能や構造を種々の機器を使って測定したり，画像として表現する**生体検査**がある（●表 1-2）。ここではそれぞれのおもな検査について，その概要を説明する。

1　検体検査

　検体検査とは，尿や体液などを顕微鏡で観察したり，化学分析装置で解析したりして検査する手法をいう。

　検体には，尿や便のように自然に排泄されるものや，血液や脳脊髄液（髄液）などのように注射器などで採取するものがある。また，血液のように誰にでも存在するものもあれば，喀痰や胸水・腹水などのように，病気にかかった人にだけあらわれたり，過剰に存在するものもある。

● **おもな検体検査**　おもな検体検査には次のようなものがある。

●表 1-2　臨床検査の種類

検体検査	生体検査
・尿検査 ・便検査 ・体液検査 ・血液学的検査 ・血液生化学検査 ・免疫・血清学的検査 ・微生物学的検査 ・染色体・遺伝子検査 ・病理組織検査　など	①生理機能検査 　・心電図検査 　・呼吸機能検査 　・脳波検査　など ②画像検査 　・X 線検査 　・超音波検査 　・CT，MRI，PET　など ③内視鏡検査

1 **尿・便および体液の検査（一般検査）**　古くから行われてきた簡便な検査で，一般検査とよばれることもある。

①**尿検査**　尿量や尿成分を調べ，おもに腎・尿路系疾患の診断に使われる。

②**便検査**　血液がまじっていないか（潜血反応）を調べたり，寄生虫卵や病原微生物検査などを行うもので，主として消化器系疾患の診断に有用である。

③**体液検査**　胸水・腹水・髄液・関節液などの体液を検査するもので，体液中の細胞や化学成分などを検査する。

2 **血液学的検査**　単に血液検査ともよばれ，血液中の細胞成分である血球数や血球の形態を調べる**血球検査**と，出血や止血にかかわる因子を調べる**凝固・線溶系検査**がある。ここに赤沈検査や骨髄検査も含めることがある。

3 **生化学検査**　尿・血液・体液などに含まれる，栄養素・酵素・ホルモン・電解質などの成分を化学的に分析する検査である。検査項目としては最も種類が多い。

4 **免疫・血清学的検査**　おもに抗原抗体反応を利用して，炎症マーカー・自己抗体・腫瘍マーカー・病原微生物などを調べる検査である。感染症や膠原病などの診断にしばしば利用される。

5 **微生物学的検査**　感染症の原因になる起因病原体を検出するための検査である。細菌・真菌・ウイルス・寄生虫などを検出する。

細菌や真菌は，喀痰などの検体をスライドガラスに塗りつけ（塗抹），染色し，顕微鏡で観察する。また，培養してから化学的性質などを調べて，同定することもある。

一方，ウイルスは光学顕微鏡では観察できず，培養もできないことから，抗原抗体反応を利用して検査したり，ウイルスの遺伝子を調べて検出する。

6 **染色体・遺伝子検査**　遺伝性疾患のように体細胞染色体や遺伝子に異常のある疾患や，がんなどのように後天的に染色体や遺伝子に異常が発生する疾患を診断する目的で，染色体検査や遺伝子検査が行われる。

また，人体には存在しないはずの遺伝子を検出して，感染症の起因病原体を同定する目的にも応用される。

7 **病理学的検査**　患者から生検や手術で採取した組織検体や，尿・喀痰などの排泄物，腹水・胸水などの体腔液から標本を作成し，目的に応じた染色を施して顕微鏡で観察し，疾患の精密な診断や病態の把握などを行う検査である。炎症性疾患，自己免疫疾患，悪性腫瘍などを最終的に診断するうえで重要な意義をもつ。

2　生体検査

検体検査が体成分を体外に取り出して調べるのに対し，人体に機器をあてたり挿入し，電気・磁力・放射線などを利用して，人体の構造や機能を検査するのが**生体検査**である。生体検査は大きく，①生理機能検査，②画像検査，③内視鏡検査に分けられる。

● おもな生体検査

　□1 生理機能検査　機械工学や電子工学などの技術を使って，おもに循環機能や呼吸機能，神経・筋活動を測定する検査をいう。心電図検査・呼吸機能検査・脳波検査・筋電図検査・神経伝導検査などがある。

　□2 画像検査　人体に発生した異常所見を，画像として表現する検査である。X線を照射して異常な陰影を描出し診断する**X線検査**が代表的である。

　そのほか，超音波を身体にあてて異常所見を検出する**超音波（エコー）検査**，放射線を利用した**CT検査**や**PET検査**，磁気を利用した**MRI検査**などがある。コンピュータ技術の発展に伴い，きわめて精密な画像が描出できるようになり，ごく初期の小さながんも発見できるようになっている。

　□3 内視鏡検査　やわらかいチューブや金属性のパイプの先端に撮像素子を搭載した電子内視鏡を，消化管・気管・膀胱・尿管・腟などに挿入し，病変のある部位を光学的に観察して診断する検査法である。

　観察するだけでなく，病変部位の組織を一部取り出して，炎症やがん細胞の有無などを病理組織検査で調べる（**生検**）。さらに出血部位の止血，ポリープや小さながんの切除など，治療にも活用される。

C 臨床検査の場面と目的

　病気にかかった人を対象として診療の目的に用いられる臨床検査には，基本的臨床検査・外来検査・入院検査などがある。それらに加えて，健康と思われる人に隠れた病気がないかを調べる，あるいは初期の疾患を発見するなどの目的で行われるスクリーニング検査が行われている。

1 スクリーニング検査

　スクリーニング検査（ふるい分け検査）は，健康に見える人を対象に，疾患が発症しやすい**リスクファクター**（危険因子）がないか，あるいは疾患が発症しているわけではないが，隠れていないかどうかを調べる目的で行われる。そのため，ふるい分けられた人が病気にかかっているというわけではなく，より詳しい検査を受ける必要があることを示すものである。

　スクリーニング検査には①健康な人を対象に，病気の予防（一次予防）を目的とする**健診**（健康診断・健康診査）と，②特定の疾患にかかる可能性が高い人を対象に，疾患の早期発見（二次予防）を目的に行われる**検診**がある（◯図1-2）。

● **健診とは**　健診は，それぞれの場において多数の人を対象にして行われる。健康状態を確認・把握して，健康を維持・増進することが目的である。たとえば，脂質異常，耐糖能異常，高血圧などを伴うメタボリックシンドロームでは，動脈硬化が進み，急性心筋梗塞や脳梗塞などの重篤な動脈硬化性疾患をおこしやすい。そこで，2008（平成20）年からは動脈硬化性疾患を

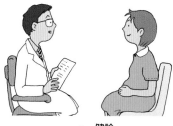

a.　健診

新生児健診，乳児健診，学校健診，
職場健診，住民健診，妊婦健診，
歯科健診，特定健診など

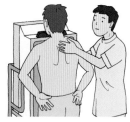

b.　検診

胃がん検診，肺がん検診，大腸がん検診，
乳がん検診，子宮体がん・頸がん検診，
脳ドックなど

○ **図 1-2　スクリーニング検査の種類**

減少させ，健康を増進することを目的として**特定健康診査**が導入され，脂質
検査や血糖検査が実施されている。

● **検診とは**　検診は，がんなどの特定の疾患にかかりやすい集団に対して
実施され，早期に発見して治療につなげることが目的となる。たとえば日本
人に多い胃がんは，胃内視鏡検査や胃造影 X 線検査を用いた胃がん検診の
普及によって早期に発見されるようになり，治療の開始が早くなることで死
亡率が減少した。

2　基本的臨床検査

　臨床検査には 1,000 種類をこえる項目がある。もしすべての検査を実施す
れば，あらゆる疾患を診断できるかもしれない。しかし，それには多額の費
用がかかるし，各受診者にとっては無用な検査も少なくない。とはいえ，外
来診療や入院診療で，疾患の見落としがあっては困る。

　そこで，外来初診患者や入院時患者などに対して，なるべく負担をかけず，
それでいて異常所見を見落とさないように組み入れられた検査が**基本的臨床
検査**である。

　原則として，医療行為は保険診療の枠組みで行われる。基本的臨床検査と
して，この項目を実施しなければならないと明確に定められたものはないが，
保険適用の範囲内で，全身の状態をおおまかに把握できる臨床検査が実施さ
れる。

　検査項目は，外来診療か入院診療か，あるいは診療科によっても異なるが，
一例を○ **表 1-3** に示す。これらの検査は，医療面接や身体診察と同じくらい
重要なものである。

3　外来検査

　発熱や頭痛などの症状があると，患者は診療所（クリニック）などの外来医
療機関を訪れる。また自覚症状がなくても，健診や人間ドックなどで検査結

表1-3　基本的臨床検査項目の例

尿検査	pH，タンパク質，グルコース，潜血
便検査	潜血
血液学的検査	赤血球数，ヘモグロビン濃度，ヘマトクリット，白血球数，白血球分画，血小板数
血液生化学検査	血清総タンパク質，アルブミン，総コレステロール，LDL-コレステロール，トリグリセリド，グルコース，AST，ALT，γ-GT(γ-GTP)，LD(LDH)，総ビリルビン，尿素窒素，クレアチニン，尿酸
免疫・血清学的検査	C反応性タンパク質(CRP)，HBs抗原・抗体，HCV抗体
その他	胸部X線検査，心電図検査など

AST：アスパラギン酸アミノトランスフェラーゼ，ALT：アラニンアミノトランスフェラーゼ，γ-GT：γ-グルタミルトランスフェラーゼ(γ-GTPとよぶこともある)，LD：乳酸脱水素酵素(LDHと略すこともある)

果に異常があると指摘を受けて外来医療機関を訪れることがある。

　外来医療機関では，これらの症状や異常所見の原因を特定し，解決するために検査が行われる。たとえば脂質異常症が疑われる場合には，総コレステロールやLDL-コレステロール，HDL-コレステロール，トリグリセリドなどの検査が行われる。そして検査結果に応じて，栄養食事指導や運動療法，さらに薬物療法が行われる。治療後も，改善のぐあいを調べるため，定期的な検査が行われる。

　そのほか，咳や喀痰，高熱を訴える患者では，肺炎が疑われるため，胸部X線検査や白血球数，C反応性タンパク質(CRP)などの炎症反応が検査され，さらに肺炎の原因を調べるために痰の細菌培養検査などが行われる。

　外来検査では基本的な検査が中心になるが，必要に応じて後述の精密検査も追加される。

4　入院検査

　入院診療の目的は，患者のもつ疾患を詳しく診断し，治療することにある。

---

column　間違ったダイエットがまねく貧血

　鉄欠乏性貧血は成人女性の約10〜20%にみられ，その原因のほとんどが月経過多である。ところが，飽食の時代とよばれる今日においても，かつて問題となっていた"栄養不足"が原因の鉄欠乏性貧血もある。

　ある日，66歳の女性が息切れを主訴に外来をおとずれた。坂を上るときに息切れがひどく，疲れやすいという。顔面は蒼白で，眼瞼結膜も青白い。検査をしたところ，典型的な鉄欠乏性貧血であった。

　このような場合，子宮筋腫などによる月経過多に起因することが多いのだが，患者はすでに閉経しており，消化管からの出血もない。となれば，食事の不摂生が原因だろうか？

　患者に食生活を確認すると，彼女は以前，体重が62 kgあったので，減量を試みたそうだ。インターネットで紹介されているダイエット法を実行し，体重は半年で10 kgも減って目的を達成できたという。ところが，この極端なダイエットのために，鉄分の摂取量が不足してしまい，貧血をおこした。これが貧血の真相であった。

　鉄剤を処方したところ，貧血はすっかりよくなった。貧血の患者には，具体的な食生活を聞いておくことを絶対に忘れないようにしたい。

そこで，入院した時点でまず患者の全身状態を調べ，診断法や治療法の選択をしたり，治療に耐えられるかどうかを確認するために，必ず検査が行われる。

検査の内容は，内科系と外科系で異なり，また診療科によっても異なる。

1 　内科系入院

内科系病棟へは，外来診療では診断が確定できない場合に詳しい検査を行ったり，薬物療法を中心とした治療を行うために入院することが多い。なかには糖尿病療養のように，患者教育が目的のこともある。

● **入院時検査**　入院時には基本的臨床検査が必ず実施される（**入院時検査**）。さらに，▶ 11 ページ表 1-3 に掲げた項目に加え，より詳しく全身状態や患者の病態を確認するための検査が行われる。具体的には，まず全身状態を確認するために，血液を採取して血球や栄養素に関連する項目を調べ，つづいて肝機能・腎機能・心機能・呼吸機能などがより詳しく検査される。

そのほか，院内感染防止の目的で，肝炎ウイルス検査，梅毒血清検査などの感染症関連検査も行われる。また，腎盂腎炎や肺結核などの感染症が疑われる患者に対しては，早期に診断して治療をすみやかに開始するために，入院時に尿や喀痰などの検体を採取し，細菌培養検査を行う。

● **精密検査の計画**　入院時の基本的臨床検査の結果に基づき，罹患している可能性が高いと考えられる疾患に対して**精密検査**の計画がたてられ，それにそって診療が進められる。高齢患者などでは入院の対象となった疾患だけでなく，腎機能や呼吸機能の低下を伴っていることも多い。そのため，治療に伴う副作用や合併症を防ぐための検査も並行して行われる。

● **経過観察のための検査**　診断が確定したあとは，薬物療法などの治療が行われる。治療を始めたあとは，入院時の検査でみとめられた異常所見が改善しているのかを確認し，治療効果を評価・判定する。また，血液学的検査・肝機能検査・腎機能検査などを定期的に行い，副作用の有無を確認する。

入院時にみとめられた異常所見がすべて改善した場合には，治癒と判定され退院となる。すべてが改善していなくても，その後の外来通院が可能と判断される場合には，軽快退院とし，その後は外来診療で検査を行う。

2 　外科系入院

外科系病棟でも，疾患を診断し，治療するという観点からは内科系入院と同じである。しかし，手術による治療が前提となるため，患者が手術に耐えられるかどうかを確認し，手術法を選択するための検査が加えられる。

①**術前検査**　手術の前には，心機能や呼吸機能の検査を行って全身麻酔に耐えられるかどうかが検討されたり，肝機能や腎機能などを調べて，患者が安全に治療を受けられるための判断材料にする。

②**術中検査**　手術中には，手術部位の病理組織検査や，患者の全身状態をモニタリングするための検査が行われる。とくに術中に行われる血液学的検査は，手術に伴う出血量の評価のために重要で，輸血の適応の判断に欠かせ

ない。

　③**術後検査**　手術後には，患者の回復状態を調べ，また手術に伴う副作用がないか術後検査が行われることになる。

5 精密検査

　通常の検査で異常所見がみとめられる場合，比較的簡単に解釈でき，それ以上の検査を追加する必要がないこともある。その一方で，自覚症状や基本的検査の異常所見からだけでは判断しにくい疾患もある。このような場合には，より詳しい**精密検査**を行って，診断を確定することになる。

　たとえば膠原病は，関節痛・発疹・発熱などの自覚症状や，CRP・赤血球沈降速度などの炎症所見から疑われる。一般的な検査から膠原病が疑われる場合には，抗DNA抗体など，各膠原病に特異的な自己抗体を調べ，その結果から診断することが多い。全身性エリテマトーデス(SLE)を例にとれば，抗dsDNA抗体やSm抗体が陽性だと確定診断につながる。

● **検査の効率化**　一般的な検査と区別された「精密検査」といっても，実際は各病院の施設で行えるものが多い。ただし，検査項目によっては，専門の外部検査機関に依頼して行われる。それほど頻繁に行われない検査項目を病院内ですべて対応するよりも，専門の検査機関でまとめて検査するほうが効率的だからである。

6 遺伝子検査

　遺伝子検査は，遺伝情報の担い手であるDNA(デオキシリボ核酸)やRNA(リボ核酸)を解析し，疾病の診断に役だてるものである。検体の中から細菌やウイルスなどの，ヒトには本来ないはずの遺伝子を検出するものと，患者の遺伝子を検査して先天異常や悪性腫瘍などの遺伝子に変異のあるものを調べるもの(遺伝子診断)がある。

　遺伝子診断では，患者の個人情報(個人識別符号)を扱うことになるため，検査を行うにあたっては十分な倫理的配慮が必要となる。文部科学省・厚生労働省・経済産業省は「人を対象とする生命科学・医学系研究に関する倫理指針」を提示しており，これを遵守しなければならない。

▌感染症の診断

● **病原体の検出**　病原体の感染を診断するために，喀痰や血液などの検体を用いて，ヒトには存在しないはずのDNAやRNAを検出する(●230ページ)。とくに，培養がむずかしかったり，培養に長時間を要する，ウイルスや結核菌，マイコプラズマなどの感染症診断に用いられる(●表1-4)。また，メチシリン耐性黄色ブドウ球菌(MRSA)などによる院内感染の経路を調べる目的で遺伝子検査を行うこともある。

▌遺伝性疾患の診断

● **単一遺伝子疾患の診断**　血友病やサラセミアなどでは，単一の遺伝子の

○表1-4　感染症の遺伝子検査

病原体	核酸	おもな検体
メチシリン耐性黄色ブドウ球菌	DNA	血液，鼻汁，膿など
結核菌，非結核性抗酸菌	DNA	痰，気管支洗浄液，髄液など
淋菌	DNA	子宮頸部ぬぐい液，尿
トラコーマクラミジア	DNA	子宮頸部ぬぐい液，尿
サイトメガロウイルス	DNA	血液
B型肝炎ウイルス	DNA	血液
C型肝炎ウイルス	RNA	血液
ヒトT細胞白血病ウイルス1型	RNA	血液
ヒト免疫不全ウイルス	RNA	血液
新型コロナウイルス	RNA	鼻腔ぬぐい液，鼻咽頭ぬぐい液，唾液など

○表1-5　遺伝性疾患と遺伝子異常の例

疾患名	異常のある遺伝子
α-サラセミア	α-グロビン遺伝子
β-サラセミア	β-グロビン遺伝子
血友病	第VIII因子遺伝子，第IX因子遺伝子
ゴーシェ病	グルコセレブロシダーゼ遺伝子
フェニルケトン尿症	フェニルアラニン水酸化酵素遺伝子
1型糖尿病	主要組織適合遺伝子複合体遺伝子
アルツハイマー病	アミロイド前駆体タンパク質遺伝子
デュシェンヌ型筋ジストロフィー	ジストロフィン遺伝子

column　出生前診断

　出生する前に胎児の異常を診断するために行われるのが出生前診断である。

　胎児の超音波検査では，先天性心疾患などを診断し，出生後の治療方針を決定するのに有用である。また，絨毛検査や羊水検査によって胎児に由来する細胞を採取し，染色体異常の有無を検査したり，特定の遺伝子の変異を調べる検査が行われている。これらの検査では胎児の染色体や遺伝子の異常を検出できるので，確実に診断できる確率は高いが，早産を誘発する危険性などもあり，侵襲的であるという欠点がある。

　近年では，母体の血液を採取して，母体血液中に含まれる胎児由来のDNAを解析する非侵襲的出生前遺伝学的検査 noninvasive prenatal genetic testing（NIPT）などの非侵襲的な検査も開発されてきている。この検査は，染色体異常として頻度が高い21番，18番，13番染色体トリソミー（3倍体）のリスク診断に用いられる。

　実施する際は，安易に不適切な診断やカウンセリングが行われないよう，日本医学会により2022（令和4）年に運用基準として定められた「NIPT等の出生前検査に関する情報提供及び施設（医療機関・検査分析機関）認証の指針」にそって慎重に行われる必要がある。

　出生前診断の検査は，対象とする疾患，実施の時期，侵襲性，検査の確実性などを十分に考慮したうえで選択することが大切である。さらに，「命の選択」につながる生命倫理的課題も指摘される。このため，検査にあたっては，2021（令和3）年5月に厚生科学審議会科学技術部会により発表された「NIPT等の出生前検査に関する専門委員会報告書」をふまえ，遺伝カウンセリングによって，妊婦および家族に十分な情報を提供し，しっかりと説明を行うことが重要である。

異常が原因になっているものがある。このような単一遺伝子疾患は，異常な遺伝子を検出することで診断ができる（◐表1-5）。

● **多因子遺伝疾患の診断**　糖尿病や脂質異常症，高血圧症などのよくみられる疾患にも遺伝的要因が関与しており，複雑な遺伝子異常に環境要因が加わって発症すると考えられている。これらは多因子遺伝疾患とよばれ，この場合の遺伝子診断には複数の遺伝子を検査する必要がある。

▌造血器腫瘍の診断

白血病や悪性リンパ腫などでは，染色体異常に伴って融合遺伝子という遺伝子異常があらわれる場合がある。そこで確定診断のために，特定の遺伝子異常の検査が行われる（◐117ページ）。たとえば，慢性骨髄性白血病の診断と治療効果の判定には，染色体と遺伝子の検査が必ず行われる。

▌がんパネル遺伝子検査

がんが発生したり，進展するには，細胞の増殖や成長などにかかわる遺伝子の変異（異常）が関係していることがある。がん遺伝子パネル検査は，生検や手術などで採取したがんの組織を用いて，大量の遺伝子情報を高速で読みとる，次世代シークエンサーという解析装置を使って，一度に多数の遺伝子を調べる検査である。がんの原因となる遺伝子変異を検出して，有効な治療薬を選択する目的などに応用される。

▌近年の研究

肝臓に存在する薬物代謝酵素のタイプは，遺伝子によって決まっている。このため，人によって薬物のきき方や副作用のあらわれ方が異なる。近年，遺伝子検査によって薬物代謝酵素のタイプを調べ，個々の患者に適した薬物治療に役だてようとする研究が行われている。

7　特殊検査

疾患によっては，診断するために，医療保険制度で認められていない特殊な検査を行うことがある。また，一般の診療レベルではなく，基礎医学・疫学研究レベルでの検査も行われる。たとえば，エボラ出血熱やクリミア-コンゴ出血熱などの一類感染症では，原因となるウイルスの感染力が強く，かつ致命率が高い。検査自体にも危険を伴うため，特殊な施設でしか検査を行えない。

このように，診療の内容によっては，**特殊検査**が必要になることもある。

D　臨床検査結果の評価

臨床検査を診療のなかで有効に活用するには，その結果を正しく評価することが大前提になる。ただし，検査に影響を与える因子は，食事や運動などを含め，けっして少なくない。また，同じ検査項目でも，測定する機器や試薬によっては検査結果が異なることもある。

ここでは，検査結果を評価する際の注意事項を述べる。

1 臨床検査結果の解釈

　臨床検査によって病態を把握したり，診断を下すためには，検査結果値が正常であるか異常であるかの判断が重要になる。言いかえれば，検査の結果値を正しく解釈することが求められる。たとえば，頻尿があって尿中に赤血球と白血球が多く出ていれば，膀胱炎の可能性がある。また，全身倦怠感が強くて肝機能の指標である AST や ALT が高値であれば，急性肝炎が考えられる。

　しかし，数の多い・少ないや，値の高い・低いは，目安となるものがなければ判断ができない。そこで，個々の検査結果値を判定する際の指標となるのが，**基準値**と**カットオフ値**である。

1 基準値（基準範囲）

　多数の健康人を対象にして臨床検査を実施すると，検査結果値は正規分布ないし対数正規分布することが多い。すなわち，横軸に測定値を，縦軸に人数などの頻度の分布をとったときに，山型の曲線が描かれる（●図 1-3）。

　身長や体重の個人差が大きいのと同じように，検査結果も個人差が大きい。また，結果が極端な数値でも健康なこともあり，どの値までが本人の正常範囲と考えてよいかの判断は困難である。

　そこで臨床検査では，健康人の検査結果の分布曲線から，平均値±2×標準偏差の範囲内を「異常なし」と判定する。つまり，健康人の分布の中央95% が属する値を**基準値（基準範囲）**❶とし，異常の有無を判定する目安とする。

　この目安では，健康人の 5% は異常と判定されることになるが，基準を明確にすることですばやく判定を行えることが利点となる。基準値は，とくに

◻NOTE
❶この値はかつては正常値とよばれたが，あくまでも目安にすぎないことから，今日では基準値とされている。

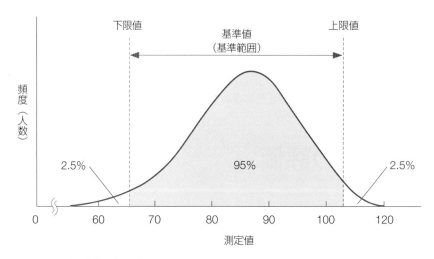

◖図 1-3　基準値の考え方

健診や検診などで，異常を早期に発見する目的で利用されている。

　なお，基準値から少しでも外れていると異常であると考えられがちである。確かに，C反応性タンパク質（CRP）やアスパラギン酸アミノトランスフェラーゼ（AST）などのように，多少なりとも基準値を外れていれば，異常があると判断できる検査項目は多い。しかし，白血球数や乳酸脱水素酵素（LD, LDH）のように，基準値をわずかに外れていても異常だとは断定できない場合も少なくない。

　基準値は健康人の95％が所属する値であるから，5％の人はたとえ健康であっても検査で異常値であると判定されることはありうる。基準値を大きく外れていれば，疾患にかかっている可能性は高いが，わずかに基準値を外れている場合には，正常か異常かを慎重に判断しなければならない。

　後述するように，検査では偽陽性，偽陰性の可能性がありうる。検査結果を判定するためには，患者の自覚症状や身体所見，その他の検査などを組み合わせて総合的に判断する必要がある。

2　カットオフ値（病態識別値）

　検査の項目は，その結果が，病原体の検出のように「あり」と「なし」とではっきり区別されるものばかりではない。たとえば，尿半定量検査は何段階かに分かれて判定され，血糖値やホルモン値は連続性の数値をとる。

　このような連続性の数値をとる項目では，たとえ基準値におさまっていても，病気ではないと判断できないこともある。たとえば尿酸や血糖などの値は，1日のなかでも大きく変動することがある。また腫瘍マーカーは，健康人でも血液中に微量は存在し，腫瘍ができるとしだいに高値になってくる。

　そこで，健康か病気であるかどうかを区切る値を設定することが必要となり，これを**カットオフ値**とよぶ（◎図1-4）。これは病態を判定することから，

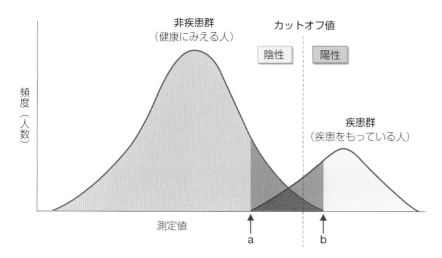

◎**図1-4　カットオフ値の考え方**
非疾患群に属する人のうち，カットオフ値よりも疾患群寄りの値を示した人は，病気の疑いがあると判定される。

病態識別値ともよばれる。カットオフ値は，各医療機関において，専門的立場から診断のために設定される。

検査の偽陽性・偽陰性

検査で特定の反応があらわれたり，異常がみつかった場合の結果を**陽性**といい，その反対を**陰性**という。

これに基づいて診療は行われるが，基準値においても，またカットオフ値においても，注意しなければならないのが**偽陽性**と**偽陰性**である。

● **偽陽性**　臨床検査では健康人の95％の範囲を基準値とするので，当然ながら低い値に2.5％，高い値に2.5％の人がそれぞれ属してしまう。つまり，健康でありながら異常所見と考えられてしまい，これを偽陽性という。

また，カットオフ値を考えた場合も，◉ **17ページ図1-4-a**の数値をカットオフ値としてしまえば，かなりの健康人が異常と判定される。

● **偽陰性**　疾患にかかると，その診断を目的とした臨床検査項目は，基本的には異常値をとるはずである。たとえば肝炎にかかれば，ASTやALTは高値になる。ところが同じ肝疾患でも，肝硬変患者で比較的病状が安定している場合には，必ずしもASTやALTが高値にならないことがある。

カットオフ値の場合にも，◉ **17ページ図1-4-b**のような数値をカットオフ値にすれば，かなりの患者が異常なしと誤判定され見落とされる。これが偽陰性である。

▌**偽陽性・偽陰性を避けるには**

偽陽性，偽陰性の誤判定を回避するには2つの方法がある。

1つは，個人の基準値を知っておくことである。基準値もカットオフ値も，多くの健康人と患者の検査結果値から求めた目安であり，集団としての異常の有無を判定する指標である。このため，健康でありながらわずかに基準値をこえている人は，もしかすると生まれつき高くなりやすい傾向があり，いつ検査を行っても値が高いかもしれない。

そこで，過去の健診や検診の結果を保存しておき，その人にとっての基準値を設定しておくことが望まれる。個人の値の変動幅は集団のそれと比べて小さいため，いつでも高値または低値の人は，自身の過去のデータをみれば，異常か異常でないかを判断することができる。

また，もう1つには検査結果の総合判定がある。疾患によっては，たった1項目の検査結果が診断に決定的な情報になることがある。しかし，一般には複数の検査項目を総合的に判断しなければならない。

たとえば，肝硬変患者は検査でASTが基準値であったとしても，凝固因子やコリンエステラーゼ，肝エコー検査などでは明らかな異常所見をみとめることが多い。このように，検査結果を総合的に判定することで，偽陰性の誤判定を避けることができる。

パニック値

すぐに治療を開始しなければ，致命的にもなりうるような極端な異常値を

パニック値という。たとえば，血清カリウム値が 6.5 mEq/L をこえているような場合には，重篤な不整脈をおこして心停止にいたることすらある。

　致命的な事態を避けるために，検査結果が極端な異常値の場合，緊急情報としてパニック値が発せられる。検査部（施設）から外来や病棟にパニック値として連絡があれば，ただちに主治医に連絡して適切な処置を行う必要がある。

5 検査の感度・特異度

　健康な人と患者を対象に検査を行った場合，理想的には健康な人は陰性で，患者のみが陽性であるはずである。しかし実際には，健康でありながら陽性の所見になったり（偽陽性），患者なのに陰性（偽陰性）のこともある。

● **感度**　検査結果を，疾患をもつ人（有疾患群）と疾患をもっていない人（無疾患群）とに分け，さらにそれぞれを陽性と陰性所見で区切ると，四分割図を作成することができる（◉図 1-5）。この図の中で，疾患をもっている人のうち，検査でも陽性と出る比率を**感度** sensitivity という。感度が高い検査は，健診や検診で異常な人を見逃さないために有用な検査といえる。このため，特定の疾患の可能性を否定するため（除外診断）にも用いられる。

● **特異度**　また，疾患をもたない人で，はっきりと陰性になる比率を**特異度** specificity とよぶ。特異度の高い検査は疾患を確実に診断するうえで有用で，症状があって医療機関を訪れる人に対しての**確定診断**に重要な役目を果

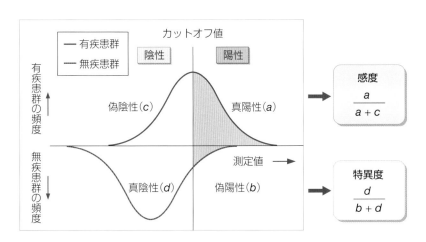

◉図 1-5　**検査の感度と特異度**

---

column　感度と特異度は高さを両立できるか

　感度の高い検査は，目的とする疾患を見落とすことが少なく，特異度の高い検査は偽陽性が少ない。このため，感度と特異度の両方が高い検査が望ましいが，◉図 1-5 で「真陽性」「真陰性」がともに大きいカットオフ値を設定することがむずかしいように，これらの両立は困難であり，検査は目的に応じて使い分けられている。

たす。たとえば，膠原病などは症状が多彩であり，簡単には診断を下せない場合もあるが，特異度の高い検査で陽性になれば，確実に診断を下すことができる。

2 臨床検査値の変動

すでに述べたように，人体には恒常性（ホメオスタシス）があり，これにより体内の状態が維持されている。精密機械ではない人体は，あらゆるものが一定ではなく，多少なりとも変動しながら，適正な範囲内にとどまっている。

したがって，それらを反映する臨床検査値も，つねに一定ではない。検査値は年齢や性別によっても異なるし，食事や運動などの影響も受ける。検査結果を解釈するときには，これらの変動要素を十分に考えておく。

1 個体間の差異

検査項目によっては，結果が男女間で差があったり，年齢によって異なるものがある（●表 1-6）。

● **性別による差異**　性ホルモンが男女間で異なるのは当然であるが，赤血球数や尿酸，クレアチニンなど，共通にみえる検査項目にも，男性のほうが女性よりも高値になるものがある。そのため，基準値やカットオフ値も男女別々に設定されていることが多い。検査結果を解釈するときには，男女それぞれの数値を基準に判定する。

● **年齢による差異**　年齢別に結果が異なる検査項目もある。たとえば，肝・胆道系の検査として行われるアルカリホスファターゼ（ALP）という酵素は，幼小児〜思春期に高値をとる。それは ALP が骨代謝にも関係する酵素であり，骨形成が活発な年齢で高値になるからである。なお，女性では閉経とともにコレステロール値が高くなる傾向にあるが，これは女性ホルモンの変化による。

2 個体内での変動

同じ個人に検査をしても，検査を受けたときの条件で変動する検査項目もある（●表 1-6）。とくに検査値に影響を及ぼすのが，**食事・運動・妊娠**などである。

食事をとったあとは，血液中のグルコース（血糖）とトリグリセリド（中性脂肪）が高くなる。変動には個人差があるため，基準値は早朝空腹時の検査値で設定される。このため，食事の影響を受ける検査に対しては，少なくとも 10 時間以上は禁食した状態で検査を行う。

3 測定誤差

ここまで，科学的根拠に基づいた診療を行うために，検査が重要であると述べた。ただし，これには検査の結果がつねに客観的で正確な情報であるこ

◉表 1-6　検査値の変動の多い項目

要因		特徴		検査項目
個体間での変動	性別	男性＞女性		尿酸, クレアチン, 赤血球, ヘモグロビン, ヘマトクリット, 鉄, 17-OHCS, 17-KS, アンドロゲン
		女性＞男性		LH, FSH, エストロゲン
	年齢	新生児・乳児	高値	LD, ALP, リン, 酸ホスファターゼ, 白血球数, レニン, αフェトプロテイン
			低値	総タンパク質, クレアチニン, 総コレステロール, アミラーゼ, 17-OHCS, カテコールアミン
		幼小児	高値	アルカリホスファターゼ, コリンエステラーゼ
		青年〜中年	漸増	総コレステロール, 中性脂肪
		高齢者	高値	LH, FSH, カテコールアミン, 副甲状腺ホルモン
			低値	テストステロン, カルシトニン, 総タンパク質, アルブミン, アルドステロン, 赤血球数, ヘモグロビン, ヘマトクリット
個体内での変動	日内変動	午前	高い	ACTH, コルチゾール, 鉄
		深夜	高い	成長ホルモン, 甲状腺ホルモン
	食事	食後	上昇	血糖, インスリン, 中性脂肪, βリポタンパク質, 胆汁酸
			低下	遊離脂肪酸
	飲酒	飲酒後	上昇	尿酸, 尿素窒素, 中性脂肪, γ-GT
	運動	運動後	上昇	クレアチンキナーゼ, アルドラーゼ, AST, ALT, LD, 乳酸
	体位	立位	上昇	総タンパク質, アルブミン, 総コレステロール, カルシウム, レニン活性
	性周期	周期的に変動		LH, FSH, 性腺ホルモン
	妊娠	妊娠により上昇		尿酸, ALP, 総コレステロール, 中性脂肪, αフェトプロテイン, T_4, 性腺ホルモン, プロラクチン
		妊娠により低下		総タンパク質, アルブミン, コリンエステラーゼ, 鉄, 赤血球数, ヘモグロビン, ヘマトクリット
	季節	冬季	上昇	カテコールアミン, T_3

17-OHCS：17-ヒドロキシコルチコステロイド, 17-KS：17-ケトステロイド, LH：黄体形成ホルモン, FSH：卵胞刺激ホルモン, LD：乳酸脱水素酵素(LDH と略すこともある), ALP：アルカリホスファターゼ, ACTH：副腎皮質刺激ホルモン, γ-GT：γ-グルタミルトランスフェラーゼ(γ-GTP とよぶこともある), AST：アスパラギン酸アミノトランスフェラーゼ, ALT：アラニンアミノトランスフェラーゼ, T_4：サイロキシン, T_3：トリヨードサイロニン

とが前提となる。

　現代の検査はほとんどが機器を使って行われる。もしも機器の調整などに問題があれば, 検査結果は誤った情報になってしまう。こうしたことがおこらないように, 検査を行ううえでは十分な配慮がなされている。

　ここでは, 正確な検査を行うためのさまざまな配慮を述べるとともに, 避けることのできない測定の誤差について解説する。

1 施設間差

検査は, それぞれ一定の科学的法則を利用して行われる。

　たとえば酵素の活性を検査する場合には，特定の基質(触媒)に血液など
の検体を加えて，それにより生じる化学反応の結果から活性を測定する。

　この場合，基質に使う物質，反応および測定に用いる試薬，さらに測定を
行う機器の種類によって，測定値が異なってしまう可能性がある。つまり，
ある1つの検査値をはかるためにもいくつもの方法や機器があり，その間で
同じ結果が出るとは限らない。

　医療の世界でも自由競争主義が基本であり，すべての医療機関がまったく
同じ機器，試薬を使用することはない。それぞれの独自性をいかした機種が
開発され，使用されている。このため，基準値・カットオフ値はそれぞれの
検査施設で設定される。ここで生じるのが**施設間差**である。

　検査項目の多くは全国で統一された基準値・カットオフ値が定められてお
らず，検査の結果を解釈する際には検査を受けた施設での基準値・カットオ
フ値を参照する必要がある。なお，この不便さを解消する目的で，検査法や
検査試薬が標準化された検査項目については，日本臨床検査標準協議会が**共
用基準範囲**を2019(令和元)年に公開しており，参考にするとよい[1]。

　また，場合によっては，検査結果の表示単位が異なることもある。単位を
間違えたまま判定を行えば，当然結果がかわってしまい，誤診につながる。
検査結果を解釈する際には，検査単位にも注意をはらうことが大切である。

2 精度管理

　臨床検査では，気温・湿度などの環境要因の影響を受けることなく，また
検体数の多さにかかわらず，つねに正確で精密な結果を出すことが要求され
る。

　検査を実施する施設ではこの点に十分注意をはらい，機器や試薬の調整を
入念に行っている。そして，異常な検査値が出た場合には再検査を行い，確
認がなされる。また，化学反応などを利用する検査では，目に見えない物質
を対象とするだけに，検査結果が正しいデータであることを保証しなければ
ならない。

　正確な測定を保証するためには，一定の物質を含んだ標準物質を使って測
定し，正しい検査結果が得られているかが検証される。さらに，学会や医師
会などの公的機関からテストサンプルが配布され，それを測定して正しい検
査結果が得られるかの確認もなされている。

　このように検査の質を保証することを**精度管理**といい，検査を担当する施
設では定期的に必ず実施されている。

3 測定値に影響を与える因子

　精度管理を厳密に行って，検査が実施されたとしても，検体採取の準備段
階や，採取の過程などが不適切であれば，正しい検査結果は期待できない

---

1 ）日本臨床検査標準協議会基準範囲共用化委員会：日本における主要な臨床検査項目の共用基準範囲——解説と利用の手引き
——．2019-01-25(https://www.jccls.org/wp-content/uploads/2020/11/public_20190222.pdf)（参照 2022-09-13).

●表1-7　検査過程での誤り

誤りの内容	具体的な誤りの例
検査前の準備・条件設定	食事内容，体位，安静度，薬物使用
試料の採取・保存・運搬	汚染，溶血，添加薬物，採取部位，体位，保存条件
検体の識別	ラベルの誤貼付，容器の混同
試料の測定前処理	血清分離，温度，放置時間，添加薬物
測定条件設定	試薬組成，計量，時間，温度，pH
報告書の作成	記入ミス

（●表1-7）。また，あってはならないことだが，患者の取り違えによって，検体そのものが誤っていたり，報告書への記入段階で誤りがあっても，正しい検査は保証されない。

● **検査前の準備**　検査を行うにあたっては，注意事項を確認し，正しい条件で検査することが欠かせない。たとえば空腹時血糖の検査では，10時間以上は食事をしていないことを確認しておく。

● **検体の採取方法**　血球検査では，採血後にすみやかに検査しなければ血球が変性し，形態学的な判断に誤りが生じることもある。乱暴に採血したりして溶血がおこれば，血清カリウムや乳酸脱水素酵素（LD，LDH）などが実際値よりも高値になってしまう。

● **経時的な変化**　検査は検体を採取したのち，できるだけすみやかに検査するのが原則である。人体の成分は，身体から離れた瞬間から変化する。とくに血液ガス分析やアンモニア検査などでは，刻々と検査値が変化する。

　もっとも，検査がいつもすみやかにできるわけではない。たとえば尿や血液の検体を保存したり，移送しなければならないこともある。この際には，第2章以降で述べるように，検体や検査項目ごとに，保存条件を指定されたとおりにまもることが必要となる。

● **薬物の影響**　薬物療法中の患者では，検査値に変動があることも注意しなければならない。たとえばワルファリンなどで抗凝固療法を受けている患者では，プロトロンビン時間（PT）が必ず延長している。PTを延長させることによって，治療効果が期待できるからである。このように，薬物が検査値に影響を与える可能性を考えて検査値を解釈することも重要である。

第 **2** 章

臨床検査の流れと
看護師の役割

A 臨床検査の流れ

ここでは臨床検査の流れと，そこにおける看護師の役割について述べる。

1 検査の指示

臨床検査の日時や内容の指示は，診療を担当した医師が行う（●図2-1）。患者氏名・検査日時・検査項目などは，**電子カルテ**や**検査伝票**，**指示書**などに記入される。生理機能検査や内視鏡検査などでは，患者に検査の内容を説明してから同意を確認する。そして，患者がサインした**同意書**も検査指示書に添えられる。

検体検査では，検査の指示にそって，氏名・日時・検査項目・検体の種類と量などを記載したラベルが作成される。そして検査の内容に適した採取容器にはりつけられる。電子カルテの場合は検査ラベルが自動的に発行され，検体採取容器にはりつけられる。

● **検査のタイミング**　検査は診察後に行われることが多い。診察した医師が患者の病態を把握したうえで，診断や経過の観察に必要な検査を選択するからである。ただし，糖尿病や貧血など，検査成績そのものが診療に決定的な情報を提供する場合には，診察に先だって検査を行い，その結果に基づいて診察が行われる（**診察前検査**）。また救急患者などでは，診察と並行して検査を行う（**緊急検査**）。

検査は，基本的には医師が指示をしたときに行われる。ただし，内視鏡検査やCT検査など，検査を受けるために準備が必要であったり，1日に実施できる患者数に制限があるものは，日時を予約して実施される。

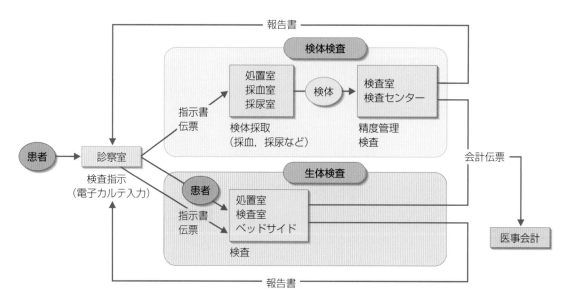

●**図 2-1　臨床検査の流れ**

2　検査の実施・報告

医師から指示が出されたあとの臨床検査の流れは，検体検査と生体検査とで以下のような違いがある。

1　検体検査

● **検体の採取・移送**　検体検査の場合には，検査の内容に応じた検体採取容器(尿コップ・採血管など)が準備され，患者の属性(氏名，外来または病棟名など)，検査項目，日付などを記載したラベルがはられる。そして，指示書に従って検体が採取され，そのまま容器に移される。検体を入れた容器は，院内の**検査部**(室)に提出されるか，外部の**検査センター**へ搬送される。

検体の提出は，検査の精度を保つために，できるだけすみやかに行う。ただし，夜間や休日など，検体を病棟や外来に保存しておく必要のある場合には，検体の性質に合わせて，冷所保存や冷凍保存などの指示に従い保管する。

● **検査部での検査**　検査部(室)で受け付けられた検体は検査伝票と照合され，指示されたとおりの検査が実施される。病院の規模によって異なるが，一般的に検査部は検査業務に対応して各検査室に分かれており，それぞれの検査室で**臨床検査技師**(衛生検査技師)が検査を担当する(●図2-2)。

検査室では，定期的に**精度管理**(● 22ページ)が行われ，検査が正確に実施できるよう確認がなされる。検査後，検査が適正であると判断されれば，検査結果が報告書に記載され，検査を依頼した外来あるいは病棟に送られる。

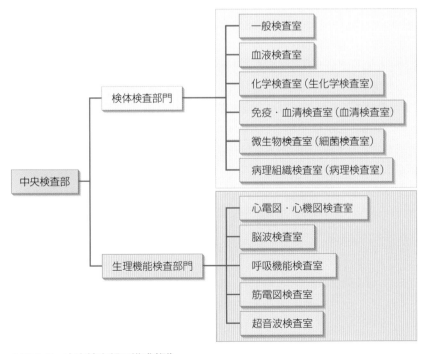

●図2-2　中央検査部の構成(例)

検査結果は医療用端末で即時的に確認できたり，緊急を要する場合にはファクシミリ（FAX）などで検査結果が送信されることもある。

● **検査結果の活用**　検査結果は医師が判断し，病態の把握や診断，治療効果の判定，副作用の監視（モニタリング），予後の判定などに活用される。また，検査結果は患者にも説明される。

2 生体検査

生理機能検査や画像検査，内視鏡検査は，患者に装置や機器を取りつけるなどして行われる。このため，患者が検査室に直接おもむき，そこで検査を受けることになる。ただし，重症患者や救急患者，移動ができない患者などに対しては，ベッドサイドでポータブルの機器を用いて心電図検査・超音波検査・脳波検査などが行われる。また，処置室や外来ベッドで行われる簡易な検査もある（● 344ページ，第11章　臨床現場即時検査（POCT））。

検査結果は報告書に記載され，外来・病棟に送られる。これらは医師によって解釈され，患者に説明される。なお，超音波検査や内視鏡検査などでは，検査中に患者とともに画像を見ながら説明を行うこともある。

3 検査の会計処理

どの検査を受けたかという情報は，会計伝票にも記載されて事務部門に送られる。その情報は，**医事会計**に使用される。

3 検査における看護師の役割

臨床検査の円滑な実施は病気の診断と治療には欠かせないものであるが，同時に患者ケアにとっても重要な役割をもつ。臨床検査には，医師・看護師・臨床検査技師（衛生検査技師）・事務職員・メッセンジャー（検体搬送者）・外部業者など，さまざまな人々がかかわっている。そのなかでも看護師は，医療チームのいずれの職種よりも患者に近い立場にある。

● **看護師の役割**　臨床検査における看護師の役割は，検査実施という狭義からみれば，●表2-1のようになる。しかし，実際にはその役割は検査の説明や検体採取などの処置や行為にとどまらない。患者は検査の実施によって，苦痛を感じたり不安にさいなまれたり，検査の結果によって，一喜一憂することもある。また近年では，簡易検査機器の開発により，患者自身が検査を管理・実施することもまれではない。これらの使用方法や検査結果の解釈を誤らないように，アドバイスをすることも必要となる。

● **表2-1　臨床検査における狭義の看護師の役割**

・臨床検査の目的の確認	・検体の保管と検査部への提出
・医師からの指示および実施手順の確認	・生理検査における患者の介助
・患者への具体的な説明と検体採取の準備	・簡易検査の実施
・検体の採取と患者状態の観察	

ここでは，臨床検査において看護師の担う広義の役割について述べる。

1 検査へ主体的にのぞめるような支援

今日，病気の診断や病態の把握に検査が欠かせないことは，患者も理解している。しかし，その検査が苦痛を伴う，時間がかかる，回数が多い，費用がかかるなど，患者に負担が生じることがあるということまでは知らないことが多い。このような場合は，患者がその検査の目的と必要性を理解し，納得していなければ，円滑な実施が困難となる。

● **理解を深める援助**　検査の目的や内容についての説明はおもに医師からなされるが，一方で看護師は，患者の理解度や受けとめ方を確認・評価しながら，説明を繰り返す，補足する，質問することなどにより，患者自身の理解と納得を高めていく。繰り返し行われる検査においては，患者は検査についてすでに理解しているものとして進めがちであるが，検査を繰り返すことによる新たな苦痛や不安などが生じることもあるため注意が必要である。

● **誤解の防止**　また検査結果が，いつ，どのようなかたちで患者に伝えられるのか，もしくは伝えられたのかを知っておくことも大切である。検査結果は数値や異常の有無で示されることが多いが，誤解して受けとられることもある。その解釈や意味するところを患者がどのようにとらえているかを把握するには，患者自身の言葉で語ってもらう必要がある。

2 説明や準備による不安・危険の除去

● **概要や手順の説明**　検査の概要や手順は，可能な限り前もって伝えておく。自分がなにをされるのかを知らされない不安はことのほか大きく，とくにある程度の苦痛を伴う場合はなおさらである。むやみに恐怖や不安をあおってはならないが，苦痛軽減に必要な措置が施されることを告げたうえで，「この時点で痛みを感じます」とか「圧迫されるように感じます」などと知らせておく。これは**感覚情報提供**とよばれ，予告どおりの感覚の出現で，検査が予定どおり進行していることを実感することにもつながる。

● **検査前の準備**　検査前準備としての絶飲食や服薬，安静などの指示は，必ず文書や案内札などの視覚的に確認できる物を併用しながら説明し，時間をおいて複数回確認する。指示をまもれないと，検査自体が失敗してしまうこともある。とくに心配ごとや身体的苦痛がある場合，また高齢者では配慮を要する。

検査は良好な体調下で実施される必要がある。極度の睡眠不足や疲労感が強いなど，検査結果に影響を及ぼすおそれがあるときは医師に連絡する。

3 正確・安全・安楽な検査の実施と支援

検体採取においては，実施手順や採取量，禁忌・注意事項（無菌操作や撹拌の有無など）に留意し，一度の実施で十分な結果が得られるようにする。また前与薬や試薬投与などによる有害事象に注意し，必要に応じて前後のバイタルサイン測定を実施する。

　たとえ採血であっても患者は不安と緊張をおぼえる。医療者側が習熟した手技であることは前提であるが，患者へのあいさつや声かけ，進行状況の説明や，必要に応じてタッチ，手を握る，深呼吸を促すなど，つねに患者が安楽であるように継続的な支援を行っていく。

4 検査情報の日常ケアへの反映

　1つの臨床検査の実施からは，その患者の治療方針や治療計画，身体的・精神的な状態，また患者の現状認識や療養姿勢など，多くの情報が得られる。これらを次の臨床検査や日々の看護ケアにいかしていくことで，それぞれの処置やケアの質を高めていくことができる。同様に，患者自身の治療・療養に対する意識を高め，自己管理能力育成にも役だてていく。

B　臨床検査の準備

　臨床検査は，そのほとんどが薬剤や器材などの事前の準備を必要とする。ここでは比較的看護師がかかわることの多い準備物を中心に説明する。

1　検査伝票

　検査の実施には，まず検査伝票が必要となる。検査伝票は施設ごとに独自のものを有しているが，電子カルテの普及とともに，伝票そのものは簡素化される方向にある。伝票の記入や電子カルテへの入力などの検査の指示（オーダー）は，医師によって行われる。

　検査伝票の役割のうち最も重要なのは，実施する検査がなにを調べるものかという検査の特定である。そのほか，検体の分析依頼や医事会計計算，結果の報告などにも用いられるため，数枚の複写式の形式も多い。

　外部の検査機関に委託（いわゆる外注）する場合は，委託先の伝票を用いることがある（◐図2-3）。検査伝票の保存に関する規定はとくにないが，結果に疑義が生じた場合や過去の検査などを確認する場合などのため，診療記録と同様の期間・方法で保存をしておくことが望ましい。

2　検体採取器材

　検体採取の器材は多岐にわたる。1枚の伝票で複数の検体を必要とすることもあるため，検体ごとの器材を把握して，準備しておく。

1 血液

●**採血用注射器**　現在は後述の真空採血器具が主流となってはいるが，施設や患者の状態や採血部位によっては，注射器を用いる採血も日常的に行われている。注射器は使い捨てのもの（ディスポーザブル）を用いるのが原則で

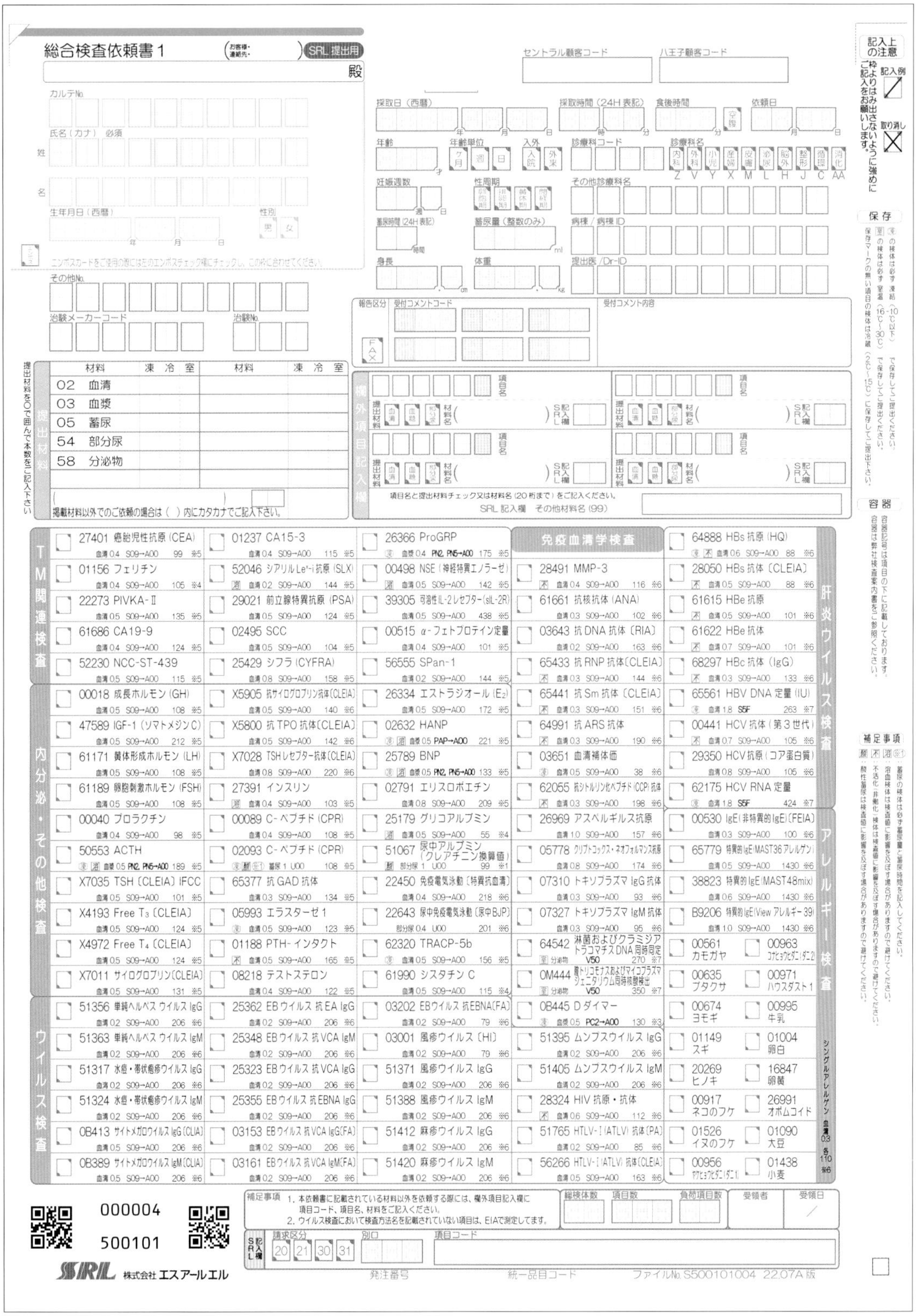

図2-3　外部検査機関の検査伝票

（資料提供：株式会社エスアールエル）
検査伝票には，検体採取容器にはりつけるラベルがついていることもある。

ある。採血針は注射用(翼状針を含む)を用いるが，径の小さい(細い)針で強い吸引圧をかけると血球が破壊されることがあるので注意を要する。

● **真空採血器具** 通常用いられる採血管は，採血用の試験管内に陰圧がかかっていることから，**真空採血管**とよばれる(◎図2-4-a)。採血針とホルダーをあわせて用い，ホルダーに試験管を装着するだけで規定量の血液が流入するようになっている(◎図2-4-b，2-5)。注射器による採血に比べ，①血液に触れる機会が少ない(感染防止)，②試験管を差しかえることで連続採血が可能，という利点がある。

採血管は，用途に応じて多くの種類があり，添加物や採血量などが異なる。通常，上部のゴム栓あるいはフィルムシールなどの**色分け**によって識別されている。ここで重要なのは，検査項目によって**抗凝固剤**などの添加物の種類が異なることである(◎表2-2)。誤った採血管を用いると，検査自体ができなくなってしまうので注意する。

2 尿

24時間尿では，よく洗浄した**蓄尿容器**(蓄尿びん)，あるいはポリエチレン製の**蓄尿袋**(蓄尿バッグ)を用いる(◎図2-4-c)。検査項目によって，トルエンや塩酸などの**防腐剤**を入れる(◎41ページ)。24時間尿量を記録し，混和したあとの一部を尿検査用スピッツにとって，検査室に提出する。

早朝尿や随時尿の検査は，紙・プラスチック製の**尿コップ**に採取する。

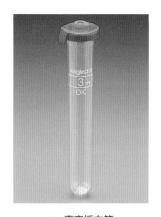

a. 真空採血管

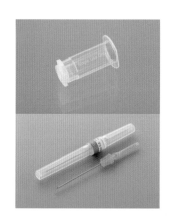

b. 採血ホルダー(上)と採血針(下)

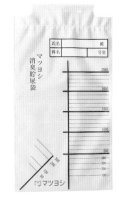

c. 蓄尿袋

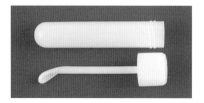

d. 採便容器

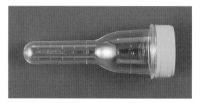

e. 喀痰採取容器

◎**図2-4 検体採取器具と容器**

(写真提供：〔a・b〕テルモ株式会社，〔c〕松吉医科器械株式会社，〔d・e〕東洋器材科学株式会社)

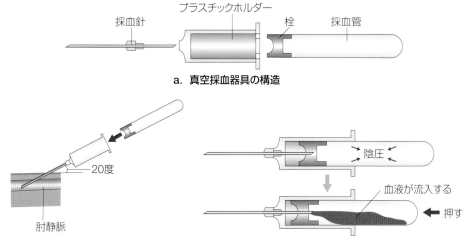

a. 真空採血器具の構造

b. 真空採血器具のしくみ

◉**図 2-5　真空採血器具の構造としくみ**
針先が血管内に入ったところで，ホルダーに向かって採血管を押すと，栓が破れて管内の陰圧によって血液が流入してくる。適当量が入ると血液の流入がとまるので，引き抜いて別の採血管にかえる。検査目的によって何種類（本）か採血したのち，採血針を抜去する。

◉**表 2-2　検査項目による添加薬物・試験管などの違い**

検査項目	添加薬物・試験管など
血液像，血球数	EDTA-2 カリウム
レニン-アンギオテンシン検査	EDTA-2 ナトリウム
血液凝固系検査	3.2%クエン酸ナトリウム
血糖値，HbA1c	フッ化ナトリウム
血液ガス，リンパ球，染色体検査	ヘパリンナトリウム
アンモニア値	除タンパク液
FDP 値	抗プラスミン薬
ビタミン B_1・B_2，ビリルビン	遮光容器

3 便

　紙製もしくはプラスチック製の採便容器を用いる（◉図 2-4-d）。なお，便潜血検査には，専用の容器を使用する。

4 喀痰

　滅菌シャーレ，もしくは専用容器に採取する（◉図 2-4-e）。なるべく唾液がまじらないように注意する。

5 鼻咽頭・咽頭ぬぐい液

　鼻咽頭ぬぐい液，咽頭ぬぐい液はスワブを用いて採取する。ぬぐったスワブは専用容器に速やかに格納する。

6 唾液

被検者自身が口腔内にたまった唾液を専用容器に入れる。検体量（容器の印まで）が不足していると正確な検査ができない。

7 その他の体液や組織

髄液・胸水・腹水などの体液は，**滅菌試験管**に無菌操作で採取する。手術で切除された標本も，滅菌されたシャーレ・容器に封入するが，検査までに時間を要する場合は，**7〜10%ホルマリン**の中に入れ密封する。

3 生理機能検査での準備と消耗器材

生理機能検査では，それぞれ専用の機器を用いて検査する。それぞれに付属する消耗品（心電図電極，記録用紙，ペースト，超音波ゼリーなど）の点検を定期的に行い補充する。

生理機能検査は，非侵襲的でとくに身体に負荷のかかるものが多いわけではないが，患者が検査室に出向き，検査台や機器の前で一定の姿勢をとったり，同一体位を保持しなければならない。そのため，気分不快や症状の悪化などもありうるので，血圧計や酸素吸入装置，自動体外式除細動器（AED），救急セットなどはいつでも使えるように整備しておく必要がある。

C 検査を受ける患者への説明

検査の実施が決まったら，検査内容とその目的が患者に説明される。説明は通常，医師から行われるが，看護師も患者の療養上の世話とともに，診療の補助としての役割から，必要に応じて実施される検査について説明を行う。

1 検査を受ける患者への説明事項

からだの不調や病気の予感から受診した患者は，さまざまな不安やおそれをいだいている。そのため，疾病への不安はもとより，検査そのものにもおそれをいだく。とくにはじめて受ける検査であればなおさらである。

また，どのような検査も患者になんらかの負担がかかる。看護師は，患者がその検査を理解し，検査の実施過程では苦痛や負担が最小限になるように，かつ一度の実施で検査の目的が達せられるようにする。

そのためには，検査の実施前に患者が検査を理解し，納得することが不可欠となる。また同じ検査であっても，患者の個別性（年齢や社会的背景など）や病状（疑われる疾患，症状や苦痛の有無など）によって，説明の仕方は異なってくる。

● **説明事項**　検査に関する説明事項として必須なものは，以下のとおりで

ある。これらは検体検査と生体検査でその内容が異なるが，違いについては次項で述べる。

　①検査名と実施日時・実施場所・実施者・所要時間　なにを，いつ，どこで，誰が実施して，どれくらい時間がかかるのかについて伝える。検査を忘れないように書面を提供したり，「コレステロールの検査です」「尿と血液を使って調べます」など，患者にわかりやすい言葉で説明する。

　②検査目的　なぜその検査が必要なのか，その検査でなにがわかるかなどを，納得してもらえるように伝える。その検査が診断を左右するような場合は，時間をかけ，場合によっては何回かに分けてていねいに説明する。採血や体動の制限で苦痛を受ける場合などは，検査目的を納得していないと検査拒否につながるおそれがある。

　③検査の概要　検査のおおまかな流れ，具体的な手順，身体への負担や予測される苦痛などをわかりやすく伝える。時間や費用のかかる検査，痛みを伴う検査などは患者への負担が大きい。麻酔などで苦痛をやわらげることが可能な場合は，そのことをあらかじめ伝えておく。

　④検査に伴う注意事項　検査の目的を達成するためには，**患者の協力**が必要となる。食事や生活行動についての制限の有無(絶飲食の開始時間，制限する食品，車の運転や細かい作業など)，服用すべきあるいは服用してはいけない薬剤，必要な事前準備などを，書面の提供とともに説明する。

　⑤検査に伴う有害事象　検査に伴う副作用などの有害事象はあってはならないが，使用薬剤に対するアレルギーなどは，事前テストを行っても，あるいはこの事前テストによっても発症することがある。患者の不安を高めることのないように，しかし，ある程度の確率でおこりうる危険性のあるものは，可能であればその発症確率とともに事前に伝えておく必要がある。

　また，万が一そのような事態に陥っても，すぐに最善を尽くして対処することを説明し，なんらかの不安や疑問があるなら，検査前に申し出て解決しておく必要があることを説明する。そのためには，患者が伝えやすい雰囲気や関係づくりも重要である。

２　検査の種類による説明事項の違い

１　検体検査での説明

● **検体の自己採取**　検体検査では，検体を医療者(とくに看護師)が採取する場合と，患者自身に採取してもらう場合がある。たとえば，喀痰採取や中間尿の採取など，患者が自分で実施する場合には，その方法をわかりやすく伝える。うまくできないときは，遠慮せずに医療者に伝えてほしいということを告げておく。

● **医療者による採取**　採血などは医療者が実施するが，適切な体位をとり，指示に従って手を握る，身体を静止させるなど，患者の協力や積極的参加は不可欠である。また苦痛や異常を感じた際には，いち早く報告するようにあ

らかじめ伝えておかないと，患者は再度の検査を嫌ってがまんしてしまうことがある。「痛みやしびれがあったらすぐに教えてください」などと声かけをする。

2 生体検査での説明

　心電図検査や脳波検査などは病室で行うこともあるが，多くは患者が検査室におもむいて検査を受けることになる。大型の機器を用いることもあるため，説明がなければ，それだけで患者は圧倒されることもある。また，検査の施行者は初対面であることが多いため，患者に難聴がある，関節可動域に制限があるなどの情報が十分共有されていないと，検査がスムーズにいかない場合もある。付き添いや申し送りなどの必要性の判断は，看護師が主体となって行う。

D 検体の採取法，保存・移送法

1 検体の種類と注意事項

● **検体の種類**　検査を行うために患者の体内から採取する検体には，尿や便のように，身体から自然に排泄されるものと，血液や脳脊髄液(髄液)などのように，医師や看護師などの医療従事者が，注射器による穿刺や切開などを行い，強制的に採取するものがある(●表2-3)。
● **検体採取時の注意**　自然に排泄される検体を採取する場合は，肉体的な苦痛は少ない。一方，強制的に検体を採取する場合は，患者に精神的不安や肉体的苦痛を伴うこともある。検体を採取する前に，患者に検査の目的や採取する方法をよく説明し，患者の理解を得ておく。また，検体の採取は手ぎわよく行い，苦痛をできるだけ軽くするようにする。骨髄穿刺や胸腔穿刺などでは，局所麻酔を行い，検体採取に伴う苦痛を除く。
● **汚染と常在細菌叢**　血液や関節液など，患者の体内から採取する検体の多くは，被検者が健康であれば，本来は**無菌**である。このため，検体を採取

● 表2-3 検体の種類

	常在細菌叢のある検体	本来は無菌である検体
自然に排出される検体	尿・便 喀痰 分泌物	とくになし
医療従事者が強制的に採取する検体	消化液 分泌物 細胞・組織片	血液 脳脊髄液(髄液) 関節液・体腔内貯留液 羊水 細胞・組織片

するときには，採取部位から感染をおこさないように十分注意する。同時に，採取した検体についても無菌的に扱い，細菌や真菌などの混入による汚染を防ぐ。

　一方，咽頭や大腸などには **常在細菌叢** がある。咽頭粘液・便など，常在細菌が生息している部位から検体を採取して細菌検査を行う際には，常在菌と感染症の原因になっている起因菌を区別しなければならない。さらに，尿などの検体は，採取したあと室温のままで長時間放置しておくと，細菌が繁殖して，検体の性質が変化するおそれがある。すみやかに検査室へ移送し，なるべく早く検査を行うことが大切である。

2　検体を扱うときの一般的な注意

● **感染予防**　生きた病原微生物が混入している検体（**感染性検体**）はもちろんであるが，検体はすべて感染する危険があるものとして慎重に扱う（▶52ページ，**標準予防策**）。検体を扱う医療従事者へ感染する危険性があるばかりでなく，手指や器具などを通じて院内感染をも引きおこす危険がある。

　検体を採取したり運搬するときには，感染の危険性に応じて，予防衣・マスク・眼鏡・使い捨て（ディスポーザブル）の手袋などを着用する。

　感染性検体を処理する場合，検体が飛び散らないように容器を密封し，必要ならばさらにビニール袋に入れて運搬する。汚染物や汚染器材を廃棄したり，処分する際には，周囲が汚染されないよう細心の注意をはらい，滅菌や消毒をしてから処分する。

3　検体の採取法と保存・移送法

1　血液

　血液は，血液学的検査，血液生化学検査，免疫・血清学的検査，血液ガス分析，血液培養検査などの検体として採取される。血液の成分は，食事・時間・運動・体位・季節などの条件や，性別・年齢によっても変動する（▶21ページ，表1-6）。このため，一定の条件で採血することが望まれる。

● **採血する時間**　採血は，原則として早朝の空腹時に行う。とくに，糖・脂質・ホルモンなどは食事の影響や日内変動が大きいので，採血する時間帯を一定にしておくようにする（▶表2-4）。この際，前日に夕食をとったあとは，飲水以外の経口摂取を控えるように指導しておく。

● **採血を行う部位**　検査に用いる血液は，静脈血がほとんどである。ただし，血液ガス分析では動脈血を使用するため，医師が採血を行う。耳朶や指頭などの毛細血管から採取することもあるが，組織液が混入するので，血糖の簡易測定や乳児の検査など，特殊な場合にしか行われない。

　静脈血採血は基本的に **肘正中皮静脈** で行うが，尺側皮静脈，橈側皮静脈を選択する場合もある（▶50ページ，図2-10）。この部位で採血することが困難

⬭表 2-4　血液検体採取時の注意事項

検査		採血時間・方法	その他の注意事項
血液学的検査	血球検査	EDTA-2K 入りの採血管に採取	採血後，よく転倒混和する。
	凝固検査	クエン酸ナトリウム入りの採血管に採取	よく混和し，すみやかに検査する。
	骨髄検査	骨髄穿刺吸引	すみやかに提出する。検査後は安静にし，圧迫止血する。
血液生化学検査	血清タンパク質	早朝，空腹時	食後は乳濁して高値を示すことがある。
	血糖	早朝，空腹時	ただちに提出する。保存するときは冷蔵庫に保存する。
	血清脂質	早朝，空腹時	少なくとも 12 時間以上は空腹にして採血する。
	アンモニア	早朝，空腹時	分解しやすいので，氷冷の状態でただちに提出する。
	ホルモン	早朝，安静時，空腹時に指定の容器に採取	ストレス・運動・体位・食事などで変動しやすい。採血後は氷冷して提出する。
免疫・血清学的検査	クームス試験，寒冷凝集試験	37±1℃の恒温槽に入れて，至急検査	37℃の状態で検査する。
血液培養	静脈血，動脈血	十分に消毒して，無菌的に採血	熱の上がりはじめ，抗菌薬の投与前に採血する。37℃で保存する。

な場合には，手背や足部，あるいは乳幼児では医師が外頸静脈から採血することもある。

◆ 血液検体の採取

● 採血の準備　検査項目を確認するとともに，必要な採血量を計算し，採血器具・採血管を準備する。特殊な場合以外には，溶血をおこさないように，乾燥した清潔な採血管を用いる。注射針は，21〜23 G がおもに用いられる。

　採血に適した血管を選んだあと，駆血帯を巻いて静脈をうっ血させる。つづいて皮膚をアルコール綿でよく消毒する。アルコールにかぶれる人には，クロルヘキシジン綿などを用いる。

● 穿刺・採血と事故の防止　注射器もしくは真空採血用具を使って必要量を採取する（◉図 2-6）。注射針が確実に血管の中に入ったことを確認してから，血液を吸引する。もしも血管の内外に針先がまたがっていたり，いったん血管を貫通してから吸引したりすると，組織液もまじってしまい，正確な検査結果が得られなくなる（◉図 2-7）。

　真空採血管では，そのまま採血管に血液を集めることができる。注射器を使って採取した場合は，注射針を外して採血管に血液を移す。血球検査などは，抗凝固剤の入った採血管に血液を入れたのち，逆さにするなど，ただちによく転倒混和して凝固するのを防ぐ。

　採血後は駆血帯を外し，針を刺した部位をアルコール綿で圧迫して止血する。針は針刺し事故防止のため，必ず専用の廃棄容器に捨てる。誤って患者以外に針が刺された場合には，ただちに流水で受傷部位を洗浄し，適切な処

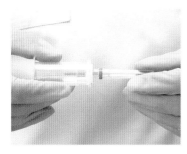

①採血針をホルダーにセットする。駆血帯を装着し，穿刺部位を消毒してから，採血針のケースを外す。

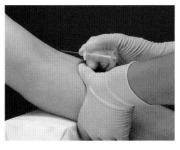

②静脈の走行に沿って穿刺する。針先が血管内に入ったら，真空採血管をホルダーに差し入れ，採血管の栓を刺通させる。

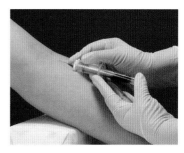

③採血管内の陰圧により，血液が規定量まで流入する。複数本採血を行う場合は，ホルダーを動かさずに，採血管だけを抜き取って交換する。

▶**図 2-6　真空採血管を用いた採血手順**
(写真提供：テルモ株式会社)

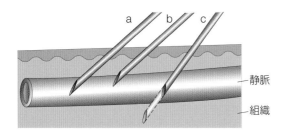

▶**図 2-7　採血時の針先の位置**
a：適切な採血。
b：採血針が血管と血管外にまたがり，組織液も吸引してしまう。
c：いったん血管外に突き抜けて吸引し，再び血管内に戻しても，組織液が吸引されてしまう。

置を受ける。これらについては，院内の安全管理委員会が作成した**医療安全マニュアル**に必ず規定されているので，確認しておく。病室や外来など，採血を行う場所に，このマニュアルを掲示しておくとよい。

◆ 血液検体に関する注意事項

● **採血における注意事項**　穿刺時は，**神経損傷**や**血管迷走神経反応**に十分に注意する（▶ 49, 50 ページ）。採血は手ぎわよく行い，採血時の**溶血**などを避ける。採血する際に手間どったり，採血後に採血管に乱暴に血液を移したりすると，赤血球がこわれ，溶血してしまう。すると，血球内の成分が血清中に流れ出て，乳酸脱水素酵素(LD, LDH)やカリウムなどの検査値に影響を及ぼす（▶表2-5）。また採血に時間がかかりすぎると，凝固系の検査では影響があらわれる。このため，できるだけ容易に採血のできる部位を選ぶことが大切である。

　なお，採血の際に，患者の気分がわるくなってしまう場合がある。患者用の椅子は，気分が不良になっても転倒しないように，背もたれや肘かけのついたものを使うことが望ましい。しばらく安静臥床をさせれば回復する。

● **血液検体の保存と移送**　採取した血液は，できるだけ早く検査室に提出

◗**表2-5 溶血による検査値への影響**

溶血に起因する現象	影響の出る検査値
血球内成分の漏出により，検査値が高値になる	乳酸脱水素酵素(LD，LDH)，アルドラーゼ，鉄，酸ホスファターゼ，カリウム，アスパラギン酸アミノトランスフェラーゼ(AST)，アラニンアミノトランスフェラーゼ(ALT)
ヘモグロビンの漏出により，測定系に影響が出る	尿酸，クレアチニン，総タンパク質(ビウレット法)

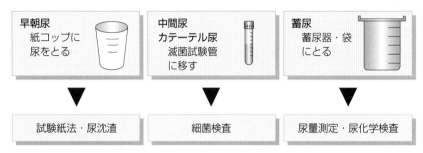

◗**図2-8 尿の種類と検査法**

する。とくに血液ガスやアンモニアなどは刻々と検査値が変化し，血球検査でも血球が変形してしまうので，すみやかな提出が求められる。

　検体をすぐに提出できないときには，採血室で一時的に保管する。この場合，検査の項目別に保管条件が異なる。血液生化学検査の多くは，血清を分離し，冷蔵庫で保存する。ホルモンの検査などでは冷凍保存が必要なものもある。免疫・血清学的検査では，37℃の状態に保っておくことが必要な場合がある。このように保管条件はさまざまであるので，あらかじめ検査室に確認しておく。

　血液検体を移送するときは，途中で採血管を破損してこぼれることのないように留意する。採血時にも，保存および移送の途中でも，検体には直接手を触れないように注意し，もし触れたときは水道水でよく洗い流す。

2 尿

　尿成分は，生体内の代謝機能を反映して，たえず変化する。このため，検査の種類や目的に応じて，採取の時間や採取法を適宜選択する(◗図2-8)。

◆ 採尿する時間による尿の分類

　①**随時尿**　任意の時間に検査を行うものである。外来患者のスクリーニング検査では，受診したときに採尿することが多い。

　②**早朝起床時尿**　早朝の起床時に採尿するものである。睡眠中は飲食や運動の影響を受けずに，尿は濃縮されている。このため，尿の定量検査や沈渣の検査に適する。さらに，起立性タンパク尿の可能性を否定する目的でも，

起床時の尿を用いて検査する。

③ **食後尿**　食後に尿を採取するもので, 糖尿病のスクリーニングに適する。

④ **24時間尿**　24時間を通して排泄される尿をすべて集める(これを**蓄尿**<ruby>蓄尿<rt>ちくにょう</rt></ruby>という)。1日に排泄される尿量と, タンパク質・糖・ホルモン・電解質などを定量し, 腎機能の評価などに用いられる。

⑤ **作業終了時尿**　トルエンやキシレンなどの有機溶媒を扱う作業者では, 作業が終了したときに採尿し, 検査する。

◈ 採尿の方法による尿の分類

① **自然排尿**　自然に出される尿を, 直接に使い捨ての紙コップなどで集める。通常の検査では, 20〜30 mL あれば十分である。24時間尿を採取するときには, 尿をすべて集め, 蓄尿容器(びん)もしくは袋に移してためる。

② **中間尿**　排尿の始まりと終わりの尿を捨て, 排尿している中間の尿を紙コップなどで集める。排尿開始時の尿には雑菌がまじりやすく, 終了ごろには分泌物がまじりやすいために行われる。尿検査では最も基本的な採取法である。

尿中の細菌検査を目的とする場合には, 必ずこの方法で集める。あらかじめ外尿道口とその周辺を清拭し, 外尿道口付近の雑菌や分泌物などの混入をできるだけ少なくする。尿の採取には滅菌したコップを用いる。

なお, 淋菌やクラミジアなど, 尿道の感染症を検査するためには, 排尿開始の尿(**初尿**<ruby>初尿<rt>しょにょう</rt></ruby>)を10 mL くらい採取する。

③ **分杯尿**<ruby>分杯<rt>ぶんぱい</rt></ruby>　1回の排尿のうち, 始まりからの2/3と, 残りの1/3を別々に集めるものである。前者は尿道病変, 後者は後部尿道・前立腺・膀胱の病変を検査するのに役だつ。

④ **カテーテル尿(導尿)**　尿閉のある患者や手術直後の患者など, 自発的な排尿が困難な場合に, 無菌的にカテーテルを膀胱に挿入して尿をとる。細菌感染のおそれがあるので, 安易には行わない。

⑤ **膀胱穿刺**<ruby>膀胱穿刺<rt>ぼうこうせんし</rt></ruby>　膀胱を穿刺して直接に尿を採取する方法であるが, 特殊な場合でしか行われない。

◈ 尿の保存と移送

● **尿の保存**　尿には, 種々の化学成分・細菌などがまじっており, 室温で長時間放置しておくと, 成分が変化してしまう(●表2-6)。そのため, 尿の検査は検体が新鮮なうちに行う。

採尿後1〜2時間以内なら, 冷暗所で保存してもよい。それ以上に長く保存する必要があるなら, 冷蔵保存とする。直射日光にあたると分解してしまう成分もあるので, 注意する。

蓄尿する場合は, **防腐剤**を入れ, 冷暗所で保存する。尿量・尿比重, 糖・タンパク質の測定などの目的には, 蓄尿容器にトルエン1〜2 mL を入れておく。アミノ酸分析や, カテコールアミン, バニリルマンデル酸(VMA),

○表2-6　正常な尿の状態と放置による変化

項目	正常の状態	放置による変化	変化の原因
色	淡黄色	濃黄褐色	尿酸塩の析出，ウロビリノゲンのウロビリンへの変化
混濁	なし(透明)	混濁	細菌の増殖，塩類の析出
におい	微芳香臭	アンモニア臭	細菌の増殖，アンモニアの発生
pH	弱酸性	中性〜アルカリ性	アンモニアの発生
糖	陰性	弱陽性例で陰性化	細菌による消費
潜血反応	陰性	弱陽性例で陰性化	ヘモグロビンの反応性の低下
ウロビリノゲン	±(弱陽性)	陰性化	ウロビリノゲンのウロビリンへの変化
ビリルビン	陰性	弱陽性例で陰性化	ビリルビンの分解・酸化
ケトン体	陰性	弱陽性例で陰性化	ケトン体の揮発
沈渣	観察可能	観察困難	細菌の増殖，血球の変性，塩類の析出

5-ヒドロキシインドール酢酸(5-HIAA)などの測定には，6N(規定)塩酸を20 mL入れておく。また，タンパク質成分・成長ホルモン・Cペプチドなどの測定には，窒化ソーダ(アジ化ナトリウム)を終濃度で0.1％になるよう入れておく。

● 尿の移送　採尿後は，なるべくすみやかに検査室へ提出する。ふたつきのプラスチック製容器を使うと，移送の際にこぼれるのを防げる。

3 便

　便は，消化管疾患・感染症・寄生虫症などの検査を行う目的で採取する。

● 採取方法　採便の仕方は検査目的と検査方法によって異なるが，通常は自然の状態で出された便の一部(母指頭大)を採便容器に取る(○表2-7)。

　感染性腸炎が疑われるときには，血液や膿がまじっていれば，その部分を集めるようにする。大腸がんなどによる出血を疑う便潜血反応検査では，便の表面をまんべんなくこすりとるようにする。このとき，少なくとも2日間は連続して検査したほうが正確な結果が得られる。

　採便するときは，トイレットペーパーやトイレ洗浄剤などが混入しないように注意する。浣腸を行ったときや坐薬を使ったときは，グリセリンや坐薬のまじった部分を避ける。なお，排便のないときは，採便棒を肛門へ挿入し，棒を回転させながら便を採取することもある。

● 保存と移送　便が乾燥しないうちに，早く提出する。やむをえず保存するときは，冷蔵庫で保存する。ただし，赤痢アメーバなどの原虫の検査の場合には，37℃の孵卵器(インキュベーター)で保存する。

　便潜血反応検査で検体を輸送する場合もあるが，夏季では高温のためにヘモグロビンが変性して偽陰性になることがあり，注意が必要である。

4 喀痰

　喀痰は，結核や肺炎をはじめとする呼吸器感染症の起因菌の診断，あるいは肺がんなどの細胞診の目的で採取する。

● 採取方法　痰は，気道で分泌され，喉頭，咽頭，口腔内を経て喀出される。とりわけ口腔内には常在細菌が多く，かつ唾液・鼻汁・食物残渣などが

◯表 2-7　便の検査法と検体の扱い方

検査の種類	便の採取の仕方	保存・移動の仕方など
便潜血反応検査	自然排便の一部（母指頭大）を採取し，採便容器に入れる。キットによって専用の採便器があるので，それを用いてもよい。	• 採便後はすみやかに提出する。長時間放置すると，反応が鈍くなる。 • 痔からの出血や月経血などがまじらないように注意する。
虫卵検査	便潜血反応検査と同じ	• 乾燥しないうちに，すみやかに提出する。
蟯虫卵検査	肛門周囲にセロハンテープを押しつけて検査する。	• 乾燥しないうちに，すみやかに提出する。 • 2〜3 回連続して検査し，陽性の場合は家族も検査する。
原虫検査	便潜血反応検査と同じ	• ただちに提出する。 • 冷やさないようにして，37℃で保存する。
細菌検査	便潜血反応検査と同じ方法で採取するが，便に血液や膿がまじっていれば，その部分を採取する。肛門へ採便棒を挿入して採取してもよい。	• すみやかに提出する。 • 保存が必要な場合は，冷蔵庫で保存する。
ウイルス検査	便潜血反応検査と同じ	• 滅菌容器に入れ，ドライアイスで凍結させて移送する。

◯表 2-8　痰の色・性状の表現の仕方

色	記号	性状	記号
黄色 緑色 白色	Y（yellow） G（green） W（white）	粘稠性 膿性 漿液性 ちり様	M（mucous） P（purulent） S（serous） D（dusty）

痰にまじりやすい。このため，痰を採取するにあたっては，喀出する前によくうがいをさせ，洗浄してから，唾液・鼻汁が混入しないようにして採取する。

　採取時間は早朝の起床時がよく，滅菌シャーレにとる。喀出しにくい患者では，強く咳をさせたり，冷たい水を飲ませてから採取するとよい。場合によっては，エアゾールを吸入させてから喀出させる。

　喀出された痰は，まず肉眼で観察する。黄色であれば Y，緑色であれば G，膿性であれば P，粘稠ならば M といったように，記号で記載するようにしておくと便利である（◯表 2-8）。

● **保存と移送**　できるだけ新鮮なうちに検査室に提出する。保存するときは乾燥を避け，また雑菌の繁殖を防ぐために冷蔵庫で保管する。

5　鼻咽頭・咽頭ぬぐい液

　インフルエンザや新型コロナウイルス感染症など，飛沫感染や接触感染によって上気道に感染する病原体を PCR 検査や抗原検査で検出するために，鼻咽頭や咽頭をスワブ（綿棒）でぬぐって検体を採取する（◯ 228 ページ，図 8-2）。鼻咽頭ぬぐい液のほうが咽頭ぬぐい液のほうよりもウイルス量が多い

が，咽頭ぬぐい液は鼻咽頭分泌液が少ない高齢者に適している。

● **採取方法**　鼻咽頭ぬぐい液は，スワブを鼻前庭の皮膚に触れないようにして鼻腔底に沿って静かに挿入する。鼻咽頭の壁まで届いたら，スワブで鼻粘膜壁を軽くこすり，静かに数回回転させながらゆっくり引き抜く。

咽頭ぬぐい液は，口を大きく開けさせて舌圧子で舌を押さえながら，スワブを口腔から咽頭に挿入する。スワブの先が口粘膜や舌に触れないように注意して，咽頭後壁や口蓋扁桃をしっかりと数回擦過してぬぐい液を採取する。

ぬぐい液のついたスワブはウイルス輸送液に漬け，ぬぐい液をとかすように左右に数十回動かす。使用後のスワブは感染性廃棄物容器に廃棄する。

採取時は，患者の飛沫による病原体の曝露を防ぐために，マスクやゴーグルなど，適切な個人防護具を着用して検体を採取する。また，咳やくしゃみなどの飛沫を浴びないよう，患者の横や斜め後ろから採取する。

● **保存と移送**　検体採取後ただちに検査室へ提出できない場合は，冷蔵保存し，24時間以内に提出する。提出まで48時間以上かかる場合は，−80℃以下で凍結保存する。

6　唾液

新型コロナウイルス感染症では，発症から約9日間程度は唾液でのウイルス検出率も比較的高いとされ，唾液検体でPCR検査や抗原定量検査が行われる。

● **採取方法**　採取する前に口を十分にすすぎ，異物が混入しないようにする。滅菌容器に唾液1〜2 mL程度を患者本人に自己採取してもらうが，唾液検体を採取する1時間前から飲食，喫煙，歯磨き，口腔衛生用品の使用を避けるように指導する。患者から検体を回収する際には，マスク，手袋を着用する。

● **保存と移送**　検体は回収まで4℃で冷所保存する。

---

column　**検体の採取と保存**

ある会社の医務室から，「従業員の血清カリウムが9.6 mEq/Lと異常高値であり，原因を精査してほしい」との依頼があった。

そもそも血清カリウムは3.5〜5.0 mEq/Lときわめて狭い範囲に調整されており，腎不全などでなければめったに異常値にはならない。6.5 mEq/Lをこえれば不整脈をおこし，心室細動で死にいたってしまう。9.6 mEq/Lなどありえない数値だった。

さっそく再検査をしてみると，血清カリウムは4.1 mEq/Lでまったく問題はなかった。では，なぜ9.6 mEq/Lもの数値が出たのだろうか？

検査は会社の健診で，早朝空腹時に行われた。これ

は問題ない。ところが採血ののち，検体を遠心分離せずに24時間以上も冷蔵庫に保管し，その後，検査センターが回収に来て検査を行ったということだった。

遠心分離をしていない全血を，冷蔵庫で保存するとどうなるか。カリウムは血清中には少なく，細胞（赤血球）内に多い。生体内では赤血球からカリウムが血清中へ出ないようになっているが，血液が身体を離れて冷やされると，カリウムはどんどん流れ出る。その結果，血清カリウムがとんでもない異常値になった。

正しい検査結果を得るためには，検体採取後なるべく早く検査を行い，すぐに検査ができない場合には，適切な条件で保管することが重要である。

7 脳脊髄液（髄液）

　脳炎や髄膜炎，ギラン-バレー症候群，軽微なクモ膜下出血などの場合に，髄液が採取される。外観・細胞・化学的性状・細菌などの検査を行う。

◉ **採取の準備**　滅菌おおい布（穴あき）・髄液用穿刺針・液圧測定用ガラス管・注射器・皮膚消毒トレイ・滅菌ゴム手袋・局所麻酔薬・検体採取容器などを用意する。

　髄液は血液などと異なり，検査する頻度は少ない。このため，患者は不安感をおぼえることが多い。そこで検査の前には，検査の目的や内容，検査で期待される結果，副作用の有無とその内容などを十分に説明し，納得してもらうことが重要である。

◉ **採取方法と採取の補助**　通常は**腰椎穿刺**を行うが，特殊な場合にだけ，後頭下穿刺が行われる。穿刺そのものは医師が行い，看護師はその介助と，検査中の一般状態の観察，検体の受け渡しなどを行う。

　患者を側臥位にし，両腕で膝をかかえ込むような姿勢をとらせ，背中を丸くする（◉図2-9）。穿刺部位は，両側の腸骨稜を通るヤコビー線と椎骨突起線の交点付近，**第3-4腰椎間**または**第4-5腰椎間**である。十分に消毒したのち，滅菌穴あき布をかけ，局所麻酔をする。穿刺後は，髄液圧測定用のガラス棒を使って髄液圧を測定し，つづいて滅菌試験管に髄液を採取する。急激に採取すると脳ヘルニアをおこす危険もあるので，少しずつ必要量を採取する。

　髄液採取後は，頭を動かさないように注意し，1時間は安静にする。安静中は疼痛や出血，バイタルサインの変化などがないかを確認し，安静後も患者の状態を慎重に観察して，医師の指示をあおぐ。検査当日は入浴を禁止する。検査のあと，軽い頭痛を訴えることもあるが，数日で軽快する。もし激しい頭痛・吐きけや発熱のあるときは，医師に連絡して処置を受ける。

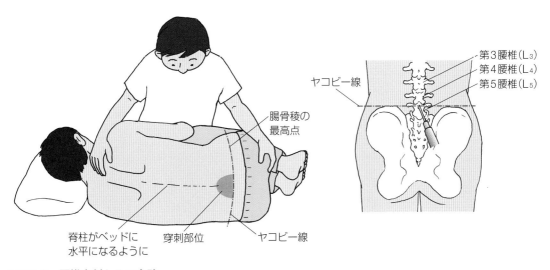

　第3腰椎（L3）
　第4腰椎（L4）
　第5腰椎（L5）
ヤコビー線

腸骨稜の
最高点

脊柱がベッドに
水平になるように　　穿刺部位　　ヤコビー線

◉**図2-9　腰椎穿刺とその介助**

● **保存と移送** 髄液は無菌のまま，すぐに検査室に提出する。

8 胸水・腹水

　胸水や腹水が貯留しているときには，その原因がなにかを判断する目的で，一部を採取して検査する。胸水は**胸腔穿刺**で，腹水は**腹腔穿刺**によって採取する。生化学的な性状，細菌の有無，細胞診がおもな検査である（●表2-9）。

　胸腔穿刺・腹腔穿刺ともに医師が行う。看護師はその介助や患者の状態の観察，検体の受け渡しなどを行う。

● **採取の準備** 髄液採取の場合と同様に，検査前には患者に十分に説明をして納得してもらう。そして，穿刺針・注射器・延長チューブ・三方活栓・皮膚消毒トレイ・滅菌ガーゼ・滅菌おおい布・局所麻酔薬・検体採取用容器などを用意する。

● **採取方法と採取の補助** X線撮影あるいは超音波検査で貯留液の量を確認し，穿刺する位置があらかじめ決められる。胸腔穿刺は座位か半座位，腹腔穿刺は仰臥位か半座位で行う。穿刺部位を中心に，周囲まで入念に消毒したのち，局所麻酔をしてから穿刺がなされる。注射器で胸水もしくは腹水が採取されるので，滅菌試験管に移す。体腔内に大量の貯留液があるときには，延長チューブを使い，落差を利用して廃液容器に集める。

　穿刺中は，胸水の場合は呼吸・循環・痛み・顔色などに，腹水では腹痛・バイタルサインに注意する。穿刺後は，30分から1時間は安静とする。穿刺後4時間くらいは，30分ごとにバイタルサインと合併症の有無を確認する。

● **保存と移送** 穿刺液は滅菌試験管に入れて，すみやかに検査室に提出する。

9 その他の穿刺液

　穿刺して検査を行うものには，膿瘍(のうよう)・嚢胞(のうほう)・水疱(すいほう)・関節液・心膜液(しんまくえき)など，数多くある。これらはいずれも医師が採取するもので，看護師は補助を行う。

　採取の仕方，保存・移送は，ほぼ胸水・腹水に準じる。

○表2-9　胸水・腹水の検査種類別注意事項

生化学検査	・フィブリンの析出がおこらないように，迅速に検査する。 ・採取後，保存をするときには，抗凝固剤(EDTA-2K)の入った試験管に採取する。 ・長期間保存するときは，凍結させる。
細菌検査	・検体採取時は，無菌的に操作する。 ・検体を扱うときに雑菌が混入しないように注意する。
病理検査	・検体採取後，迅速に1,000 rpm(回転/分)で5分間遠心分離して，沈渣を集める。 ・沈渣はスライドガラスに塗抹され，標本が作製される。

10　生検材料

　手術で摘出された材料，あるいは穿刺針で採取された組織などについては，病理組織検査(● 264ページ)・細菌検査・遺伝子検査などが行われる。小さな検体は無菌ガーゼにくるみ，大きな材料は膿盆に入れて，ただちに検査室に提出する。検体が乾燥しないように注意する。ときには手術室でスタンプ(捺印)標本をつくることもある。

　夜間などで，やむをえず検体を保存する場合は，検査の目的に応じて適切な保存方法をとる。病理組織検査のためには**ホルマリン**で固定しておくが，そのほかの検査では保存法が異なるので，あらかじめ検査室に確認しておく。

E　検査に伴う危険とその防止

　臨床検査は，なんらかの手段によって患者から生体情報を得て，それを診断や治療にいかすものである。しかし，検体採取や検査実施時のみならず，検体の収納・保管・移送，検査結果の受領，結果報告，結果管理など，さまざまな場面で事故につながりかねない危険性を有している。

　この場合の危険性や事故とは，患者や医療者に直接・間接的な危害が加わることはもとより，検査が適切に行われない，中断される，結果が正しく伝えられない(取り違えや紛失など)なども含まれる。看護師は，臨床検査に伴う危険性を理解し，いかなる事故も未然に防ぐように注意する必要がある。

1　検査実施過程での危険とその対策

1　検査指示と事前準備

　臨床検査の種類は多岐にわたるが，その検査を実施する目的もさまざまである。同じ血液検査でも，一次スクリーニング，同一患者での推移(変化)の追跡，異常値再確認のための再検査，研究データの収集など，その目的や医師がオーダーする意図は，つねに同じではない。

　検査はその種類・日時・方法・目的を把握し，正確・安全に実施することは不可欠であるが，とくに事前準備や患者への説明は看護師が行うことが多い。この段階でおこりうる危険としては，連絡不備(検査予定が患者や検査部門に伝わっていないなど)，事前準備不足(同意書未記入・記入不備，食事制限や事前服用薬がまもられていないなど)などがある。

2　検体採取

　検体採取時におこりうる危険としてまずあげられるのは，針刺しや，体液・分泌物の飛沫・付着，およびそれに起因する感染についてであるが，それについてはあとで詳しく述べる(● 53ページ，本章E-4「検査によって生じる医

療者への危険」)。

　それ以外の危険としては，採取された検体が検査結果を得るには不適切と判断されることがあげられる。代表的なものは採取量の不足であり，これは指示項目の確認不十分，知識不足などによる。また，採取手技の不適切さから検体が**溶解・変性・凝固**などをおこすこともある。

　さらに，患者の誤認や，採取検体の取り違え(ラベルのはり違え，誤った試験管に注入するなど)といった重大な医療過誤，医療事故もおこるおそれがある。これらの予防策は以下のとおりである。

▍患者誤認の予防策

- 患者にみずからフルネームを名のってもらう。「○○さんですね」「はい」という確認だけでは誤認が生じうるので注意する。
- 個人認識用のリストバンドのバーコードで器械チェックを行う。
- 同姓の患者や似通った名前の患者がいる場合は，スタッフ間で情報を共有し，はり紙などでも注意を喚起する。

▍採取検体取り違えの予防策

- 容器に貼付するラベルは，検体採取前に貼付しておく。ラベルなしの容器に注入し，あとからラベルをはることは取り違えの危険性を増す。
- 間違った記載や検査中止の場合は，ラベルをシュレッダーにかける。
- ラベルをはる際は，情報がきちんと読みとれるように貼付する。ラベルを巻きつけたり複数枚はることで，重ならないように注意する。
- 検体を容器に注入する際には，ラベルを読みあげ，呼称確認する習慣をつける。
- 患者に採取を依頼するもの(尿・喀痰など)は，提出場所・時間の間違いがないか，医療者・患者の双方で確認する。

3　検体の保存と移送

　採取した検体は，現在ではその多くが院内の中央検査部などに集められ，一括して測定・分析がなされる。しかし，院外の外部業者に委託することも多い。したがって，冷所や暗所保存など，検体の保存や移送は適切な時期に適切な手段で行い，移送時の漏出（ろうしゅつ）や容器破損の防止はもとより，振動によっておこる攪拌（かくはん）による変性などにも注意をはらう。

　検査部への提出時は，伝票と検体とが一致しているかを確認する。提出側と受け入れ側双方での二重チェックで，検体の提出もれや伝票との不一致を予防する。

4　検査結果の受領と結果管理

　電子カルテを導入している施設では，検査結果は電子カルテ上に入力されるため，検査結果を転記する際の誤記入や，伝票の未配達・誤配達などはシステム整備によってなくなった。しかし，電子データ化されることで，サーバーにアップロードする際の事故や情報漏洩（ろうえい），一般の個人情報・内部情報と同様の危険性が生じている。システムの安全性に関して，施設による継

続的で厳重な保守管理と，電子情報の取り扱い規定を 遵 守することが不可
欠である。

2　検査を受ける患者におこりうる危険や事故

1　検査に伴う病状の急変・悪化

　検査は疾患の有無や治療の必要性を決定づけ，患者にとっては，その後の
生活ひいては人生に影響を及ぼす，きわめて重要な役割をもつ。検査の種類
によっては侵襲や苦痛を伴うものもあるが，たとえ非侵襲性の検査であって
も，患者はつねに診断や予後への不安・恐怖をかかえている。

　不安や恐怖はカテコールアミンの分泌を促し，不眠や食欲低下，頻脈，過
呼吸などをきたしやすくする。また，緊張感や術前処置のために摂取水分量
が不足すると，脱水となり，狭心症や脳梗塞などの重篤な事態もまねきかね
ない。患者がリラックスして検査を受けられるようにすることが大切である。

2　採血に伴う危険

　採血には以下のような危険が伴う。日常，頻繁に行われる医療行為ではあ
るが，合併症の危険性が高いことも忘れてはならない。

◆　神経損傷

　採血時に注意を怠ると，穿刺針によって穿刺部付近に**神経損傷**を生じるこ
とがある。神経の髄 鞘 や軸索が傷つけられることが多いが，まれに神経断
裂もおこりうる。神経損傷では，その神経の支配領域の疼痛（神経に直接触
れた場合は激痛・電撃痛），感覚異常，しびれ，運動障害がただちに生じる。
症状の回復度合いは，神経損傷の程度による。軽度の場合は1週間程度で回
復するが，重度の損傷では月～年単位，場合によっては障害が永続してしま
う。

● **採血部位の選択**　採血時の神経損傷を予防するには，解剖学的知識に基
づき，神経損傷が生じにくい安全な採血部位を選ぶことが最も重要となる
（●図2-10）。比較的安全な部位は肘正中から外側の表層で，皮膚面から目視
確認できる静脈を選択する。肘がむずかしいようであれば手背を検討し，手
関節橈側は避けたほうがよい。また，針を深く刺したり，皮下で針を左右に
さぐるように動かしてはならない。

● **神経損傷時の対応**　採血による神経損傷が疑われる場合は，すぐに針を
抜き，止血しつつ抜針後の症状を観察する。必要と思われるときは専門医の
診察を依頼する。場合によっては医療事故としての対応が必要となるため，
一連の経過や症状，患者・医療者の言動などは，できるだけ詳細に記録して
おく。

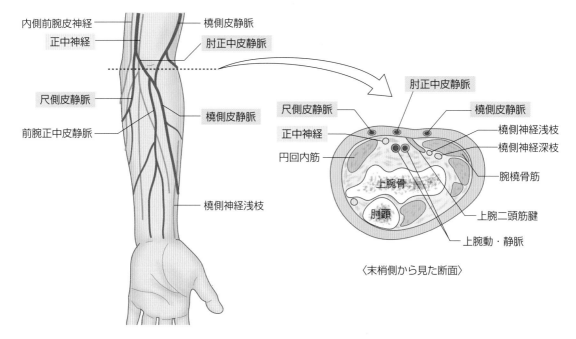

内側前腕皮神経

正中神経

尺側皮静脈

前腕正中皮静脈

橈側皮静脈

肘正中皮静脈

橈側皮静脈

橈側神経浅枝

肘正中皮静脈

尺側皮静脈

橈側皮静脈

正中神経

橈側神経浅枝

円回内筋

橈側神経深枝

上腕骨

腕橈骨筋

肘頭

上腕二頭筋腱

上腕動・静脈

〈末梢側から見た断面〉

●**図 2-10　左肘窩付近の静脈・神経の走行**

◆ 血腫形成

　出血傾向のある患者の止血が不十分だったり，動脈を傷つけた場合，**血腫**（けっしゅ）を生じることがある。血腫は痛み・膨瘤（ぼうりゅう）・皮膚の変色のみならず，神経圧迫を引きおこしてしまう。血腫を生じた場合は，ただちに医師の診察を求める。

◆ 血管迷走神経反応

　以前に採血検査を受けた経験があっても，また事前説明を受けていても，患者にとって採血は，そのつど痛みと不安を伴う。**血管迷走神経反応**とは，採血前・中・後におこる症状の総称である。

● **おもな症状**　おもな症状は，血圧低下・気分不快・冷汗・顔面蒼白・吐きけ・あくび・徐脈などであり，重篤になると痙攣（けいれん）・失禁・意識消失をきたす。

● **発生頻度**　針による穿刺や血液を見ることによる恐怖，痛みなどによって引きおこされる神経生理学的反応であるが，不安や緊張が強いとおこりやすい。発生頻度は，採血実施件数の 0.01〜1% 程度といわれている。

● **反応出現時の対応**　この反応が生じたら，座位での採血であればベッドで横にさせ，ベルトやブラジャーなどの身体を締めつけているものをゆるめる。すぐに意識レベルの観察と，血圧・脈拍・呼吸の測定を行う。必要に応じて，保温や下肢挙上なども行う。通常は数分〜十数分で回復するが，立ちくらみや転倒に注意し，外来患者では帰宅方法や付き添いなどについて，安全策を講じる必要がある。

◆ その他の合併症と採血時の注意

　まれに消毒不十分による穿刺部の炎症や，感染がおこることがある。また，消毒液や医療者のラテックス手袋によるアレルギー反応などもおこりうる。

　乳房手術後の患者や静脈内点滴が施行されている患者の上肢から採血をすると，リンパ流うっ滞や検査に薬物の影響などが生じるおそれがある。そのため，患側上肢や静脈針が刺入されている四肢での採血はしてはならない。

3 負荷試験による事故とその対策

　負荷試験とは，対象となる器官や臓器の状態を調べる際に，ある一定の負荷を与えて検査する方法である。

　臨床検査では，一定の刺激を負荷したときの生体反応を指標として，臓器や器官の機能を判定する検査法をさす。通常の検体検査ではほぼ正常範囲の値が得られているが，なお異常が予想されるとき，あるいは負荷をかけなければ臓器の機能異常が診断できないときに行われる。日常の臨床で用いられるおもなものとしては，ブドウ糖負荷試験や運動負荷試験などがある。

●**ブドウ糖負荷試験**　ブドウ糖負荷試験は，75 g のブドウ糖水溶液を飲んでから血糖値をはかることで，糖尿病の可能性を評価する検査である（◖134 ページ）。ただし，空腹時血糖値が 150 mg/dL，食後の血糖値が 250 mg/dL 以上になったことがある人は，大量の糖を一度に摂取することで極端な高血糖となる危険性がある。

　高血糖の影響によって，意識不明の昏睡状態になることさえあるため，実施前に患者の状態をよく確認し，検査中も観察を怠らないようにする。

●**運動負荷試験**　運動負荷試験は，ペダルをこぐ（自転車エルゴメーター法），ベルトコンベアの上を歩く（トレッドミル法）などの運動によって，潜在する心筋虚血や運動による不整脈の観察を目的とする検査である（◖288 ページ）。そのため検査中に狭心痛発作や意識消失，呼吸困難，重篤な不整脈の出現，さらなる不測の転倒事故や，最悪の場合は死亡事故を引きおこす危険性が高い検査といえる。

　運動負荷試験が禁忌となる病態としては，心筋梗塞・不安定狭心症・心室性不整脈・うっ血性心不全など，循環器障害全般について多岐にわたる。試験は医師の指示のもとに行うが，患者の状態に懸念がある場合は，臨床検査技師や看護師のみで実施するのは危険であり，必ず医師が立ち会う必要がある。

3 患者および検体からの感染の予防

●**感染予防の原則**　臨床検査に限らず，医療現場における感染予防対策に関する知識と技術は，すべての医療従事者が身につけておく必要がある。予防の原則は，①感染源の除去（隔離），②感染経路の遮断，③個体（人間）側の抵抗力の増強である。

● **院内感染** 医療施設において，患者が有する原疾患とは別に，なんらかの原因・機序によって新たな感染症に罹患することを**院内感染**とよぶ。院内感染の対象は患者のみならず，職員や付き添い家族にまで拡大することもある。

　医療施設内には種々の感染源が存在するうえに，患者は体力や免疫機能が低下していることが多い。加えて患者には創部や点滴やカテーテルなどの体内挿入物があり，また薬剤使用による耐性菌の出現や接する医療者の多さなど，感染が生じやすい状況にある。

● **標準予防策** そのように感染が生じやすい医療施設では，病原体を取り扱う医療者の共通理解によって，感染やその拡大を防ぐことができる。**スタンダードプリコーション** standard precautions（**標準予防策**）は，すべての患者に対して適用される感染予防対策のことであり，血液はもとより，汗を除く体液全般（分泌物，排泄物も含む）を感染があるものととらえて取り扱うことをいう。具体的には手袋・マスクなどの個人防護具（PPE）の使用，流水と石けんによる手洗いの励行，使用済み医療器具の適切な処理，感染予防マニュアルの整備などの予防対策からなる。

● **具体的な予防対策** スタンダードプリコーションなどの予防策を遵守したうえで，さらに個別の患者，状況に応じた観察力・注意力・判断力をもって対処する。感染経路別の予防策を▶表2-10 に示す。このほか，ふだんから実施すべき対策として，具体的には次のような事項があげられる。

• 潜在的な感染の危険に注意する（不潔な箇所，動線の交錯など）。
• 感染徴候・予兆を見逃さない（発熱者の増加など）。
• 感染予防対策責任者を定める。
• 医療従事者の健康管理（抗体検査，ワクチン接種を含む）と，健康教育を定期的に実施する。
• 院内感染発症（アウトブレイク）への対策チームを整備しておく（構成員，

▷表2-10　感染経路別予防策

	接触感染	飛沫感染	空気感染
感染媒体，様式	直接の接触，あるいは汚染された器具や環境を通じて伝播する。	5μm以上の飛沫粒子を介する。咳やくしゃみ，気管内吸引などで1m以内の範囲を飛び，床に落ちる。	5μm以下の飛沫核を介する。空気の流れにのって空気中を浮遊し，広範囲に伝播する。
おもな感染微生物および病態	多剤耐性菌（メチシリン耐性黄色ブドウ球菌，緑膿菌など）による消化管，呼吸器，皮膚，粘膜，創部の感染など	・インフルエンザ菌 ・髄膜炎菌 ・A群溶血性レンサ球菌 ・インフルエンザウイルス ・風疹ウイルス ・パルボウイルス 　など	・結核菌 ・麻疹ウイルス ・水痘-帯状疱疹ウイルス 　など
予防策	手指や器具の接触を介しての伝播を防ぐ（消毒や手袋の着用，接触の回避）。	飛沫の飛散を防ぎ，飛散粒子にも対応する（マスク・ガウン・カーテンなどの使用）。	N95マスクの使用，個室隔離（陰圧室）。

注）ここであげている感染微生物には，複数の感染経路をもつものもある。

役割・機能など）。

4 検査によって生じる医療者への危険

　医療施設における感染は，患者に限らず医療従事者にもおこる可能性がある。患者はなんらかの病原体を保有している可能性があり，その患者に直接的に接触，あるいは患者の血液や体液などに曝露されることによって医療従事者が感染する場合がある。

1 針刺しなどによる血液曝露

　臨床において，採血は医療従事者が頻回に行う処置であるが，その際に用いる注射針や翼状針などを誤ってみずからの身体に刺してしまうことがある。また，患者の血液が飛び散って眼や口などの粘膜に付着することもありうる。このような血液への曝露はどの医療現場においてもおこりうることであり，その発生をゼロにすることは困難である。そこで，医療従事者は誰もがそれに伴っておこりうる感染のリスクを十分に認識し，事前の予防策や実際におこった際の適切な対応策を理解しておかなければならない。

● **感染リスクの高い病原体**　針刺しなどの血液曝露によって感染しうる代表的な病原体として，B 型肝炎ウイルス *Hepatitis B virus*（HBV），C 型肝炎ウイルス *Hepatitis C virus*（HCV），およびヒト免疫不全ウイルス *Human immunodeficiency virus*（HIV）があげられ，病原体の種類によって対応が異なる（▶表 2-11）。このなかで最も感染が成立しやすいのは HBV であり，曝露前にワクチンの接種によって予防策を講じることが可能である。HCV や HIV は感染が成立する確率は低いが，いずれもワクチンはないため，曝露後の対

▶表 2-11　血液曝露で感染しうる代表的な病原体と対応

病原体	針刺しにおける感染成立頻度	曝露前の予防法	曝露後の予防法	曝露後のフォローアップ	感染が成立した場合の治療薬
B 型肝炎ウイルス（HBV）	約 30%	HBV ワクチン	高力価抗 HBs 免疫グロブリン（HBIG），HBV ワクチン	血清 HBs 抗原，抗 HBc 抗体測定[*1]	B 型肝炎治療薬（核酸アナログ製剤）
C 型肝炎ウイルス（HCV）	約 3%	なし	なし	血清抗 HCV 抗体測定[*1]，血清 HCV-RNA ウイルス量（曝露 1〜6 週間後）[*2]	C 型肝炎治療薬
ヒト免疫不全ウイルス（HIV）	約 0.3%	なし	すみやかに抗 HIV 薬投与[*3]	抗 HIV 抗体測定[*1]	HIV 治療薬

＊1 曝露後の抗体価等のフォローアップは曝露 1 か月後，3 か月後，6〜12 か月後が目安となるが，施設によって方針が異なる場合がある。
＊2 曝露後のフォローアップとしての血清 HCV-RNA ウイルス量の測定はまだ一般的ではないが，C 型肝炎治療薬による早期治療を目的として導入が推奨されている。
＊3 選択される抗 HIV 薬の例として，テノホビル＋エムトリシタビンとラルテグラビルカリウムの併用がある。

応が行われる。

　これら以外に血液を介してヒトT細胞白血病ウイルス1型 *Human T-cell leukemia virus type 1*（HTLV-1）も感染リスクがあるが，HTLV-1抗体の測定によって感染が確認された場合でも現時点では発症を予防する方法はないため，おもに経過観察が行われる。また，梅毒も血液曝露で感染するリスクはゼロではないが，基本的には針刺しでおこることはないと考えられている。

● **針刺しの予防**　針刺しの予防としては，日常の業務において鋭利な器材を扱う際はつねに慎重に行うことが重要であり，あわただしい状況においても落ち着いた行動が求められる。使用後の針のリキャップなど，曝露のリスクが生じる行為は厳禁であり，専用の針捨てボックスに廃棄しなければならない。血液などに曝露される可能性がある場合は，その状況に適した個人防護具（PPE）を着用する。なお，注射針や翼状針などについては安全装置を備えたものを積極的に導入する。

● **血液曝露後の対応**　血液への曝露がおきた場合は，あわてずただちに接触部位を流水と石けんで洗浄する必要がある。なお，針刺しなどにおいて，穿刺部の血液のしぼり出しは効果が少ないと考えられている。眼の粘膜に曝露が生じた場合は流水でよく洗い流す。いったん洗浄が終わったら，あわてずに職場の上司あるいは責任者に報告する。院内で針刺しなどへの担当部署が定められている場合はそこにも報告を行い，その後の対応について指示をあおぐ。通常，感染源となった患者の病原体の保有状況を確認し，不明の検査項目があれば追加で検査を実施する。曝露を受けた医療従事者については，HBVのワクチン接種歴や抗体の保有状況を確認するとともに，その時点で病原体を保有していないことを証明するためにHCV抗体やHIV抗体の検査を実施する。

2 検体採取時の医療者の感染

　患者からの検体の採取としては，前述のように血液を採取する方法以外にも，鼻咽頭ぬぐいや排膿部位からの検体採取，スワブによる便検体の採取などがある。医師以外に看護師や臨床検査技師も検体を採取する可能性があり，その際に感染のリスクが生じる。

● **頻度が高い検体採取**　一般的に日常の診療において頻度が高い検体採取として，新型コロナウイルス感染症やインフルエンザ疑いの患者からの鼻咽頭ぬぐいによる検体採取がある。患者のくしゃみや咳などに伴って医療従事者が飛沫を浴びて感染するリスクが高く，検体採取の場合はさらに患者に近づいて検体を採取しなければならないため，感染しやすい状況となる。

● **検体採取における注意点**　検体採取における注意点としては，まず医療従事者は検体採取の前にマスクやフェイスシールドを着用しておく必要があり，患者もマスクをあらかじめ着用しておいてもらう。鼻咽頭ぬぐい用のスワブの準備ができたら，患者のマスクを鼻の穴部分のみ出すようにずらしてもらう。次に医療従事者は患者の正面からずれて横に位置し，鼻腔からスワブを挿入して検体を採取する。この際の刺激によってくしゃみや咳が生じや

すいため，飛沫が直接届かないように注意する。なお，検体採取を行った手
にも病原体が付着する可能性があるため，手袋を着用しておくか，採取後の
手指衛生をきちんと行う必要がある。その他の検体採取においても，患者と
の接触のリスクを考慮してその状況に応じたPPEを着用するとともに，検
体採取後の手指衛生を適切に行う。

3　検体の取り扱いに伴う医療者の感染

　検体を取り扱う際にも，それぞれ以下のような注意が必要となる。

　①血液　HBV，HCV，HIVの感染リスクが最も高い検体は血液であり，
必ず手袋などのPPEを着用する。採血管を取り扱ったり搬送する際には，
破損が生じたりすることのないように慎重に行う必要がある。

　②体腔内液　脳脊髄液（髄液）や腹水，胸水，関節液などの検体は血液に比
べればHBV，HCV，HIVの感染リスクは低いが，検体を検査専用の容器に
移しかえる際はPPEを着用し，容器を取り扱ったあとは手指消毒を行う。

　③その他の検体　喀痰や気道分泌液，尿，便などの検体採取に用いる容器
などを取り扱う際には，標準予防策として手袋を着用する。

● **簡易検査時の注意点**　外来などでは新型コロナウイルス感染症やインフ
ルエンザの抗原検出などの簡易検査を看護師が行う場合もある（● 253ページ，
図8-8）。その際はスワブで採取した検体には病原体が含まれていることを念
頭に入れて，検査の際は手袋を着用するとともに，周囲への汚染などが生じ
ないように配慮しなければならない。

　なお，夜間などで採取した検体がすぐに検査室に運べず，病棟の冷蔵庫な
どで検体を一時的に保管する場合がある。この際，すでに冷蔵庫に保管され
ている物品の近くに検体を置くと，その物品が汚染されてしまう可能性があ
るため，冷蔵庫は検体専用のものを用いるか，明確に保管場所を分けておく
必要がある。

4　新型コロナウイルス感染症の検査時の感染

● **検体採取時の医療者の感染対策**　新型コロナウイルスはインフルエンザ
と同様に飛沫での感染が重要であり，検体採取の際は前述のように医療従事
者はマスクとフェイスシールドを着用し，顔面への飛沫の曝露を防ぐ必要が
ある。さらに飛沫を体表面に浴びる可能性もあるため，手袋やガウンなどを
着用する。患者の鼻咽頭ぬぐい液を採取する場合は，直接飛沫を浴びないよ
うに患者の正面ではなく横に立って検体を採取する。さらに飛沫以外にもエ
アロゾルが発生する可能性が高く，空気中を浮遊しやすいので，検体を採取
する部屋は陰圧にするか，換気を徹底させる必要がある。唾液や鼻腔ぬぐい
液を検体として用いる場合は，患者に採取法を説明し，患者みずから採取し
てもらう。

● **検査室での感染対策**　検査室では検査の担当者はマスク，フェイスシー
ルド，手袋など必要なPPEを着用し，検体の処理は安全キャビネット内で
行うのが望ましい。

5　画像診断の際の医療者の健康被害

　CT や MRI などの画像診断においては通常，放射線技師がとりしきって検査が行われる。しかし医師や看護師も入室して検査を行う場合があり，その際に注意すべき点がある。X 線や CT 検査の場合は，放射線被曝の可能性を考慮して放射線防護を適切に行わなければならない。また病室でポータブル X 線による撮影を行う場合は，撮影時に安全な場所に離れている必要がある。MRI は強力な磁気を用いているため，金属の持ち込みによる事故を防ぐ必要がある。

　なお，CT や MRI の撮影場所は密閉された空間であり，結核が疑われる患者を撮影した場合は医療従事者が感染するリスクがあるため，検査後の換気を十分に行う必要がある。

F　生体検査とその介助

　生体検査とは，検体検査に対応する用語で，患者そのものを対象とした検査をさす。患者を対象とするだけに，検体検査以上に介助などが必要となるため，そこにおける看護師の役割は大きい。とくに苦痛や危険を伴う検査では，看護師による介助や言葉かけなどの役割はきわめて重要である。

　生体検査はベッドサイドで行われることもあるが，患者が検査室へおもむき，そこで実施されることが多い。検査の介助そのものは，どこで行われる場合でもかわりはない。

　ここでは，検査が検査室で行われることを想定して解説する。生体検査そのものが，危険であったり特別の苦痛を伴ったりすることは多くない。しかし，副作用はおこりうるので，救急処置を行う場合も想定に入れて，看護師の行う介助について述べる。

1　検査実施のための準備

● **説明と同意**　検査の内容や注意事項を患者に説明し，よく理解してもらったうえで検査が受けられるようにする。検査の内容によっては，同意書が必要となる場合もある。

● **検査前処置**　生理機能検査では，絶飲食としたり，服薬を中止したりしなければならないものはほとんどない。ただし，脳波検査では前投薬を要することがある。このほか，放射線を用いる検査では造影剤が使われたり，内視鏡検査では下剤などが事前に投与される。いずれの場合にも，医師の指示に基づき，注意事項を説明しておく。

● **検査器具の準備**　器具や検体採取のための容器などを準備する。運動負荷試験など，患者に負荷がかかる検査では異常がおきることもありうるので，救急セットを準備し，点検しておく。また検査の内容によっては，特別な器

具や容器が必要なこともあるので，医師や検査室の職員と連絡をとり合って万全の準備を整える。

2　検査中の介助と注意

● **医師の補助**　生体検査の介助にあたっては，検査の術者（医師や臨床検査技師など）の補助と，患者の状態を観察することが重要である。器械・器具や必要な物品は手近なところに置き，術者の指示ですぐに手渡しができ，また用意ができるようにする。無菌操作が必要な検査ではとくに気を配り，感染防止に努める。使い終わった器具や用具はすみやかにかたづけ，次の検査が円滑に進められるようにしておく。

● **バイタルサインの確認**　検査を受けている患者の状態には，たえず注意する。血圧や脈拍，呼吸状態などのバイタルサインの確認が必要な検査では，間隔をおかずに観察を続け，記録簿に記載する。少しでも患者に異常がみられた場合には，ただちに医師に伝え，指示を得る。

● **体位や不安への配慮**　検査の実施に適切で，かつ安楽な体位が保てるような配慮も必要である。なかには痛みを伴ったり，苦しみをしいる検査もある。また，不安がっている患者には声をかけ，励ましたり，ときには気をまぎらわせるような会話も，効果があることがある。

3　検査後の看護

検査が終了したら，患者に検査が無事に終わったことを話し，ねぎらいの言葉をかける。気分状態をたずね，あわせて一般状態の観察と，副作用の有無の確認をする。

● **移動と安静**　検査室から病室に帰る際には，患者の状態や検査の内容によって，ストレッチャーや車椅子を用意する。搬送の際にも，患者の状態に気を配る。あらかじめ病室は整頓し，患者が安楽に，十分な休養がとれる状態にしておく。検査後に安静を必要とする場合には，排泄などに適切な介助を行う。食事制限が必要な場合には患者に説明し，制限内容をまもってもらう。

● **副作用への注意**　副作用の出現は検査中だけとは限らず，時間がたってから発生することもある。そのため，検査後も患者の状態，とくにバイタルサインには注意する。なんらかの異変があったときには，ただちに医師に連絡する。

場合によっては緊急処置が必要なこともあるので，適切な処置がとれるよう，準備もしておく。患者には検査後も気分をたずねたり，苦痛や不安を軽減するような言葉をかけたりする。

G　検査結果の取り扱い

　臨床検査は医師が指示するものであり，検査結果についても医師が説明するのが原則である。しかし，患者は自分の受けた検査結果について関心をいだいていることも多く，看護師がたずねられることもある。ここでは検査結果の取り扱いについて述べる。

1　患者への説明

1　鑑別診断や病名告知につながるもの

　ある 1 種類の臨床検査によって，確実な診断がつくこともないわけではないが，病名診断に際しては，通常は複数の検査結果を総合して判断する。そのため，医師はすべての検査結果が出そろうまでは，1 つひとつの検査結果を説明しないこともまれではない。しかし，患者にとっては，受診し，いくつも検査をしているのに一向に説明がないと，説明がないのは病状がわるい徴候ではないかなどと，不安や疑心を募らせてしまう。

● **看護師の行う援助**　説明がない状況が繰り返される場合は，医師にそのことを伝えたり，検査結果の説明時期・方法について，あらかじめ患者に伝えておく。また看護師からも，患者が検査にふりまわされたり心配しすぎたりしないように，看護の立場から説明を加える。

　医師からの検査結果の説明・告知に際しては，同席して医師の説明内容を把握し，患者にかみくだいて伝えるなど，看護の立場からの支援を行う。なお，患者が医師には質問しにくいからといって，検査について看護師に質問に来ることも多い。しかし，誤解を生むことを避けるため，主治医よりも先に説明をすることは避け，医師のもとへ一緒に相談に行くなどの援助をする。

2　患者の自己管理や療養行動にかかわるもの

　近年では，血圧や血糖値など，患者が検査結果を積極的に把握して自己管理（場合によっては自己測定）する状況が増えている（● 60 ページ，本章 H「セルフマネジメントの必要な患者への指導」）。本来，検査結果は患者個人に帰属するものであり，患者はすべてを知る権利がある。しかし，検査結果が意味するもの（目的，正常・異常，推移など）の理解が不十分であったり誤解していたりすると，結果の告知や自己管理が逆効果になることもある。そのため，自己測定による検査の実施はもとより，検査結果の自己管理においても，事前の十分な患者教育が不可欠となる。

2　看護ケアへの活用

　臨床検査の結果は，看護ケアにとって重要な情報の 1 つである。検査結果

からは、患者の病状と全身状態を理解するための貴重な情報がもたらされる。たとえば、食事の選択やリハビリテーションの進め方は検査結果を参考にする。また患者自身にとっても、結果を知ることで治療に納得ができたり、自分が回復していることを実感したりできる。

　患者の治療目的の達成、療養上の問題解決、患者・家族教育に役だてることができるように、検査値にはつねに細かく目を配っていく必要がある。

3　検査結果の取り扱いと守秘義務

　検査結果は当事者以外の者に話してはならない。近所の人や職場の同僚、知人はもちろん、ときには家族にも話してはならないことがある。それは検査結果を他者に知られることが、患者の不利益になりかねないからである。医療従事者には、**守秘義務**を果たすことが求められる。

　検査結果は医師・看護師をはじめ、臨床検査技師・薬剤師・栄養士・理学療法士など、さまざまな職種が目にして、患者への医療に役だてられる。

　通院している患者や入院中の患者は、病院の廊下や病室などで医療者に検査結果を聞いてくることがある。

　このような場合、まず他者に情報を聞かれるおそれがある場所で検査結果を口にすることは避けるべきである。ていねいに説明できない場所では誤解も生じやすい。そして、その情報を患者に伝えてよいかどうかについても、多職種間で確認をしておく必要がある。

◆ 看護学生の実習における取り扱い

　臨地実習において学生は、検査結果も含め、すべての患者情報にアクセスすることができる。学生といえども医療従事者の一員であるため、医療者・看護職としての倫理規定、個人情報保護の観点からの情報管理規定などには厳密に従う必要がある（◉図2-11）。

●**記録の持ち出し**　看護学生であることによる注意点としては、記録の持ち出しがあげられる。電子媒体に記憶させたり、コピーしたりして持ち出すことは禁忌事項として周知されているが、個人のメモ帳や実習記録用紙、さらには記憶のなかの情報については、その取り扱いが甘くなりがちである。実習記録作成のため、また私物へのメモであっても、実習で知り得た情報を記載したものを、医療施設外に持ち出すことは、きわめて危険な行為であることを認識する必要がある。

●**個人情報保護の意識**　また、検査結果の陽性・陰性などに比べ、検査値や血圧、脈拍などは数値であるため、個人情報という意識が薄れがちになる。しかし、これらもすべて患者個人に属する個人情報である。とくに実習場を離れた学生どうしの会話やインターネットを通じたやりとりなどで、個人名などが出されていなくても、患者のことを話題にすること自体をつつしむべきである。

廊下や病室での会話　　　　　電子媒体やメモ　　　　　実習外での話題

○ 図 2-11　守秘義務を果たすための注意点

H　セルフマネジメントの必要な患者への指導

　臨床検査の結果は，その人の身体機能を推測・理解する指標として重要である。ここでは，患者が日常生活のなかで実施する検査について紹介する。看護師は，検査結果を患者自身が療養生活に有効に活用できるよう，正確な機器の取り扱いを指導するだけでなく，測定値をおのおのの療養生活のなかでどのように活用していくのかについても教育する必要がある。加えて，看護師は，測定することに伴う身体的・社会的・心理的影響を考慮し，患者の療養生活を整えていく役割を担っている。

1　血糖自己測定（SMBG）

　血糖自己測定 self-monitoring of blood glucose（SMBG）とは，狭義では，簡易血糖測定器を用いて患者が自身の血糖値を測定することをいう。広義では，得られた血糖値をもとにして，短期的あるいは長期的な血糖コントロールに役だてることを含む。

　SMBG のおもな対象者は，インスリンや GLP-1 受容体作動薬を使用している患者，妊娠中または妊娠希望時の糖尿病患者，妊娠糖尿病の患者である。ほかにも，低血糖を疑う場合やふだんと状態が異なることが疑われるシックデイ❶などの場合，また血糖値の把握が治療の動機づけになる場合などは SMBG の対象となる。

● 検査の意義　SMBG は，糖尿病患者が日常生活のなかで変化する血糖値を自身で測定し，実施している療養行動の良否を判断し，改善するうえで有

◻ NOTE

❶シックデイ

　糖尿病の患者が治療中に発熱や下痢，嘔吐をきたし，または食欲不振のため食事ができないときのことをシックデイとよぶ[1]。食事や治療薬などに特別の配慮が必要となるため，シックデイの際には医療機関に相談するよう説明しておくことも重要である。

1）日本糖尿病学会：糖尿病治療ガイド 2022-2023．文光堂，2022．

効な方法である。そのおもな意義は下記のとおりである。

(1) 現在の血糖値の高低(高血糖や低血糖)を確認し，重篤な状況に陥らないように対処行動をとることができる。

(2) 運動などの消費エネルギーが大きい活動に先だち，測定値を活用した予防的な対策をとることができる。

(3) 定期的あるいは持続的な測定により，日常生活における血糖パターンを知ることができる。

(4) 体調がよくないとき，とくにシックデイに測定することで，病態把握につながり，正しい対応の判断に役だつ。

(5) 患者自身が身体の状態に関心をもち療養行動を継続していくための動機づけとなる。

● **注意事項と看護のポイント**　正確な測定値を得るためには，必要な器具やその使用方法を理解し，正しく実施する必要がある(▶図 2-12)。血糖測定器は機器ごとに測定原理が異なっているため，看護師は患者が正確に測定できるように指導し，正しい測定手技を習得しているかを定期的に確認する(▶図 2-13)。同一部位で測定を続けたり，測定期間が長期にわたったりすると，皮膚の肥厚がみられ採血が困難になってくることもあるため，穿刺部位の観察も行う。また，看護師は所属する医療機関で採用されている測定機器

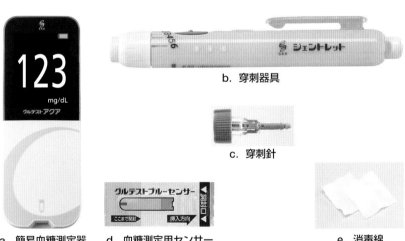

a. 簡易血糖測定器　**d. 血糖測定用センサー**　**e. 消毒綿**
b. 穿刺器具
c. 穿刺針

▶ **図 2-12　血糖自己測定に必要な器具**
簡易血糖測定器(a)，穿刺器具(b)，穿刺針(c)，血糖測定用センサー(d)，消毒綿(e)，そのほか穿刺部の保護材，針の廃棄容器，測定値の記録媒体(ノート)などを準備する。
(写真提供：株式会社 三和化学研究所)

plus	**持続血糖モニター(CGM)**

　近年，1 型糖尿病患者や血糖コントロールがむずかしい患者に対し，持続血糖モニター(CGM)とよばれる，皮下の間質液のグルコース濃度を連続して測定し，血糖値を推定できる装置が活用されている。

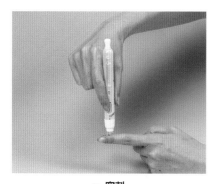

a. 穿刺

穿刺部位を消毒後，乾燥させてから穿刺器具で穿刺する。

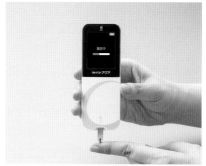

b. 血液吸引

測定器のチップを血液球に触れさせて吸引する。

◖図 2-13　血糖自己測定の手順

（写真提供：株式会社 三和化学研究所）

の種類を把握し，患者の身体機能や生活状況などをふまえて，患者とともに最適な測定機器を選択する。そして，測定機器の精度管理や保守点検が医療者に義務づけられていることを患者に知らせ，定期的に点検を受けるよう指導する。

　血糖測定のタイミングは，患者の病態や使用薬剤の種類，測定の目的に応じて変化する。たとえば，強化インスリン療法を行っている場合では，毎食前の3回と就寝前に血糖測定を行う。また，血糖日内変動の特徴をとらえる場合，一般的には毎食前・毎食後の6回（就寝前も含めて7回の場合もある）の測定を行うことが有用である。そして測定値を記録することに加え，血糖値に影響を与える食事（内容や量）や活動，治療薬などもあわせて記録するよう伝える。

　患者は日常生活のなかに血糖測定を組み込んでいくため，看護師は患者とともに測定が生活のなかで実施可能か，どのような状況での測定が予測されるかなどを把握し，実施可能なタイミングを計画し，正しく測定できるように支援する。

●**検査結果の活用**　測定結果は，主治医がインスリンなどの治療薬の量や種類を決める際の有用なデータとなり，患者自身が自己の血糖コントロールや療養行動を評価するうえでも役だつ。また，医師の指示のもと，患者がインスリン量の自己調整をまかされている場合には，測定値に基づく調整が可能となる。看護師は患者の測定値の解釈に誤りがないかを確認し，測定結果を，血糖値の良好なコントロールに直結させるように教育する。

　患者には，受診時に測定値の記録やSMBG機器❶を持参するように伝える。そして，患者が医療者とともに測定値の解釈を共有・確認することなどを通して活用方法を習得し，日常生活においてSMBGの意義を体感できるように教育を行う。一方で，血糖値がわかること自体が患者にさまざまな影響を与えることを考慮し，患者が測定値にふりまわされないよう支援していく必要もある。

NOTE
❶ SMBG機器は，血糖値を機器本体に自動記録する機能を有しているものが多い。

2　ホルター心電図

　ホルター心電図は，胸部の5か所に心電図の電極をつけて，携帯型の心電図計で24時間の連続した心電図を記録し，その後解析する検査である。

●**検査の意義**　ホルター心電図では，通常24時間継続した心電図の測定・記録ができ，通常の心電図検査ではとらえにくい所見を得ることができる。不整脈や狭心症などの診断，治療効果の評価にも有用である。また，装着したままふだんの生活ができるため，心電図と生活の仕方との関係をとらえて，生活のなかにあるリスクを見いだすことにも役だつ。

●**注意事項と看護のポイント**　ホルター心電図は，正確で目的にかなった方法で測定し，必要な記録をすることが重要である。まずは，患者に機器の構造について説明する。検査中の注意点として，ホルター心電計の電極に触れないこと，電極が外れないように注意すること，電磁波の発生するものに近づかないようにすることなどを指導する。多量の発汗時は，電極が外れていないか注意するよう指導し，また機器によって入浴ができるものとできないものがあるため，看護師は添付文書を確認し患者に説明する。次に，患者に生活行動および症状出現の時間あるいは時間帯を記録用紙（●290ページ，図10-14-b）に記録することを伝える。胸痛，動悸，息切れ，めまい，倦怠感などの症状が出現した際は，ホルター心電図のイベントスイッチを押すよう説明する。

　患者はホルター心電図を装着したとき，自身の生活行動を制限しなければならないと感じる場合がある。そのため，看護師はふだんどおりの生活を送ってもらうことをしっかりと説明する必要がある。ただし，電極が外れる可能性のある生活行動があるかを確認し，外れる可能性がある場合は，患者がその生活行動を行う際に電極の上からさらにテープで固定できるよう，患者が準備可能なテープを紹介することもある。また，電極により皮膚に異常が生じることもあるため，事前に皮膚の状態やこれまでの皮膚障害の経験を確認し，患者に合わせて消毒剤，電極，皮膚被膜剤を選択する。加えて，電極が外れた場合や，皮膚に赤みやかゆみ，かぶれが出現した場合などの対処についても説明する。

●**検査結果の活用**　検査結果は医師より説明される。看護師は患者とともに生活状況と心電図波形を照らし合わせて，患者が自身の身体を理解できるように支援する。加えて，日常生活を安心して過ごせるように検査結果についていだく不安を軽減するとともに，症状が出現した際の対応について十分に説明する。治療が必要になった患者には治療までの期間の過ごし方を把握し，患者が安全・安楽に治療を受けられるように治療前・治療中・治療後を支援する。

3 ピークフローモニター

　ピークフロー(PEF)とは最大呼気流量のことであり，換気障害がある患者がピークフローメーターとよばれる機器で日常的に測定することにより，気道閉塞の程度や変化を客観的に把握することができる(◯図2-14)。

● **検査の意義**　ピークフローモニターの結果は治療方針を決定する際の有用な情報となるため，気管支喘息患者が，自分でこの値を測定・把握し，モニタリングすることは，疾病のコントロールにおいて大きな意味がある。

● **PEFの測定結果の評価**　PEFの日(週)内変動が小さいときは，発作などがなく，安定した状況であると推測できる。日(週)内変動のコントロール基準は20%未満(1日2回測定による正常上限は8%)とされている(◯表2-12)。日内変動の計算式は，(最高値−最低値)÷最高値×100であらわされる。PEFの値は性別・年齢・身長に影響され，また個人差も大きい。患者に喘息発作などがなく，この状態が2週間以上続いたときの最高のPEFをベストピークフロー(最良値)という。

　なお，PEFの測定とあわせて，パルスオキシメーターによる経皮的動脈血酸素飽和度(SpO_2)の測定も行うと評価の参考となる。

　PEF値をグラフに記入し記録をすると，その変動を長期的視点で確認できる。最良値に対して，安全域(グリーンゾーン)は80〜100%，要注意域(イエローゾーン)は50〜80%，要警戒域(レッドゾーン)は50%以下とされている。要注意・要警戒のゾーンにおける治療方法については，医師から患者へ説明が行われる。

● **注意事項と看護のポイント**　PEF測定のタイミングは，朝・夕・就寝前など，毎日決まった時間に行うが，喘息発作出現時にも行うことで発作への対応を早期に行えるようにする。しかし，発作の程度が強いときには，PEF測定を無理に行わないように指導する。発作時に治療薬を使用した場合，落

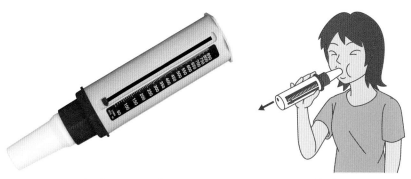

a. ピークフローメーター　　　　　　b. 測定時の姿勢

◯**図2-14　ピークフローの測定**
PEF測定時は，基本的には立位で行う(立位が困難な状況においては座位でもよい)。空気がもれないようにマウスピースをくわえ，1〜2回深呼吸を行ったあと，息を吐いて，大きく息を吸い込んでから一気に吹き出す。
(写真提供：松吉医科器械株式会社)

◉表 2-12　喘息コントロール状態の評価

	コントロール良好 （すべての項目が該当）	コントロール不十分 （すべての項目が該当）	コントロール不良
喘息症状 （日中および夜間）	なし	週 1 回以上	コントロール不十分の項目 が 3 つ以上あてはまる
増悪治療薬の使用	なし	週 1 回以上	
運動を含む活動制限	なし	あり	
呼吸機能 （EFV1 および PEF）	予測値あるいは 自己最良値の 80％ 以上	予測値あるいは 自己最良値の 80％ 未満	
PEF の日（週）内変動	20％ 未満*1	20％ 以上	
増悪（予定外受診， 救急受診，入院）	なし	年に 1 回以上	月に 1 回以上*2

＊1 1 日 2 回測定による日内変動の正常上限は 8％ である。
＊2 増悪が月に 1 回以上あれば他の項目が該当しなくてもコントロール不良と評価する。
（一般社団法人日本アレルギー学会喘息ガイドライン専門部会監修：喘息予防・管理ガイドライン 2021．p.107，協和企画，2021 による）

ち着いたあと，再度 PEF 測定を実施し，測定結果や治療薬の使用などについてノートに記録するよう伝える。PEF 値を記入する日誌には自覚症状や，吸入薬の実施，天候，イベントなどの内容もあわせて記載する。測定値に変化があっても，患者自身の判断で服薬量などの治療内容（指示）を変更しないように説明する。

● **検査結果の活用**　測定結果は，医師だけではなく，患者本人がコントロール状況について考えることにつながる。看護師は患者とともに症状が出現した誘因をふり返り，それらを調整できるか相談し患者が生活を整えられるように支援する。そして，患者が日常生活のなかで喘息発作などの症状に落ち着いて対応できるように，測定値により治療薬の使用の判断や受診の判断などの具体的な対応方法について医師から説明を受けているか，把握しているかを確認する。看護師は，患者が測定結果をもとに症状を予測，予防，対処できるように教育し，患者自身が症状をコントロールできる感覚を得て生活できるよう支援していく。

第 2 部

おもな臨床検査

第 **3** 章

一般検査

● **一般検査の範囲**　**一般検査**❶では，排泄物や，血液以外の体液・体腔液
などを検体として，化学的，免疫・血清学的な分析や，顕微鏡による観察な
どが行われる。

　検査が行われるおもな排泄物として**尿・便**があり，これらは自然に排泄さ
れたものを採取して検査する。外来患者および入院患者では，スクリーニン
グ検査として必ずといってよいほど行われるものである。

● **尿・便検査の注意点**　尿と便には細菌などが含まれており，腐敗しやす
いため新鮮な検体を使って，すみやかに検査することが大切である。**蓄尿**
をして検査することもあるが，この場合には，尿の保管条件について十分な
注意が必要である。

● **穿刺を伴う検査の注意点**　**脳脊髄液（髄液）**や**関節液**などの体液は，医師
が穿刺をして検体を採取する。また，**胸水や腹水**などの体腔内貯留液も医師
が穿刺して採取する。穿刺液はいずれも無菌的に，かつ局所麻酔下で採取す
る。

　患者の負担が大きいので，検査の前には十分な説明が必要である。説明を
したあとで患者に同意書を求める場合もある。検査（採液）中にはバイタルサ
インを確認するなど，患者の全身状態にたえず気を配る。検査終了後にも患
者の状態を慎重に観察しなければならない。

● **消化液検査の注意点**　**胃液・十二指腸液**などの消化液は，消化管内に
チューブを挿入して採取する。ときには，負荷を課して採取することもある。
患者に負担をかけることになるので，検査の前には検査の目的や内容，期待
される効果などをていねいに説明して，協力してもらうことが重要である。
また，不安を少なくし，リラックスして検査を受けてもらうことも大切であ
る。

A　尿検査

　尿は**腎臓**で生成され，体内で生じた老廃物を体外に排出する。体内の電解
質や水分量を一定に保つなど，体内環境の維持に重要な役割を果たしている。
尿を検査することにより，直接関連する腎・尿路系疾患をはじめ，高血圧
症・糖尿病などの全身性疾患における尿量や尿に含まれる成分などの異常を
調べることができる。そのため尿検査を行うことは，全身性疾患を診断する
うえでも基本となっている。

検査前の準備
- **検体の種類**　一般検査としての尿検査には，早朝尿もしくは随時尿を用い
　る。
- **必要な器具**　採尿コップ

NOTE
❶**一般検査**
　ここでの「一般」とは
「その他全般」という意味
である。検体検査のうち，
血液学的検査，化学（生化
学）検査，微生物学的検査，
および免疫・血清学的検査
などのように検査方法と目
的が特殊化されていない検
査で，検体として尿・便と，
血液を除く体液を対象とし，
比較的簡単な検査を総称す
る。尿が対象の場合も，微
生物の検出が目的となる培
養検査などは，一般検査の
範疇には入らない。

1　腎臓のはたらきと尿の生成

　腎臓のおもな機能は，尿を生成し，水分や電解質を調節することである。
●**腎臓の構造**　腎臓は体幹の背側にある。重量は120～160gでソラマメの
ような形をしており，左右に一対ある。腎臓で尿を生成する部位（機能単位）
は**ネフロン**（腎単位）とよばれ，球状の**腎小体**（マルピーギ小体）と**尿細管**から
構成されている。ネフロンは，左右の腎臓にそれぞれ約100万個ずつある。
　腎小体は，毛細血管が糸鞠状になった**糸球体**と，それを包む袋のような**ボ
ウマン嚢**とからなる（◯図3-1）。この腎小体で，毛細血管内を流れる血漿中
の老廃物が尿中へと濾過され，尿が生成される（◯図3-2）。
●**血液の濾過と尿の生成**　糸球体には内皮細胞・糸球体基底膜・足細胞か
らできた**濾過障壁**がある。糸球体濾過はおもにこの濾過障壁を通して行われ
る。糸球体の濾過障壁は，分子量1万くらいまでの物質であれば水とほぼ同
じくらいの速度で通過する。分子量が6万9000のアルブミンや6万8000の
ヘモグロビンはわずかに濾過されるが，分子量が7万～8万以上の物質は濾
過されない。分子量に加えて，電荷も濾過障壁の通過には重要な役割を果た
す。その濾過障壁を経て生成された尿は，ボウマン嚢内部のボウマン腔にい
たる。
　近位尿細管では，濾液中に出た水分の約80%が再吸収される。水以外に
も，グルコース，アミノ酸，尿酸，低分子タンパク質，電解質（ナトリウム
イオン〔Na^+〕，カリウムイオン〔K^+〕など）が再吸収される。遠位尿細管にお

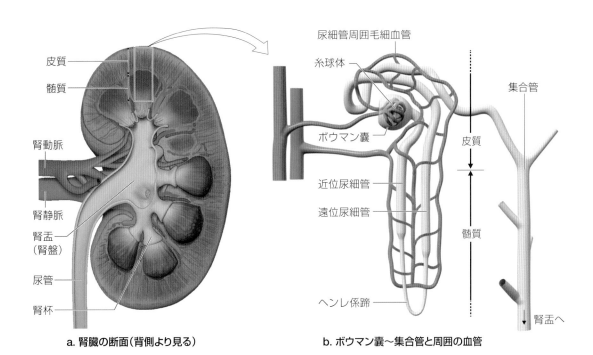

皮質

髄質

腎動脈

腎静脈

腎盂
（腎盤）

尿管

腎杯

尿細管周囲毛細血管

糸球体

集合管

ボウマン嚢

皮質

近位尿細管

遠位尿細管

髄質

ヘンレ係蹄

腎盂へ

a. 腎臓の断面（背側より見る）　　　　**b. ボウマン嚢～集合管と周囲の血管**

◯**図3-1　腎臓の構造**

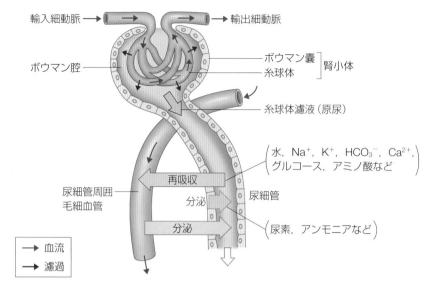

輸入細動脈 → → 輸出細動脈

ボウマン腔

ボウマン囊 ⎤ 腎小体
糸球体 ⎦

糸球体濾液（原尿）

（水，Na$^+$，K$^+$，HCO$_3^-$，Ca^{2+}，
グルコース，アミノ酸など）

尿細管周囲
毛細血管

再吸収

分泌　尿細管

分泌　（尿素，アンモニアなど）

→ 血流
→ 濾過

○ 図 3-2　ネフロンにおける尿生成

○ 表 3-1　おもな尿検査の種類

尿一般検査	尿の観察：尿量，色調 尿の成分：比重，浸透圧，pH，タンパク質，糖質，ウロビリノゲン，ビリルビン，ケトン体，潜血，インジカン，ポルフィリンなど 尿沈渣：赤血球，白血球，上皮細胞，円柱，結晶など
尿化学検査	タンパク質成分類：α_1・β_2ミクログロブリン，フィブリン・フィブリノゲン分解産物など 非タンパク質窒素化合物：尿素，クレアチニン，アミノ酸，総窒素など 無機成分類：ナトリウム，カリウム，塩素，カルシウム，リンなど ホルモン・生理活性物質：17-ケトステロイド，カテコールアミン，バニリルマンデル酸，ホモバニリン酸，セロトニン，アルドステロン，プレグナントリオールなど 酵素類：アミラーゼ，N-アセチル-β-D-ガラクトシダーゼ（NAG）など 糖質類：グルコース，フルクトース，ガラクトースなど
尿細菌検査	尿塗抹検査，尿培養検査
尿妊娠反応	免疫学的妊娠反応
尿細胞診	腎臓がん・膀胱がん細胞などの検査

いては Na$^+$ が再吸収され，K$^+$，水素イオン（H$^+$），アンモニア（NH$_3$）が分泌される。

● その他のはたらき　腎臓は，血圧の調節機能をもつ**レニン**，造血作用をもつ**エリスロポエチン**を産生し，カルシウム代謝に関連深い**ビタミン D** の活性化を行っている。また，糖新生も行っている。

2　尿検査の種類

　尿検査は腎・尿路系疾患の診断に加えて，全身性疾患の診断やスクリーニングに有用である。全身性疾患には，糖尿病，高血圧，膠原病などが広く含まれる。尿検査の種類を ○ 表 3-1 に示す。

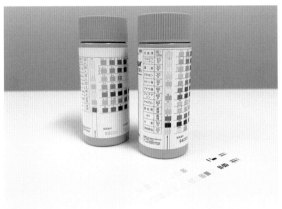

●**図 3-3　尿試験紙法**
尿試験紙法では，試験紙（左図）を尿に浸したあと，数秒から 60 秒程度で結果がわかる。判定は比色表（右図）と対比させて行う。

●**表 3-2　尿試験紙による検査例と異常値を示す原因**

検査項目	異常値を示す原因
pH	アルカリ性：アルカローシス，尿路感染症 酸性：飢餓状態，発熱，脱水，アシドーシス
比重	高値：糖尿病，脱水，ネフローゼ症候群 低値：尿崩症，急性腎不全
タンパク質	陽性：糸球体腎炎，ネフローゼ症候群，IgA 腎症，起立性タンパク尿
グルコース	（● 78 ページ，表 3-4）
ケトン体	陽性：重症糖尿病，飢餓状態，栄養不良
ビリルビン	陽性：肝疾患，胆道疾患
ウロビリノゲン	陽性：肝疾患，溶血性貧血 陰性：閉塞性黄疸
潜血	陽性：腎疾患，腎・尿路系腫瘍，腎・尿路結石症，膀胱炎，外傷，白血病，血小板減少症
亜硝酸塩	陽性：尿路感染症（ただし，6 時間以上放置すると偽陰性になる）
白血球	陽性：尿路感染症，炎症

　尿一般検査では，**尿試験紙**を用いて簡便に検査することが多い。そのうえで尿沈渣検査を行う。試験紙による尿検査は試験紙の色の変化で判定が可能である（●図 3-3，表 3-2）。また，後述する尿沈渣を含めて，自動機器によって測定するシステムが臨床現場で応用されている。

3　尿の外観と色調

● **検査の意義**　尿の外観や色調により，異常を肉眼的に観察する。
● **検査結果の解釈**　健康人の尿の色調は，ウロビリン，ウロクロム，ポルフィリンなどのため，淡黄色（たんおうしょく）または黄褐色（おうかっしょく）で透明である（●図 3-4，表 3-3）。

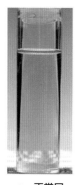
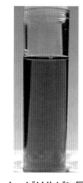
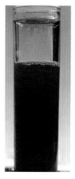
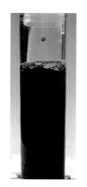

a. 正常尿　　　　b. ビリルビン尿　　　　c. 血尿　　　　d. ヘモグロビン尿

図3-4　尿の色調

（写真提供：順天堂大学　宿谷賢一氏）

◉表3-3　尿の色調による判別

色調	原因
淡黄色〜黄褐色，透明	（基準値）
無色〜淡黄色	大量飲水，尿崩症，腎不全の多尿期
乳白色，混濁	リンパ管炎（乳び漏），尿路感染症（膿尿）
鮮黄色	ビタミン B_2 剤服用
濃黄褐色	脱水，黄疸（ビリルビン尿），薬剤服用（センナ，大黄など）
赤〜赤褐色	血尿，ヘモグロビン尿，ミオグロビン尿，薬剤服用（アミノピリンなど）
暗褐〜黒色	メトヘモグロビン尿，血尿，ヘモグロビン尿，ミオグロビン尿，薬剤服用（キニン，レボドパなど）
青〜緑色	細菌尿（緑膿菌），色素（メチレンブルーなど）

　尿中に赤血球が出現している状態を**血尿**という。尿路系に出血が多くみられる場合は，肉眼でも血尿が判定できる（肉眼的血尿）。また，尿の外観は，黄疸が進行した際にも診断の役にたつ。尿路感染症では混濁がみられることがある。

● **注意事項と看護のポイント**　飲水，運動，薬物などにより尿の外観・色調は変化するため，これらに加えて尿一般検査，尿沈渣などから総合的に判断する。

4　尿の量（尿量）

　分子量の大きいタンパク質は糸球体で濾過されるが，濾過液に含まれるそれ以外の成分の濃度は，血漿成分とほぼ同じである。この濾過液を，**糸球体濾液（原尿）**とよぶ。糸球体濾液は腎小体から尿細管へと移行し，尿細管において，濾液中のさまざまな物質が再吸収されたり分泌されたりする。

検査前の準備
- **検体の種類**　1日に排泄される尿(24時間尿)を集める。
- **必要な器具**　蓄尿用バッグまたは容器

● **検査の意義**　尿量の調節機構は尿濃縮❶機能と関連するため，尿量によりその評価を行う。尿濃縮は主として，腎髄質組織の連続的浸透圧勾配と**抗利尿ホルモン** antidiuretic hormone（ADH，バソプレシン vasopressin）のはたらきによる。抗利尿ホルモンは遠位尿細管と集合管に作用し，水分を再吸収し，濃縮尿を生成する。正常な腎機能を有する成人は最大で 1,200 mOsm/kgH₂O までの尿濃縮力をもっている。通常，糸球体濾液は，1日に180L程度濾過される。しかしながら，その99％は再吸収され，最終的に約 1,000〜1,500 mL の尿が生成される（およそ 1 mL/kg/ 時間）。

● **検査結果の解釈**　尿量の異常は，下記のように分類される。

　①**多尿**　1日尿量が 2,500〜3,000 mL 以上を多尿とよぶことが多い。尿崩症や糖尿病，急性腎障害の利尿期，心不全などでみられる。

　②**乏尿**　1日尿量が 400 mL 以下の場合をさす。急性糸球体腎炎，急性腎障害，慢性腎不全，脱水などでみられる。

　③**無尿**　1日尿量が 100 mL 以下の場合をさす。ショック，血液型不適合輸血などでみられ，重篤な病態である。

　④**尿閉**　尿が生成され膀胱にたまっているものの，尿路の通過に障害があり，尿が排泄できない状態をさす。前立腺肥大症，膀胱・尿路腫瘍，神経因性膀胱などでみられる。

● **注意事項と看護のポイント**　尿量の検査は，1日に排泄される尿を正確に蓄尿する必要がある。また，細菌などによる院内感染症の発生には十分に留意する必要がある。

5　尿のpH

　体液のpHは7.4と弱アルカリ性に保たれている。そのpH調節において，尿のpHは重要な役割を果たす。腎臓は，酸を排泄すること，不足した炭酸水素イオン（HCO₃⁻，重炭酸イオン）を補充，再吸収することにより**酸塩基平衡**をつかさどる。つまり，尿は余分なH⁺や不揮発性酸などを体外へ排泄する溶媒としてはたらき，尿のpH調整をしながら体内のpHバランスを調節する。そのため，尿のpHは通常はやや酸性側にあり，極端に酸性もしくはアルカリ性に傾いている場合は，体内の酸塩基平衡に異常があることを示唆する。

● **検査の意義**　尿のpHは体内の酸塩基平衡の状態を知るための指標となる。基準値は 5.0〜7.5（平均6.0）であり，▶ 73ページ表3-2に示す異常があるときには異常値を示す。

● **検査結果の解釈**　尿のpH 低値（酸性）は体内がアシドーシスであることを示す。肉食中心の食事，糖尿病，飢餓などによる代謝性アシドーシス，呼

NOTE
❶**尿濃縮と尿希釈**
　糸球体で濾過された糸球体濾液（原尿）が尿細管を通る際の水の再吸収量によって，溶解している物質の濃度が変化する。脱水では排泄される水分量が減って尿が濃縮され，飲水などで体液の浸透圧が下がったときは，水を体外に排出し，希釈された濃度の低い尿になる。

吸不全などでの呼吸性アシドーシスにより生じる。

　一方，尿のpH高値（アルカリ性）は体内がアルカローシスであることを示す。嘔吐，利尿薬の使用などによる代謝性アルカローシス，過換気症候群による呼吸性アルカローシスなどにより生じる。

●注意事項と看護のポイント　尿を長時間，とくに室温で放置することで，尿中に細菌が繁殖する。その結果，細菌が産生するウレアーゼにより尿素が分解されてアンモニアが生じ，アルカリ性を示すようになる。したがって，長時間放置しないことが重要である。

6　尿の比重

　腎臓の尿の濃縮力，希釈力を評価するためには**尿浸透圧**を測定することが望ましいが，臨床では簡便に**尿比重**で代用することも多い。

●検査の意義　尿浸透圧は尿素などの尿中の成分量に比例する。一方，尿比重も主として塩化ナトリウムなどの成分に比例する。さらに糖やタンパク質など，尿中の成分によっても影響を受ける。

●検査結果の解釈　一般的に，尿比重は尿量に反比例する。尿量が多いと尿比重は小さく，尿量が少ないと尿比重は大きくなる。健康人の尿比重は1.015前後（1.006〜1.030）である。糖尿病，発熱，下痢，嘔吐などでは脱水のために比重が大きくなり，尿崩症などで低比重になる。これらの尿比重を尿浸透圧に読みかえ，高張尿と低張尿と判定する。

●注意事項と看護のポイント　慢性腎不全では尿量にかかわらず，尿比重の調節ができないために尿比重は1.010と固定し，等張尿になるため注意が必要である。

7　尿の成分

　ここでは，尿中の成分ごとにその検査方法を解説する。成分検査では基本的に中間尿を用いて，尿検査紙などで判定を行うことが多い。日内変動などがある項目の場合は，早朝尿での検査が望ましい。

---

column　肉中心の食事と尿のpH

　俗に，肉中心の食事では血液が酸性になる，といわれる。これはタンパク質の代謝の結果，酸性物質が多量に生成されるためである。しかし，生体は恒常性（ホメオスタシス）の維持機能によって，血液のpHをきわめて狭い範囲に保っている。すなわち，血液中の酸性物質を尿中へ排出することで，血液が酸性になることを防いでいる。そのため，健康人が肉中心の食事をすると，最終的に尿のpHが酸性に傾くこととなる。

1　タンパク質・アルブミン

　尿タンパク質検査は，糸球体・尿細管の機能を簡単に評価できる，臨床上，有用な検査である。

検査前の準備
- **検体の種類**　随時尿で検査することが多いが，早朝尿を用いると体位変換などの影響を最小限にすることができる。

◉ **検査の意義**　健康人では通常，尿中にタンパク質は検出されないため，腎臓病のスクリーニング検査として重要である。

◉ **検査結果の解釈**　持続して尿タンパク質が陽性の場合は，大別して腎前性・腎性・腎後性の病態を考える（◉図3-5）。腎性は主として糸球体障害と尿細管障害に分けられる。

　①**腎性（糸球体障害）**　糸球体での濾過に異常がみられる。急性腎炎，慢性腎炎，糖尿病性腎症，ネフローゼ症候群，全身性エリテマトーデス systemic lupus erythematosus（SLE）など。

　②**腎性（尿細管障害）**　尿細管での再吸収に異常がみられる。ファンコーニ症候群，急性尿細管壊死など。

　③**腎前性**　低分子タンパク質が尿中に検出される。多発性骨髄腫（ベンス＝ジョーンズタンパク❶が陽性）など。

　④**腎後性**　尿路でタンパク質が尿に混入する。尿路感染症，尿路結石症，尿路系腫瘍など。

━ NOTE
❶ベンス＝ジョーンズタンパク

　多発性骨髄腫の腫瘍細胞が産生するタンパク質。免疫グロブリンの一部（軽鎖）である。尿を 50～60℃に加熱すると白濁し，90～95℃で融解する性質がある。

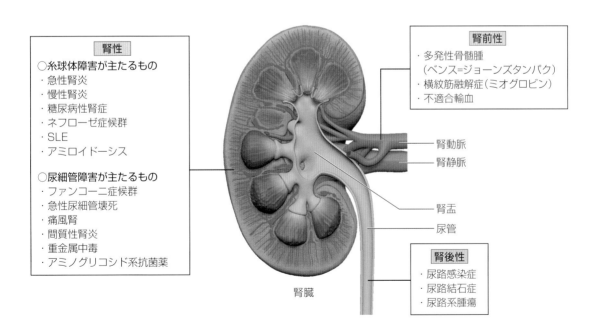

腎性
○糸球体障害が主たるもの
- 急性腎炎
- 慢性腎炎
- 糖尿病性腎症
- ネフローゼ症候群
- SLE
- アミロイドーシス

○尿細管障害が主たるもの
- ファンコーニ症候群
- 急性尿細管壊死
- 痛風腎
- 間質性腎炎
- 重金属中毒
- アミノグリコシド系抗菌薬

腎前性
- 多発性骨髄腫（ベンス＝ジョーンズタンパク）
- 横紋筋融解症（ミオグロビン）
- 不適合輸血

腎動脈
腎静脈
腎盂
尿管

腎後性
- 尿路感染症
- 尿路結石症
- 尿路系腫瘍

腎臓

◉**図 3-5　尿タンパク質が陽性になる病態・疾患**

　さらに，**尿アルブミン**は糖尿病性腎症，とくに早期腎症の診断に用いられている。糖尿病性腎症に加えて，高血圧症，肥満，メタボリックシンドロームなどでも尿アルブミンが陽性となる。

●**注意事項と看護のポイント**　健康人でも運動後やストレスなどでタンパク尿，アルブミン尿が陽性になることがある。さらに，やせている人や若年者では起立によりタンパク尿がみられ，起立性タンパク尿とよばれる。そのため，早朝起床時の検尿が有用である。尿アルブミンは，日内変動や水分摂取による変動があるため，なるべく午前中の採尿が望ましい。

　最近では，24時間蓄尿による排泄量に加えて，尿タンパク質・尿アルブミンとも，同時に尿中クレアチニン(Cr)を測定して，尿タンパク質(または尿アルブミン)・クレアチニン比も臨床で用いられている。

2　グルコース(尿糖)

　血液中の**グルコース**(ブドウ糖)は糸球体で濾過され，尿細管で再吸収される。尿糖は血糖値が上昇して，尿へのグルコースの排泄が増加すると陽性になる。しかし，腎性糖尿病の場合は尿細管での糖の再吸収能力が低く，血糖値が160〜180 mg/dL以下でも尿糖が陽性になる。

> **検査前の準備**
> ・**確認事項**　最後に食事をした時間や食事内容などを確認する。

●**検査の意義**　糖尿病など，高血糖状態を検査することができる。

●**検査結果の解釈**　尿糖が陽性となる疾患，病態を●**表3-4**に示す。まず，血糖値が高い場合に尿糖が陽性となる。糖尿病に代表される代謝性疾患，甲状腺機能亢進症などの内分泌疾患，肝疾患などで血糖値が上昇する。さらに，膵炎などのインスリン分泌が低下した病態などでもみられる。血糖値自体に異常がなくても，腎臓での糖排泄閾値が低い腎性糖尿病では尿糖が陽性となる。また，再吸収障害がみられる重金属中毒，ファンコーニ症候群などでも陽性となる。

●**表3-4　尿糖をきたすおもな原因**

病態	原因
血糖値の上昇	代謝性疾患：糖尿病，脂質異常症，肥満，飢餓 内分泌疾患：先端巨大症，甲状腺機能亢進症，クッシング症候群，褐色細胞腫，グルカゴノーマ 肝疾患：肝炎，肝硬変，脂肪肝，ヘモクロマトーシス 膵疾患：慢性膵炎，膵臓がん，膵臓摘出後 中枢性疾患：脳腫瘍，脳血管障害，頭部外傷 ストレス：感染症，手術，麻酔，呼吸不全，精神的ストレス 食事性：胃切除後，過食
排泄閾値の低下	重金属中毒：カドミウム，クロム 腎疾患：間質性腎炎，腎硬化症，ファンコーニ症候群，ネフローゼ症候群 その他：腎性糖尿(先天性)，妊娠

● **注意事項と看護のポイント** 食後に検査を行うと，一過性の高血糖のため，尿糖が陽性になることがある。さらに，アスコルビン酸(ビタミンC)を大量摂取すると，試験紙法で陰性となり，偽陰性を示す。

3 ケトン体

ケトン体は，アセトン，アセト酢酸，3-(もしくは β-)ヒドロキシ酪酸を総称したものである。尿中ケトン体は血中ケトン体の増加を反映する。糖質の供給が不足したり糖質が十分に利用できなくなると，エネルギー源として体内の脂肪が分解して利用されるようになる。糖質利用が低下し，おもに肝臓での脂肪酸の酸化が増えると，血中ケトン体は増加する(ケトーシス)。ケトーシスは血液の酸性化をまねき，ケトアシドーシスを生じる。

● **検査の意義** 糖質利用の低下など，糖代謝の異常状態を把握することができる。健康人では尿中ケトン体は陰性である。ケトン体の測定は糖尿病のケトアシドーシスの発見に有用である。糖尿病以外にも，糖代謝が低下する飢餓，感染症，発熱，肥満，アルコール多飲などで異常値を示し，絶食においても陽性となる。

● **検査結果の解釈** 尿中ケトン体が陽性になる病態には，まず糖質の利用低下・障害がある。たとえば，糖尿病や糖原病，甲状腺機能亢進症，先端巨大症，クッシング症候群，褐色細胞腫などである。感染症や発熱，手術後などでは末梢組織での糖質の利用障害があり，尿ケトン体が陽性となる。さらに糖質の供給不足も原因となり，飢餓や消化不良，下痢，嘔吐などがある。また，肥満やアルコール多飲では，脂肪過多となり，ケトン体が産生され，尿中ケトン体が陽性となる。

● **注意事項と看護のポイント** 糖尿病患者などで尿中ケトン体が陽性になるのは，糖代謝の悪化を示すものであり，栄養状態の改善など対応が必要である。

4 ビリルビン

ビリルビンは，寿命を迎えた赤血球が分解されて生成される(● 144ページ)。尿中のビリルビンは，肝臓で抱合❶を受けた抱合型(直接)ビリルビンが，血液中から尿中に排泄されたものである。

胆石症などの胆道閉塞による黄疸患者では，抱合型ビリルビンが高値になり，陽性となる。一方で，溶血性貧血などでみられる非抱合型(間接)ビリルビンは，アルブミンと結合しているため，糸球体の障害などがない限り尿中には検出されない。

● **検査の意義** 肝・胆道疾患のスクリーニング検査として行われる。通常，健康な人では尿中のビリルビンは微量であり，検出されない。

● **検査結果の解釈** 肝・胆道疾患で抱合型ビリルビンが高値となった場合に陽性となる。たとえば，急性・慢性肝炎，肝硬変，肝がん，肝内胆汁うっ滞，胆嚢炎，胆石症，胆道系腫瘍，体質性黄疸(デュビン-ジョンソン症候群，ローター症候群)などの疾患が原因となる。

□ NOTE
❶ 抱合

水にとけにくい物質を，別の化合物と結合させて水にとけるかたちにすることを抱合という。ビリルビンは水にとけないが，グルクロン酸が抱合すると水溶性が増し，胆汁にとけて十二指腸に排出されやすくなる。

● **注意事項と看護のポイント**　新鮮な尿を用いて検査することが必要である。

5 ウロビリノゲン

　胆道から胆汁として十二指腸に排出されたビリルビンは，腸内細菌により還元されて**ウロビリノゲン**となる（● 144 ページ）。ウロビリノゲンの大部分は便中に排泄されるが，10〜15％は腸管で吸収され，門脈を介して肝臓へ送られて代謝を受け，再び胆汁中に排出される（これを腸肝循環とよぶ）。肝臓で取り込まれなかったウロビリノゲンは尿中に排出される（0.2〜4.0 mg/日）。

● **検査の意義**　肝・胆道疾患のスクリーニング検査として用いられる。試験紙を用いた定性検査では「±」（弱陽性）が正常であり，＋1 以上（陽性），−1 以下（陰性）が異常である（● 73 ページ，表3-2）。

● **検査結果の解釈**　尿中ウロビリノゲンは黄疸，肝炎，肝硬変，薬剤性肝障害などでビリルビンの産生が過剰のときに陽性になる。日内変動もあり，夜間，午前に少なく，午後に増加する。また，重度の便秘や腸閉塞など腸内容物の排出がよくないときにもウロビリノゲンの再吸収が増加して陽性になる。

　一方で，胆道系腫瘍，胆石症などで胆道が完全に閉塞されるとビリルビンが腸管に排出されなくなるため陰性となる。また，抗菌薬の長期間投与により腸内細菌叢が減少し，ビリルビン代謝が阻害されて陰性となることもある。

● **注意事項と看護のポイント**　長く放置された尿では，ウロビリノゲンがウロビリンになるため，偽陰性となることがある。試験紙を用いた定性検査では「±」（弱陽性）が正常であることに注意を要する。

6 血液（尿潜血，尿中ヘモグロビンなど）

　腎・尿路系で出血が生じ，尿中に血液が出る病態（血尿）を試験紙法で検出する。この**尿潜血**[1]**反応**はヘモグロビンのペルオキシダーゼ様活性を利用し，赤血球に含まれるヘモグロビンを検出する方法である。さらに，尿潜血陽性であれば，尿沈渣検査を行い，沈渣中の赤血球を顕微鏡で調べる。

● **検査の意義**　本来，血液中の血球成分は腎臓ではほとんど濾過されない。したがって，尿潜血反応が陽性になるときは，腎炎などの腎臓病や，腎・尿路系のがんなどの病態で，腎・尿路系のどこかに出血がある。

● **検査結果の解釈**　尿潜血反応が陽性になる場合，以下の病態が考えられる（●図3-6）。

　①**腎臓や尿路系に腫瘍・結石・炎症がある場合**　腎臓から尿道にいたる経路のどこかに腫瘍・結石・炎症があり，出血する場合に陽性となる。とくに腎臓がん，膀胱がんでは無症状でも尿潜血反応が陽性となり，早期発見につながることがある。

　②**出血をきたす基礎疾患がある場合**　出血傾向を示す症候の1つに，尿潜血反応の陽性がある。白血病，特発性血小板減少性紫斑病，血友病などでみられる。

● **注意事項と看護のポイント**　尿潜血反応は新鮮な尿で検査することが重

☐ NOTE
❶潜血
　「潜む血液」のことであり，尿や便に目に見えないくらい微量にまじり込んでいる血液をいう。さまざまな反応を用いて，ヘモグロビンを検出する。尿では，顕微鏡で相当数以上に赤血球がみられる場合を血尿とよぶ。

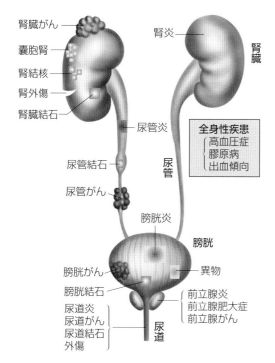

○図 3-6　尿路と血尿の原因となる病態・疾患

要である。長時間放置することにより，ヘモグロビンのペルオキシダーゼ様活性が低下し，偽陰性となることがある。また，アスコルビン酸(ビタミン C)の大量摂取で偽陰性となる。さらに，激しい運動，月経血の混入で偽陽性となる。測定上，ヘモグロビン尿やミオグロビン尿があれば，尿中に赤血球がなくても尿潜血反応が陽性となるため，注意を要する。

7　沈渣(尿沈渣)

　体液などを試験管にとり，遠心分離を行うと沈殿物が出てくる(遠沈)。これを顕微鏡で観察することで見えてくる細胞や結晶などの成分を**沈渣**という。

> **検査前の準備**
> ・**検体の種類**　中間尿で調べる。
> ・**必要な器具**　採尿コップ，試験管，スライドガラス，顕微鏡

● **検査の意義**　腎・尿路系に出血や炎症があると，それを反映して血球成分などが尿沈渣にあらわれる。また，健康人の尿では見られない，細胞成分が円柱状にかたまったものや，上皮細胞などが出現することもある。

● **検査結果の解釈**　出現する成分や細胞によって，腎・尿路系の疾患が診断できることがある。おもな尿沈渣の異常と，関連する疾患を表に示す(○表 3-5)。

　基準値はいずれも顕微鏡の強拡大(400 倍)で，1(毎)視野あたり，赤血球と白血球はともに 4 個以下，扁平上皮細胞が少数である。円柱や結晶では硝子円柱や，尿酸・リン酸・シュウ酸などの結晶がみられることがある。

▷表3-5　尿沈渣の異常とおもな病態・疾患

尿沈渣		おもな病態・疾患
血球	赤血球 白血球	糸球体腎炎，腎・尿路系の結石・腫瘍・炎症 感染症，糸球体腎炎，間質性腎炎，移植後の拒絶反応
上皮細胞	扁平上皮 移行上皮 尿細管上皮	腟分泌物混入，健康人でもみられる 膀胱や尿管の炎症・腫瘍 腎盂腎炎，急性尿細管壊死，拒絶反応，サイトメガロウイルス感染症
円柱	硝子円柱 赤血球円柱 白血球円柱 上皮円柱 顆粒円柱 脂肪円柱 ろう様円柱	糸球体腎炎，腎盂腎炎，ネフローゼ症候群，健康人でもみられる 糸球体腎炎，ループス腎炎，間質性腎炎 急性腎盂腎炎，ループス腎炎，間質性腎炎 急性尿細管壊死，拒絶反応 糸球体腎炎，ネフローゼ症候群 ネフローゼ症候群，リポイドネフローゼ，糖尿病性腎症 慢性腎不全，腎硬化症
結晶 （酸性尿）	尿酸，シュウ酸カルシウム，硫酸カルシウム シスチン チロシン，ロイシン コレステロール	結石，健康人でもみられる シスチン尿症 アミノ酸代謝異常，肝障害 乳び漏，ネフローゼ症候群
結晶 （アルカリ尿）	無結晶性リン酸塩，尿酸アンモニウム，リン酸カルシウム，炭酸カルシウム リン酸マグネシウムアンモニウム，尿酸アンモニウム	結石，健康人でもみられる 結石，慢性尿路感染症
微生物	細菌，真菌，原虫，寄生虫	感染症

● **注意事項と看護のポイント**　健康人でも硝子円柱がみられることはある。また，採尿から時間がたつと沈渣の成分が変性するため，新鮮尿を用いる。注意すべきは尿潜血反応陽性時である。赤～赤褐色の色調であり，尿潜血反応陽性であっても，ヘモグロビン尿，ミオグロビン尿では尿沈渣では赤血球は陰性である。したがって，尿潜血反応陽性例は必ず沈渣を調べておく。

8　バニリルマンデル酸

　バニリルマンデル酸 vanillylmandelic acid（**VMA**）は，カテコールアミンの一種であるノルアドレナリンおよびアドレナリンの最終代謝産物である。尿中には安定したかたちで多量に排泄されるため，測定が容易である。

　カテコールアミンを産生する副腎の髄質細胞もしくは交感神経細胞の腫瘍（褐色細胞腫）で増加するため，それらの診断，治療効果の判定，再発のモニターに利用される。さらに，神経芽腫（神経芽細胞腫）においては腫瘍マーカーとして特異性が高く，治療効果の判定項目としても有用である。

検査前の準備
- **検体の種類**　1日に排泄される尿（24時間尿）を集める。
- **必要な器具など**　蓄尿用バッグまたは容器，6N 塩酸

◉ **検査の意義**　褐色細胞腫や神経芽細胞腫の診断に役だつ。尿中 VMA の基準値は 1.5〜4.3 mg/日であり，褐色細胞腫・神経芽細胞腫では高値になる。

◉ **検査結果の解釈**　褐色細胞腫・神経芽細胞腫などで，尿中への VMA の排泄が増加する。小児では低く，思春期までは増加するが，それ以降は安定する。

◉ **注意事項と看護のポイント**　尿中 VMA は，24 時間蓄尿をして尿中への排泄量を調べる。蓄尿容器に 6N 塩酸を 20 mL 入れておき，酸性の状態で検査する。バナナや柑橘類，コーヒー，チョコレート，バニラを含む食品などを検査前に多量に摂取すると，偽陽性になることがある。

B 便検査

便は消化・吸収の終わった食べ物や飲み物の残りかす，消化液，胆汁，腸管上皮細胞，腸内細菌などがまじったものである。

便の検査は，消化器疾患の検査として有用である。とくに大腸がんのスクリーニング検査として，血液の混入を調べる**便潜血検査**がしばしば行われる。また，近年のグルメブームを反映し，寄生虫症が復活のきざしを見せている。病原性大腸菌による腸管感染症も，大きな社会問題となっている。

こうした背景から，便検査は一般検査の 1 つとして重要な意義をもつ。まず，色・形状・かたさなどの外観を肉眼で観察し，においを確認する。つづいて，潜血反応検査や寄生虫検査などを行う。食中毒・感染性疾患の疑われる場合には，便の細菌検査を行う。

> **検査前の準備**
> - **検体の種類**　自然排泄便，浣腸便，採便管による便など
> - **必要な器具など**　採便容器，採便管，潜血反応用採便管。必要に応じて浣腸を行う。

1 外観と性状

便は胆汁分解産物がまじっているため，黄褐色調である。かたさは含まれる水分に影響され，通常は形の整ったかたさである。便秘がちの人ではかたく，逆に消化不良の人では軟便になる。便には特有のにおいがある。

◉ **検査の意義**　便の状態は，消化機能を反映する。便秘ではかたく，下痢では軟便もしくは水様便となる。便検査によって，消化機能の状態や，腸管感染症などの消化器疾患の有無を把握することができる。

また消化器疾患，とくに消化管から出血（**下血**[1]）のみられる疾患の診断に有意義である。便の色は，血液がまじれば赤もしくは黒っぽくなる。一般的に，大腸など下部の消化管での出血は，鮮血がまじるため便が赤い。一方，食道・胃・十二指腸などの上部消化管での出血は，ヘモグロビン中の鉄が酸

化して黒くなり, 大量の出血があるとタール状(**タール便**)になる。ただし, 上部消化管でも腸管運動が亢進して速く排便されれば赤色となるので, 色だけでの判断には注意を要する。

● **検査結果の解釈** 便の形状・色・においを観察する。それぞれの疾患で特有な所見を呈することがあり, 診断の補助となる(◯表3-6)。

● **注意事項と看護のポイント** 便は腐敗や発酵が進みやすいので, 採便したあとで時間がたつと, 便のかたさ・色・においが変化してしまう。できるだけ新鮮なうちに検査する必要がある。また, 食べ物によって色がかわることもあるので, 注意する。

2 潜血反応

　健康人では便に血液がまじることはない。血液が便中に検出された場合には, 消化管のどこかから出血していることを示しており, 重要な検査といえる。

● **検査の意義・検査結果の解釈** 便から赤血球に含まれるヘモグロビンが検出されれば, 消化管出血と判定される。消化管で出血があれば, 便潜血反応は陽性になる。消化管出血をおこす疾患には, 消化管の潰瘍・がん・炎症

◯表3-6 便の外観の異常

検査項目	所見	異常値を示す病態・疾患
形状	軟便・水様便 硬便 鉛筆様便 粘液便 粘血便	腸管の水分吸収不良, 腸管の蠕動運動亢進 便秘症, 脱水, 水分の摂取不足 大腸下部の狭窄(大腸がんなど), 痙攣性収縮 潰瘍性大腸炎, 過敏性腸症候群 赤痢, 腸炎ビブリオ感染, 炎症性腸疾患(潰瘍性大腸炎, クローン病)
色	赤色便(新鮮血便) 黒色便(タール便) 黒色便 灰白色便 淡黄色便 緑色便	大腸炎, 痔核, 大腸がん, 直腸がん, 赤痢 胃・十二指腸潰瘍, 胃がん, 食道静脈瘤破裂 鉄剤服用, 炭末服用 胆道閉塞, 肝炎の急性期, バリウム造影剤服用 高度の下痢便, 脂肪便, 下剤服用 抗菌薬投与, 食品の影響
におい	腐敗臭 精液臭	膵疾患, 慢性腸炎, 直腸がん 赤痢

◯表3-7 便潜血反応が陽性になるおもな病態・疾患

出血部位	おもな病態・疾患
食道	食道静脈瘤破裂, 食道潰瘍, 食道炎, 食道がん, マロリー-ワイス症候群
胃・十二指腸	胃がん, 胃・十二指腸潰瘍, 胃炎, 急性胃粘膜病変
小腸	クローン病, メッケル憩室, 腸結核, 肉腫, 上腸間膜動静脈閉塞症
大腸	大腸がん, ポリープ, 潰瘍性大腸炎, クローン病, 過敏性腸症候群, 薬剤性大腸炎
肛門	内・外痔核, 痔瘻
全身性	白血病, 特発性血小板減少性紫斑病, 血友病, 肝硬変, 鼻・口腔内出血

（感染症）などがある（○表3-7）。

● **注意事項と看護のポイント**　潜血反応が陽性となっても，それだけでは疾患を特定することはできない。X線検査や内視鏡検査を行って，出血部位を確認することが必要である。

　従来行われていた化学的検査法では，食肉の摂取によって食肉中のヘモグロビンが検出される可能性があるため，検査の前には肉食を控えてもらうなど，食事に対する注意が必要であった。現在主流となっている免疫学的な検査法では，ヒトのヘモグロビンに特異的な単クローン性（モノクローナル）抗体を使用するので，食事の影響を受ける心配はない。ただし，上部消化管からの少量の出血を調べる場合には，腸管内でヘモグロビンが変性してしまい，偽陰性となるおそれがある。そのため，おもに下部消化管出血を検出する目的で用いられる。

　なお，大腸がんの場合，病変部位からつねに出血しているとは限らない。スクリーニング検査として潜血反応を調べる場合には，少なくとも 2 日間は連続して調べることによって検出率が向上する。

3　虫卵・虫体

　寄生虫症が疑われる場合は，便を採取し，虫卵や虫体を調べて診断する。また，駆虫剤投与後の効果判定のためにも，この検査は行われる。

● **検査の意義**　便を用いて，虫体もしくは虫卵が含まれていないかを観察し，寄生虫症の診断を行うことができる。虫体は，とくに駆虫剤の服用後に排出されるので，排出された虫体もしくは虫節が観察できる。

　虫卵の検査には，便を直接にスライドガラスに塗りつけ（塗抹），顕微鏡で観察する方法（**直接塗抹法**）がある。しかし，この方法は効率がわるく，比重の違いを利用して虫卵だけを集め，それを顕微鏡で観察する方法（**鏡 検❶**）のほうが検出率が高い。

　比重の小さな回 虫 ・鉤 虫 ・東洋毛様線 虫 などの卵は，飽和食塩水などに卵を浮遊させて集める（**浮遊法**）。比重の大きな吸 虫 ・蟯 虫 などの卵は，沈殿させて集める（**沈殿法**）。いずれも，集めた卵を鏡検する。

　蟯虫は夜間に肛門周囲に卵を産卵するので，起床時に粘着テープで粘着させて鏡検する。蟯虫の寄生が疑われる場合には，家族全員を検査する。

● **検査結果の解釈**　健康人では，体内に寄生虫はいない。したがって，寄生虫の卵が見つかれば，寄生虫症の診断ができる。ただし，寄生虫がいても，必ずしも1回の検査で陽性になるとは限らないので，疑いのあるときは数日間は連続して検査することが望ましい。

● **注意事項と看護のポイント**　排便後に時間がたつと，虫卵が卵割をおこしたり，変性したりするので，新鮮な便で検査する必要がある。

NOTE

❶鏡検

　微生物や血球，細胞など微細な対象を直接，顕微鏡を用いて観察する方法で，顕微鏡（的）検査を略していうことが多い。検鏡ともいう。

C　体腔内貯留液検査

　生体には，臓器や組織を中に納めている，**体腔**(たいくう)とよばれる部分がある。たとえば胸部には**胸腔**(きょうくう)があり，肺・心臓・大血管などがその中にある。腹部では**腹腔**があり，消化器系がおさめられている。心臓を入れている**心膜腔**(しんまくくう)(**心嚢腔**(しんのうくう))もその1つである。

　これらの体腔は**漿膜**(しょうまく)という膜で裏打ちされており，内部の臓器が保護されている。漿膜は，体腔を裏打ちする膜(壁側漿膜(へきそく))と，臓器や組織をおおう膜(臓側漿膜(ぞうそく))の二重構造からなっており，その表面の毛細血管から体液(**体腔液**)が分泌され，同時に吸収されてもいる。体腔液は，二重構造の漿膜の間(漿膜腔)で，潤滑液(じゅんかつ)としての役目を果たしている。

　漿膜腔に液体が多量に貯留すると，内部の臓器が圧迫されて機能が障害されたり，全身の水・電解質平衡が乱れたりするなどの問題が生じる。胸腔・腹腔・心膜腔などの体腔に過剰の液体が貯留した病態は，それぞれ**胸水・腹水・心膜液**(**心嚢水**)とよばれる。

　これらの液体が体腔に貯留する原因には，細菌などの感染による漿膜の炎症，腫瘍の漿膜への浸潤(しんじゅん)，低栄養・心不全・腎不全・肝不全などによる全身性浮腫の部分症状，外傷による出血など，さまざまなものが考えられる。そこで，体腔の液体を一部採取し，貯留した原因を明らかにして，治療方針を決定することが重要となる。

　なお，心膜液が急激に大量に貯留し，心臓を圧迫して心不全になったような場合(この病態を心タンポナーデという)には，治療のために十分な量を吸引しなければならないが，検査のみが目的のときは少量を採取すれば十分である。

検査前の準備
- **検体の種類**　胸水・腹水・心膜液など体腔穿刺液
- **必要な器具**　体腔穿刺用の器具，穿刺液保存用の無菌試験管
- **患者について**　患者を安静にし，穿刺部位の消毒を行う。

● **検査の意義**　健康な状態では，体腔に大量の液体が貯留することはない。液体の貯留した部位や原因によって経過や治療法が異なるので，貯留する原因を調べ，治療方針を決めるための参考にする。

　たとえば，結核では胸膜炎をおこして胸水が貯留しやすくなり，この場合には適切な抗結核療法が必要となる。悪性腫瘍が漿膜に浸潤した場合には，体腔に液体が繰り返して貯留しやすく，ときに抗がん薬などを注入して治療することもある。心不全などの循環不全で液体が貯留する場合には，利尿薬などを使用して循環改善の治療が行われる。また，外傷や異物の沈着・刺激によっても液体がたまる場合があり，それぞれ処置が必要になる。

● **検査結果の解釈**　まず，穿刺して得られた貯留液の外観を観察する。出血があれば，肉眼でも判定できる。つづいて，タンパク質量を計測する。タ

◎表3-8　体腔内貯留液（穿刺液）検査の種類

肉眼的な観察	色調, 混濁度, 凝固物や沈殿物の有無, においなど
一般検査	比重, pH, 細胞数, 総タンパク質量
生化学検査 免疫・血清学的検査	乳酸脱水素酵素（LD, LDH）, C反応性タンパク質（CRP）, アデノシンデアミナーゼ（ADA）, β₂ミクログロブリン, ヒアルロン酸, 腫瘍マーカーなど
細胞診	腫瘍細胞の有無と病理診断
細菌検査	塗抹, 培養, 同定, 薬剤感受性試験

◎表3-9　体腔内貯留液（穿刺液）の異常

項目	異常所見	異常を示す病態・疾患
外観	淡黄色透明	漏出液, 非化膿性炎症
	血性	がん, 出血
	膿性	化膿
	乳び性	リンパ管の損傷, フィラリア症
細胞	白血球	化膿
	リンパ球	結核
	腫瘍細胞	がん
グルコース	30 mg/dL以下	リウマチ性胸水
乳酸脱水素酵素（LD, LDH）	500 IU/L以上	がん, 結核
アデノシンデアミナーゼ（ADA）	50 IU/L以上	結核
アミラーゼ	血清上限値より高値	膵炎に伴う腹水, アミラーゼ産生腫瘍
腫瘍マーカー	高値	がん

ンパク質成分が2.5 g/dL以下の場合には漏出液, 3.0 g/dL以上のときには滲出液と判断する❶。このほか, 生化学検査, 免疫・血清学的検査, 細胞診, 細菌検査などを行い, 体腔液が貯留した原因を診断する（◎表3-8, 9）。

● **注意事項と看護のポイント**　新鮮な検体で検査することが重要である。長時間たつと, フィブリンが沈着して十分な検査を行いにくくなる。

　感染を避けるため, 穿刺は無菌的に行う。感染をおこさないための十分な注意が重要である。また, 穿刺する際に動脈を傷つけると, 検査後に出血する危険性がある。

　穿刺後は患者を安静にし, 定期的にバイタルサインを観察する。血圧が下がったりすれば, ただちに医師に連絡し, 処置を講じる。

▭ NOTE
❶漏出液と滲出液
　漏出液は, 心不全・低栄養・肝硬変などを原因とした, 血管内外の静水圧・浸透圧差によって血管外へ出た水分であるため, 密度が低い。滲出液は, 感染症・悪性腫瘍など局所の炎症によって, 細胞成分や高分子タンパク質が血管外に出たものであるため, 密度が高い。

D　脳脊髄液（髄液）検査

　脳とクモ膜下腔は, **脳脊髄液**（単に**髄液**とよぶことも多い）という無色透明な液体でみたされており, 脳・脊髄を保護し, 脳脊髄液を介して物質を交流

させている。脳脊髄液は脳室の内面にある 脈絡叢 から分泌され，ルシュカ
孔，マジャンディー孔を通ってクモ膜下腔に出る（◉図3-7）。クモ膜下腔に
出た脳脊髄液の大部分は大脳表面に向かって流れ，大脳表面正中部に散在す
るクモ膜顆粒 を通じて上矢状 静 脈 洞に流入し，血液中へ入る。

　脳脊髄液は，1日に約500 mL が産生され，ほぼ同じ量が吸収されている。
脳脊髄腔には約150 mL の脳脊髄液が入っているので，1日におよそ3回入
れかわることとなる。

　脳・脊髄神経の疾患では，脳脊髄液の量および成分に変化が生じる。そこ
で脳脊髄液の検査が行われ，診断の補助に用いられている。

検査前の準備
- **検体の種類**　脳脊髄液（髄液）
- **必要な器具**　腰椎穿刺器具，消毒セット，脳脊髄液検査提出用の無菌試験
  管
- **患者について**　患者を安静にし，穿刺部位の消毒を行う（◉ 45 ページ）。

●**検査の意義**　脳・脊髄に障害があると，脳脊髄液の量や成分に異常がみ
られるようになる。とくに脳炎，髄膜炎，脳血管障害（脳出血・脳梗塞・ク
モ膜下出血），脳・脊髄腫瘍，神経梅毒，多発性神経炎，多発性硬化症など
では脳脊髄液の変化が顕著であり，診断に有用である。

　脳脊髄液圧の測定のほか，脳脊髄液を一部採取して，タンパク質やグル
コース，乳酸脱水素酵素 lactate dehydrogenase（LD，LDH），アデノシンデア
ミナーゼ adenosine deaminase（ADA）などの定量を行う。さらに，細胞数を調
べたうえでの細胞診検査（◉ 260 ページ）や，必要に応じて細菌やウイルス抗
体の検査を行う（◉ 239 ページ）。脳・髄膜炎では，適切な抗菌薬を選択する

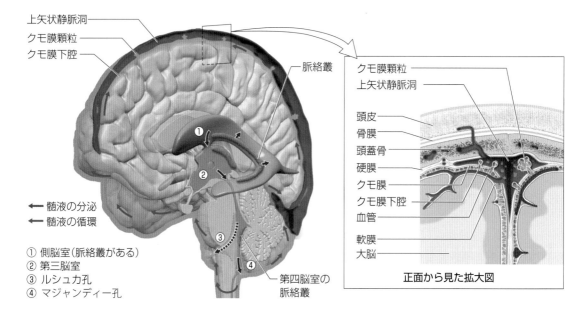

上矢状静脈洞
クモ膜顆粒
クモ膜下腔

脈絡叢

① 側脳室（脈絡叢がある）

←── 髄液の分泌
←── 髄液の循環

① 側脳室（脈絡叢がある）
② 第三脳室
③ ルシュカ孔
④ マジャンディー孔

第四脳室の
脈絡叢

クモ膜顆粒
上矢状静脈洞

頭皮
骨膜
頭蓋骨
硬膜
クモ膜
クモ膜下腔
血管

軟膜
大脳

正面から見た拡大図

◉**図 3-7　脳脊髄液循環**

うえで，起因菌を明らかにすることが重要である。

● **検査結果の解釈**　脳脊髄液を採取する際，まず脳脊髄液圧を測定する。穿刺針から三方活栓を通して測定管を立て，液の上昇を測定する。通常は70〜180 mmH$_2$O の範囲にある。脳出血や腫瘍によって，頭蓋内圧が亢進していれば圧が高く，脱水や脳脊髄液漏があれば，圧は低い（●表3-10）。

つづいて外観を観察する。脳脊髄液は，健康人では無色透明な液体である。鮮紅色の場合には新鮮な出血を，黄色（これをキサントクロミーという）ならば陳 旧性❶の出血を意味する。細菌性髄膜炎などによって脳脊髄液に細胞が多くなっていると，にごって見える。

細胞数は，細菌性髄膜炎では好中球が増え，ウイルス感染や結核性髄膜炎では主としてリンパ球が増える。がんや悪性リンパ腫の髄膜浸潤があると，腫瘍細胞がみとめられる。

脳脊髄液の生化学検査では，タンパク質やグルコースを定量する。ウイルス感染症ではタンパク質が増加している。細菌性髄膜炎では，細菌がグルコースを消費してグルコースが低下している。このほか，結核性髄膜炎ではフィブリンが析出しやすく，ADA 活性が上昇している。LD は，がんの浸

◐ **表3-10　脳脊髄液検査の所見**

	基準値	異常	異常を示す病態・疾患
脳脊髄液圧	70〜180 mmH$_2$O	亢進	頭蓋内占拠性病変（脳腫瘍・脳膿瘍・脳内血腫），脳浮腫，脳脊髄液産生過剰，脳脊髄液吸収障害
		低下	高度の脱水，脳脊髄液漏
外観	透明，清澄	鮮紅色	新鮮なクモ膜下出血
		黄褐色	陳旧性出血，黄疸，高カロチン血症
細胞数	5個/μL 以下	白血球増加	細菌性髄膜炎，脳膿瘍，白血病性髄膜炎
		リンパ球増加	ウイルス性髄膜炎，日本脳炎，結核性髄膜炎
		好酸球増加	寄生虫症
		腫瘍細胞	がん性髄膜炎，脳腫瘍，悪性リンパ腫
		ATL*様細胞	HTLV-1 関連脊髄症（HAM）
総タンパク質	15〜45 mg/dL	増加	脳炎，髄膜炎，脊髄腫瘍，ギラン-バレー症候群，脳出血，多発性神経炎，神経ベーチェット病，粘液水腫
		低下	良性頭蓋内圧亢進症，甲状腺機能亢進症，水中毒
グルコース	50〜75 mg/dL	増加	高血糖
		低下	細菌性髄膜炎，がん性髄膜炎，結核性・真菌性髄膜炎，サルコイドーシス，流行性耳下腺炎，ヘルペス脳炎，SLE，脳出血，低血糖
乳酸脱水素酵素（LD，LDH）	8〜50 U/mL	高値	がん性髄膜炎，細菌性髄膜炎
アデノシンデアミナーゼ（ADA）	8 U/L 以下	高値	結核性髄膜炎

＊ATL：成人 T 細胞白血病

潤や細菌性髄膜炎で高値になる。

● **注意事項と看護のポイント**　穿刺後は頭を動かさないようにし，一定時間の安静にしたあとも，出血や頭痛がないかなどを確認するように注意する。

頭蓋内に大量出血や大きな腫瘍などの占拠性病変がある場合には，頭蓋内圧が亢進しているため，脳脊髄液を採取(穿刺)することによって脳脊髄液圧が低下して脳ヘルニアを誘発する危険がある。これらは CT や MRI 検査で診断がつくので，あえて危険をおかしてまで脳脊髄液検査を行う必要はない。また，穿刺部位に感染症のある患者や全身性に出血傾向のある患者では，腰椎穿刺は禁忌である。

E　関節液検査

関節の炎症や外傷などによって，関節液が貯留してくることがある。その一部を採取することで，関節液の貯留した原因を調べるために検査を行う。また，大量の関節液がたまっているときには，治療を目的として貯留液を抜きとり，薬剤を注入することもある。

検査前の準備
- **検体の種類**　関節液
- **必要な器具など**　関節穿刺用器具，消毒セット，局所麻酔薬，穿刺液検査提出用の無菌試験管
- **患者について**　患者を安静にし，穿刺部位の消毒を行う。

● **検査の意義**　変形性関節症，感染性関節炎，関節リウマチ rheumatoid arthritis(RA)，全身性エリテマトーデス(SLE)，外傷性関節症など，関節炎や関節症で関節腔に関節液が貯留してくることがある。その原因を解明して診断をつけるために，関節液を無菌的に採取して，検査する。

貯留した関節液が大量で，患者が苦痛を訴えているときには，治療の目的で関節液を取り除くこともある。この場合には，関節液を除くことだけで治療ができるわけではないので，原因を究明したうえで，適切な治療を行わなければならない。

関節液の採取にあたっては，患者は不安を感じることも多いので，検査の目的や内容をよく説明し，リラックスできる雰囲気をつくるように努める。

入念に消毒を行い，局所麻酔を施す。関節液は粘稠なので，太め(18 G)の針を準備する。注射器で関節液を吸引し，すぐに保存用ガラス容器に移す。嫌気性菌の感染を疑うときは，空気に触れさせないようにして嫌気性菌移送用容器に移す。

● **検査結果の解釈**　健康人では関節液は少量であり，淡黄色かつ透明である(●表3-11)。関節液はヒアルロン酸やコンドロイチン硫酸などを含むため，特有の粘稠性がある。液性成分としては，血漿成分を約1/2程度含む。酢酸を滴下すると，索状凝固片のムチン塊がみられる。

○表3-11　疾患の種類と関節液の性状

	正常	非炎症性	炎症性	感染性
外観	透明，淡黄色	透明，黄色	軽度混濁，黄色	混濁，黄緑色
粘稠度	強度粘稠	粘稠	水性	膿性
ムチン塊	あり	ときにあり	なし	なし
白血球	$< 200/\mu L$	$200 \sim 2,000/\mu L$	$2,000 \sim 50,000/\mu L$	$> 50,000/\mu L$
糖質	血糖値と同等	血糖値と同等	血糖値より低い	血糖値より著明に低い
疾患名		変形性関節症，外傷性関節炎，特発性関節水腫，シャルコー関節	RA，痛風，偽痛風，SLE，強直性脊椎炎	細菌性関節炎，結核性関節炎，ウイルス性関節炎，ライター症候群

　変形性関節症や外傷性関節炎では，関節液は黄色となり，白血球数がやや増えている。RA などの炎症性関節炎では，軽度に混濁して粘稠度が低くなり，白血球数が増える。

　リウマトイド因子 rheumatoid factor（RF）を測定する RA 試験では，関節リウマチ患者の 80〜90％が陽性になる。細菌などによる感染性の関節炎では，白血球が著増し，膿のようににごっている。糖が細菌で消費され，減少するのも特徴である。

● 注意事項と看護のポイント　穿刺部位の出血，皮下血腫，感染の危険性があるため，消毒を適切に行い，穿刺後は観察を行うなど，十分に注意をはらう。

F 消化液検査

● **胃液**　かつては，胃液の分泌量や酸分泌量を測定して，胃炎や胃潰瘍の診断の補助にしていた。しかし，近年では胃内視鏡検査などが発達し，胃液の検査がこれらの診断の目的で行われることはほとんどない。高度の胃酸分泌をきたして難治性の潰瘍をおこすゾリンジャー-エリソン症候群（ガストリン産生腫瘍）など，特殊な疾患の場合に検査が行われる程度である。この場合には，24 時間，胃液の pH を簡便に監視する方法が用いられている。

　また，肺結核を疑う患者で痰の喀出ができない場合，胃液を胃管で採取して，結核菌の培養検査が行われることがある。

● **十二指腸液**　十二指腸液検査も，かつては胆石症や胆嚢炎などの胆道系疾患の検査として行われていた。しかし現在では，内視鏡的逆行性胆管膵管造影 endoscopic retrograde cholangiopancreatography（ERCP）や胆嚢超音波検査などが普及し，十二指腸液を採取して検査することもほとんどない。まれに，腸チフスを疑った場合に胆汁を採取して，細菌培養検査を行うことがある程度である。

第 4 章

血液学的検査

● **血液学的検査の範囲** 血液の約45％は細胞成分，つまり赤血球・白血球・血小板からなる血球で，残りの約55％が液状成分である**血漿** plasma である（◎図4-1）。一般に血液学的検査といえば，**血球** blood cell の検査と，**出血・凝固系**の検査をさす。そこに**赤血球沈降速度**（赤沈；血沈）の検査を含めることもある。そのほかの血漿❶成分については，生化学検査，免疫・血清学的検査などで検査される。

血球検査では，抗凝固剤としてEDTA❷の入った採血管に血液を採取し，凝固しない状態での全血を用いて検査する。一方，生化学検査や免疫・血清学的検査などでは，血清❸serum を用いることも，血漿を使用することもあり，検査の目的によって使い分けられる。

なお，血漿を得るには，ヘパリンやクエン酸ナトリウムなどの抗凝固剤の入った採血管に採血し，血液が凝固しない状態のままで遠心分離をして集める。

● **血液学的検査の意義** 疾患や病態があると，血液の成分が変化し，健康なときにみられる性状と異なってくる。たとえば，貧血では赤血球数が減少し，感染症では白血球数が増加する。また白血病では，健康時にはみられないはずの異常な白血病細胞が血液中に出現したりする。

このように血液学的検査は，血液疾患はもちろんのこと，感染症や肝疾患などのような全身性疾患の検査としても重要な，基本的検査である。外来初診時や入院時には必ず検査されるほか，健診や人間ドックでも不可欠な検査になっている。

なお，血液疾患の診断には**骨髄検査**も重要で，染色体検査や遺伝子検査を含めた，骨髄穿刺検査も血液学的検査として扱われることが多い。

▣ NOTE

❶血漿
　血漿の約90％は水からなり，それにタンパク質・糖質・脂質・電解質・無機質・酵素・ビタミン・ホルモンなどの物質がとけ込んでいる。

❷ EDTA
　エチレンジアミン四酢酸 ethylenediaminetetraacetic acid のこと。通常，ナトリウム（Na）またはカリウム（K）との塩（EDTA-2Na/2K）をなす。代表的な抗凝固剤の1つで，薬局方ではエデト酸という。

❸血清
　血液を凝固剤のない試験管に採血し静置すると，血液は自然に凝固し，かたまりのような血餅 clot ができる。この血餅を血液から除いて得られる液体成分を血清という。血餅はフィブリンが血球成分にからみ合うようにしてできるものであり，血清は，血漿からフィブリノゲンなどの凝固因子が除かれたものに相当する。

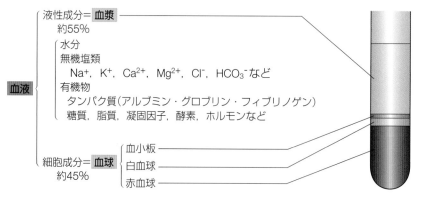

◎**図 4-1　血液の成分構成**

A 赤血球沈降速度(赤沈；血沈)

検査前の準備
- **検体の種類** 抗凝固剤を加えた血液
- **検査に必要な器具と薬品** 抗凝固剤(3.2%〔3.8%〕クエン酸ナトリウム❶)，ガラス管(血沈棒またはウェスターグレン管❷，○図 4-2)

● **検査の意義** 抗凝固剤を血液と1：4の割合で加えて，凝固を阻止した血液をガラス管に入れて垂直に立てておくと，赤血球が沈降する。この沈降する速さを**赤血球沈降速度** erythrocyte sedimentation rate(**ESR**)といい，略して**赤沈**または**血沈**ともよばれる。

炎症などで，血漿中に陽性の荷電をもつグロブリンやフィブリノゲンが増加すると，赤血球の陰性荷電が放電されるので，赤血球が凝集しやすくなって沈降速度が促進する。また，陰性荷電をもつアルブミンが少なくなっても，沈降速度は速くなる。

赤血球沈降速度は，急性炎症などの病変を見つけるためのスクリーニング検査(炎症マーカー)として行われる。基準値は，男性が2～10 mm/ 時，女性が3～15 mm/ 時である。病変が軽快すると赤血球沈降速度の促進も改善されるので，経過観察の指標にもなる。

● **検査結果の解釈** グロブリンやフィブリノゲンなどが増加する急性炎症・慢性炎症や膠原病，組織破壊性病変(急性心筋梗塞・悪性腫瘍など)，異常グロブリンの増える多発性骨髄腫やマクログロブリン血症などでは，赤血球沈降速度が速くなる。アルブミンが減少するネフローゼ症候群❸でも促進する。

一方，真性多血症(赤血球増加症)や，フィブリノゲンが減少する播種性血管内凝固 disseminated intravascular coagulation(DIC)では遅くなる(○ 113ページ，plus)。

● **注意事項と看護のポイント** 採血後は室温に保存して，2時間以内にできるだけ早く検査する。3.2%(3.8%)クエン酸ナトリウムと血液の容積比が

□NOTE

❶**クエン酸ナトリウム**
化学式：$Na_3C_6H_5O_7$，分子量：276.10で，血液凝固作用がある。二水和物(水分子を2つ含む)を用いる場合は，3.2%の濃度のものを用いる。五水和物では 3.8%のものを用いる。

❷**ウェスターグレン管**
内径 2.55 mm，高さ 300 mm のガラス管。

□NOTE

❸**ネフローゼ症候群**
糸球体の機能が障害される病態で，低分子(小型)の血清タンパク質であるアルブミンが尿中に失われて，低タンパク質血症をきたす。

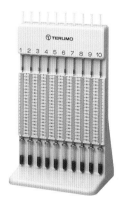

○**図 4-2 血沈システム(血沈棒)**
(写真提供：テルモ株式会社)

1:4となるように正確にはかり，混和する。ガラス管は垂直に立て，振動を与えないようにする。

妊娠・食事・運動・入浴などで促進するため，患者の状態を把握しておく。

B 血球検査

血球には，**赤血球**，**白血球**，**血小板**の3つの系統がある。これらは椎骨・肋骨・胸骨・腸骨・大腿骨近位部などの**骨髄**でつくられ，血液中に流れ出てくる。各血球は機能を果たしたあと，寿命がつきて，脾臓（ひぞう）などで破壊される。

● **血球のはたらき**
①**赤血球** ヘモグロビン（血色素）を含み，酸素を運ぶ。
②**白血球** 病原体の貪食（どんしょく）・殺菌，抗体産生など，感染防御を担う。
③**血小板** 止血機能を果たす。

血球検査では，各血球の数を測定し（**血球計算**，略して**血算**（けっさん）ともよぶ），かつ各血球の形態異常の有無を顕微鏡で観察する（**形態検査**）。貧血や白血病などの血液疾患の診断に欠かせない重要な検査である。また，スクリーニング検査として，初診時や健診・人間ドックなどでも基本的検査として行われる。

検査前の準備
• **検体の種類** 抗凝固剤を加えた血液
• **必要な器具と薬品** 抗凝固剤（EDTA-2K），自動血球計数器，顕微鏡

---

1 赤血球数（RBC）

● **検査の意義** **赤血球** red blood cell（**RBC**；erythrocyte）の数は，出生直後は多く，小児・高齢者では少ない。成人では男性のほうが多いが，小児・高齢者では性差は小さい。血液の単位容積あたりの赤血球数が減少するか，またはヘモグロビン濃度が低下した病態を**貧血** anemia，赤血球数が多い病態を**多血症**（赤血球増加症）erythrocytosis という。赤血球数の測定は，赤血球造血に異常をきたす病態・疾患の診断に重要である（●表4-1）。

● **検査結果の解釈**
1 **貧血** 貧血の原因には，次の5つがある（●表4-2）。
(1)赤血球造血機能自体に障害があるもの
(2)赤血球生成に必要な鉄やビタミン B_{12} などの欠乏
(3)赤血球の膜や酵素の異常による血球破壊（溶血）の亢進
(4)体外への喪失（出血）
(5)体内での分布の異常
2 **多血症** 多血症は，次のように分けられる。
(1)真性多血症
(2)二次性多血症：慢性心肺疾患，高地居住者，腎がんなど

◎表 4-1　血球に関するおもな検査の基準値

赤血球数(RBC)		男性：435〜555 万 /μL，女性：386〜492 万 /μL
ヘモグロビン(Hb)濃度		男性：13.7〜16.8 g/dL，女性：11.6〜14.8 g/dL(妊婦・高齢者を除く)
ヘマトクリット(Ht，Hct)値		男性：40.7〜50.1%，女性：35.1〜44.4%
平均赤血球恒数	MCV	83.6〜98.2 fL
	MCH	27.5〜33.2 pg
	MCHC	31.7〜35.3 g/dL
白血球数(WBC)		3,300〜8,600/μL
血小板数(Plt)		15.8 万〜34.8 万 /μL

◎表 4-2　貧血の成因と種類・病態

成因		種類・病態
赤血球の産生障害	造血機能障害	再生不良性貧血，骨髄異形成症候群，白血病
	栄養素の欠乏	鉄欠乏性貧血，巨赤芽球性貧血(悪性貧血)
赤血球の破壊亢進		溶血性貧血
赤血球の喪失		大量出血
赤血球の体内分布の異常		脾腫

(3)相対的多血症：脱水による血液の濃縮

● 注意事項と看護のポイント　赤血球数には，性差(女性で低値)，年齢差(小児・高齢者では低値)があることに注意する。また妊娠末期では，循環血漿量が増加して，相対的に赤血球数が減少する。鉄欠乏性貧血では，必ずしも赤血球数は減少せず，次に述べるヘモグロビン濃度の減少が著しいことがある。

2　ヘモグロビン(Hb，血色素)濃度

● 検査の意義　赤血球の約 2/3 は水で，残りの約 1/3 がヘモグロビン hemoglobin(**Hb**，血色素)である。Hb は赤い色をしたタンパク質で，**鉄**を含み，酸素を運搬する[1]。このため，Hb 濃度が低下すると，動悸・めまい・息切れなどの貧血症状が出現する。男性では 13 g/dL 未満，女性では 12 g/dL 未満，妊婦・高齢者では 11 g/dL 未満を貧血と定義する(◎表 4-1)。Hb 濃度の減少の程度から貧血の重症度が判断できる。

● 検査結果の解釈　Hb 濃度は年齢と性による差があり，ほぼ赤血球数と並行する。各種の貧血で低値となるが，Hb の合成には鉄が不可欠なので，鉄欠乏性貧血では赤血球数の減少に比べて Hb の減少が著しい。一方，多血症では高値になる。

NOTE

❶ヘモグロビンと鉄

　ヘモグロビンは，4 本のグロビン鎖(ポリペプチド鎖)と 4 個のヘム heme でできている。ヘムは赤色の化合物で，血液に赤色を与え，ポルフィリン porphyrin という化合物の中に 1 個の Fe^{2+}(第一鉄イオン)がおさまった構造をしている。この Fe^{2+} に酸素 O_2 が結合して運搬される。

● **注意事項と看護のポイント**　異常ヘモグロビン症やサラセミア❶などは，先天的にヘモグロビンの合成に異常があり，重症度に応じて貧血を訴える。

3 ヘマトクリット(Ht，Hct)

● **検査の意義**　ヘマトクリット hematocrit〔値〕(Ht，Hct)は，血液全体に占める赤血球の容積の比率(%)をあらわしたもので，赤血球数・ヘモグロビンとともに，貧血や多血症の診断・経過観察の指標として有用である(○97ページ，表4-1)。

　血液学的検査においては，赤血球数だけでなく血球の大きさ(容積)も問題となる。たとえば，個々の赤血球が小さいと，赤血球数は正常であってもHt値は小さく，酸素運搬能に不足を生じ，貧血をきたす。このため，赤血球数，Hb濃度，Ht値は必ず同時に測定される。

● **検査結果の解釈**　Ht値の年齢差・性差は，赤血球数とほぼ並行する。各種の貧血で低値となり，多血症や脱水などによる血液濃縮で高値となる。

● **注意事項と看護のポイント**　遠心分離法では，検査法・遠心分離器の性能や，使用する抗凝固剤の種類などによって，検査値が異なることがある。

4 平均赤血球恒数

　健康人では赤血球数(RBC)，ヘモグロビン濃度(Hb)，ヘマトクリット値(Ht，Hct)はほぼ並行する。しかし，貧血患者では成因によって三者がそれぞれ特徴ある変化を示し，必ずしも並行しない。そこで，次の計算式でそれらの比率を求めると，貧血を分類することができ，診断に役だつ(○表4-3)。

● **検査結果の解釈**

　①**平均赤血球容積(MCV❷)**　赤血球1個の平均の大きさ(容積)を示す指標で，結果から貧血を**大球性**，**正球性**，**小球性**に分けられる(○表4-4)。

　②**平均赤血球ヘモグロビン量(MCH❸)**　赤血球1個あたりの平均のヘモ

○**表4-3　平均赤血球恒数の計算式**

- 平均赤血球容積(MCV)〔fL*1〕＝ Ht〔%〕/RBC〔100万/μL〕× 10
- 平均赤血球ヘモグロビン量(MCH)〔pg*2〕＝ Hb〔g/dL〕/RBC〔100万/μL〕× 10
- 平均赤血球ヘモグロビン濃度(MCHC)〔g/dL*3〕＝ Hb〔g/dL〕/Ht〔%〕×100

＊1「フェムトリットル」。1 fL＝10^{-15}L。
＊2「ピコグラム」。1 pg＝10^{-12}g。
＊3 MCHC の単位は，%と表記されることもある。

○**表4-4　平均赤血球恒数による貧血の分類**

貧血の型	MCV〔fL〕	MCHC〔%〕	おもな貧血症
小球性低色素性貧血	80 未満	32 以下	鉄欠乏性貧血，関節リウマチ，サラセミア
正球性正色素性貧血	80〜100	32〜36	腎性貧血，溶血性貧血，再生不良性貧血，急性出血
大球性正色素性貧血	100 以上	32〜36	ビタミン B_{12} 欠乏性貧血(悪性貧血など)，葉酸欠乏性貧血

グロビンの量を示す。

　③平均赤血球ヘモグロビン濃度（MCHC❶）　一定の容積の赤血球に占めるヘモグロビンの濃度を示す指標で，この結果から貧血を**正色素性**（色素はヘモグロビンのこと），**低色素性**に分けられる（◗表4-4）。

NOTE
❶ MCHC
mean corpuscular hemoglobin concentration の略。

5 白血球数（WBC）

● **検査の意義**　白血球 white blood cell（**WBC**：leukocyte）は，**顆粒球**（好中球・好酸球・好塩基球）と**リンパ球**，および**単球**から構成される（◗表4-5）。

　白血球を分類したときの各種の血球の割合を**白血球分画**という。白血球は，病原体に対する防御作用や組織の修復に関与し，感染症・外傷・心筋梗塞などの場合に増加する。細菌やウイルスのほか，腫瘍など疾患の原因によって白血球分画の比率は変化する（◗表4-6）。

　白血球数は，炎症性疾患の診断・経過観察の際に評価の指標となるほか，白血病など血液疾患の診断にも重要である。さらに，薬物の影響で無顆粒球症をきたすことがあるため，薬物の副作用を監視するのにも重要である。

● **検査結果の解釈**　白血球数は，急性感染症・外傷・熱傷・溶血・急性心筋梗塞・白血病・悪性腫瘍や，ストレスなどで増加する。一方，無顆粒球症や薬物アレルギー（抗菌薬・抗痙攣薬・抗甲状腺薬など），血液疾患（再生不良性貧血・白血病・骨髄異形成症候群〔MDS❷〕など），膠原病，肝硬変，抗

NOTE
❷ MDS
myelodysplastic syndrome の略。

◗表4-5　白血球の分類とその割合（基準値）

白血球の分類			割合〔%〕（基準値）
顆粒球	好中球	杆状核好中球（杆状核球）	2.0〜13.0
		分葉核好中球（分葉核球）	38.0〜58.9
	好酸球		0〜5.0
	好塩基球		0〜1.0
リンパ球（T細胞・B細胞）			26.0〜46.6
単球（組織へ遊走してマクロファージとなる）			2.3〜7.7

◗表4-6　白血球分画の異常

白血球の種類	増加する場合	減少する場合
好中球	急性細菌感染症 熱傷・梗塞性疾患 慢性骨髄性白血病，中毒，ストレス，副腎皮質ステロイド薬の投与	ウイルス感染症 顆粒球減少症 急性白血病，再生不良性貧血，放射線障害
好酸球	アレルギー性疾患，寄生虫症，皮膚疾患	重症感染症，感染症初期，再生不良性貧血
好塩基球	慢性骨髄性白血病，アレルギー性疾患	
リンパ球	ウイルス感染症，慢性リンパ性白血病，マクログロブリン血症	急性感染症の初期，悪性リンパ腫，全身性エリテマトーデス
単球	感染症，単球性白血病	

がん薬の投与, 放射線障害, エイズなどで減少する。そのほか, 食事・運動・入浴などで増加し, 午前よりも午後に多くなる。

● **注意事項と看護のポイント**　薬物アレルギーなどで白血球数が1,000/μL以下のときは, 重症感染症にかかりやすくなるので, 無菌室へ隔離するなどの処置をとる必要がある。

　白血病のうち, 慢性白血病では白血球数が増加することが多いが, 急性白血病では白血球数は増加するほか, 減少もしくは変化のないこともあり, 白血球数だけからでは判断できない。

6　血小板数(Plt)

● **検査の意義**　**血小板** platelet(Plt；thrombocyte)は, 外傷などで血管が傷ついて出血したとき, 損傷した血管部位に粘着し, さらに血小板どうしが凝集して**血栓**を形成し, 止血の第一段階を担う(● 105ページ, 図4-8)。もし血小板が5万/μL以下に減少していると, この止血が十分に果たせず, 体表や口腔粘膜などに出血しやすくなる(**出血傾向**)。逆に血小板が著しく増えると, 血栓を形成しやすくなる。

　出血傾向のある患者では, まず血小板数を検査し, 血小板減少症であるかどうかを鑑別する。また, 血栓傾向のある場合には, 血小板数が増加しているかどうかを確認する。

● **検査結果の解釈**

　1 **血小板数の減少**　血小板数の減少は, 次のものが原因となる。

(1)血小板の産生に障害のある場合：再生不良性貧血, 骨髄異形成症候群(MDS), 白血病, 悪性貧血, 抗がん薬の投与など

(2)血小板の破壊または消費が亢進している場合：特発性血小板減少性紫斑病(ITP), 全身性エリテマトーデス(SLE), DIC

(3)血小板の体内分布に異常がある場合：肝硬変・脾腫

　2 **血小板数の増加**　血小板が増える病態には次のようなものがある。

(1)腫瘍性に増える場合：本態性血小板血症・慢性骨髄性白血病・真性多血

---

column　白血球数の異常低値

　通院中の患者に血液検査を行ったところ, 白血球数が2,100/μLとの報告が来た。3か月前の検査では4,600/μLで, 治療薬にも変更はない。白血球数が減る理由は見あたらないため, 再検査を試みたら, 4,300/μLでまったく問題がなかった。

　そこで, 採血したときの状況を確認すると, その日はたまたま土曜日で人員が少なく, 血液を冷蔵庫に入れておいたそうだ。そして, 採血後30分ほどしてから血球検査をしたことがわかった。

　実際, すぐに検査ができない場合はあり, 検体を保存することはしかたがない。しかし, 冷蔵庫から取り出したあとで, 採血管をよく振らないまま検査をしたことがわかり, それが誤った検査値につながったと考えられた。

　攪拌が十分でなければ, 血球の分布が不均一になって正確なデータが得られない。血球検査では, 採血後によく攪拌し, 正しい結果を得られるように注意する必要がある。

症
（2）反応性に増える場合：出血・手術・悪性腫瘍

● **注意事項と看護のポイント**　EDTA を加えて採血した場合，血小板が凝集してしまい，見かけのうえで血小板数が少なくなることがある（**偽性血小板減少症**）。この場合，血液塗抹標本を顕微鏡で観察すると，偽性血小板減少症なのか，真に血小板が減少しているのかが判断できる。

7　末梢血液像

● **検査の意義**　末梢血液中の各血球の形態を顕微鏡で観察し，血球の形態変化や白血球分画の異常，異常な細胞の出現の有無などを調べる。血球の形態（形や大きさ），白血球分画の割合は，健康人ではほぼ一定であるため，疾患を診断するために重要な検査となる。

● **検査結果の解釈**　貧血では赤血球の大きさや形に，感染症やアレルギー疾患では白血球分画に，変化があらわれる。また白血病では，特徴的な白血病細胞が出現する。

● **注意事項と看護のポイント**　採血から時間がたつと，血球が変性して形態に変化があらわれる。塗抹標本を作成する場合も，採血後できるだけ早く検査室に提出する。現在，白血球分画もほとんどが自動装置で測定されるが，検査結果が装置によって異なり，たとえば杆状核好中球（杆状核球）と分葉核好中球（分葉核球，分節核球）とを合わせて，ただ単に好中球と報告する機器もあるので，注意が必要である。

　生後 1 か月から 1 年の間はリンパ球が多く，その後は徐々に好中球が増えて，思春期には成人の値になる。

1　赤血球

　赤血球は直径約 7～8μm で，中央がへこんだ円盤状をしており，赤く見える。健康人では赤血球の大きさはほぼそろっており，変形はない（◎図4-3）。鉄欠乏性貧血では赤血球の大小不同があり，全般に色が薄く，変形している（◎図 4-4-a）。

　そのほかの貧血や血液疾患でも，赤血球の形態に異常がみられる場合がある（◎図 4-4, 4-5）。

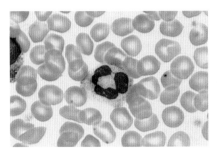

◎図 4-3　正常赤血球像
赤血球は円形で直径は約 7～8μm，形はほぼそろっている。赤血球の中心の薄い部分（淡明部）は直径の 3 分の 2 をこえない。中央の有核細胞は好中球である。

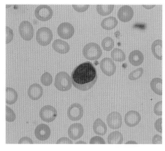

a. 鉄欠乏性貧血の末梢血液像

赤血球は大きさ・形がさまざまで，厚みが薄い。そのため，光を透過した白い部分が広く見える。

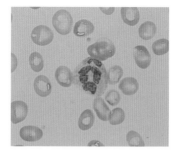

b. 巨赤芽球性貧血の末梢血液像

大型の赤血球が目だつ。白血球にも異常がみられ，中央の好中球は核が7核にも分裂している（核過分葉）。

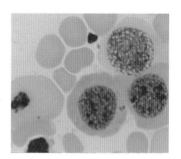

c. 巨赤芽球性貧血の骨髄液像

大型で核の成熟が遅れている巨赤芽球が特徴である。

○ **図4-4　貧血患者の血球像（ライト染色）**

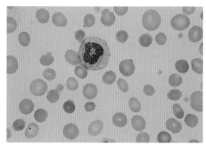

a. 球状赤血球

遺伝性球状赤血球症の末梢血液像。小さく，球形をした赤血球が目だつ。球状赤血球は脾臓でこわれやすく，溶血性貧血の原因となる。

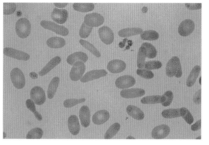

b. 楕円赤血球

遺伝性楕円赤血球症の末梢血液像。赤血球のほとんどが楕円形や棒状である。

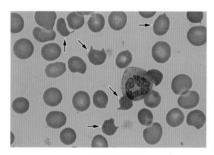

c. 破砕赤血球

赤血球が引きちぎられたようにして変形し，突起が生じたり，ヘルメットのような形になる。播種性血管内凝固や，血栓性血小板減少性紫斑病，溶血性尿毒症症候群で特徴的である。

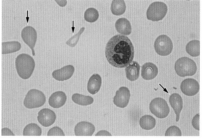

d. 涙滴赤血球

骨髄線維症の末梢血液像。骨髄線維症は，水滴のような形をした赤血球がみられることが特徴で，赤芽球や骨髄芽球などの幼若な血球が出現することも多い。

○ **図4-5　病的赤血球像（ライト染色）**

2　白血球

白血球は，顆粒球（好中球・好酸球・好塩基球）と単球，およびリンパ球に分けられる（○ 99ページ，表4-5）。

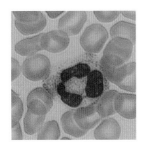

a. 好中球（分葉核球）

健康人の血液中に最も多く存在する白血球であり，貪食能を示す。

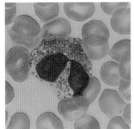

b. 好酸球

細胞質に酸性のエオジン色素で赤橙色に染まる顆粒をもっている。

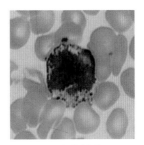

c. 好塩基球

細胞質に塩基性のアズール色素で暗青紫色に染まる顆粒をもっている。

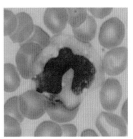

d. 単球

大きな細胞であり，活発に運動し，強い貪食能を示す。

○**図 4-6　白血球像**

　[1] **好中球**　好中球は，さらに杆状核球と分葉核球に分けられる。細菌を貪食・殺菌する作用があり，感染の防御に重要な役割を果たす（○図 4-6-a）。細菌感染症に罹患すると，それに反応するように好中球が増え，杆状核球の比率が高くなる。また，副腎皮質ステロイド薬を服用している場合にも，好中球が増える。

　一方，好中球の減少は，ウイルス感染症や再生不良性貧血などでみられる。薬物を服用している患者で好中球の減少がみられたときは，重症の感染症をおこす危険性があるので，ただちに服薬を中止させ，無菌室に隔離して顆粒球コロニー刺激因子（G-CSF❶）や抗菌薬を投与する。好中球数が 500/μL 以下になれば感染症がほぼ必ず発症し，かつ重症になりやすいので，とくに注意しなければならない。

　急性白血病では，異常な白血病細胞が増え，正常の好中球が減少する。慢性骨髄性白血病では，好中球・好塩基球などの白血球が著しく増える。

　[2] **好酸球**　好酸球は酸性色素（エオジン色素）で赤橙色に染まる顆粒を細胞質内にもつ白血球で，貪食作用やアレルギー調節作用をもつ（○図 4-6-b）。花粉症や気管支喘息などのアレルギー性疾患，寄生虫症などで増加する。

　[3] **好塩基球**　好塩基球は，アルカリ性色素（アズール色素）で暗青紫色に染まる顆粒を細胞質にもつ白血球で，アレルギー反応に関係する（○図 4-6-c）。慢性骨髄性白血病やアレルギー性疾患で増加する。

　[4] **単球**　単球は核が植物のクローバーや野球のグローブのように分葉した大きな細胞で，活発な運動能や貪食能を示し，炎症や免疫系において重要な役割を果たす（○図 4-6-d）。感染症や，抗がん薬を投与されて白血球が減少したあとの回復期などで増加する。

　[5] **リンパ球**　リンパ球は，円形の核を有する細胞で，大きさの異なる大リンパ球と小リンパ球とがある（○ 115 ページ，図 4-13）。免疫系の主役で，液性（体液性）免疫をつかさどる B 細胞（B リンパ球）と，細胞性免疫を担当する T 細胞（T リンパ球）がある。リンパ球は，ウイルス感染症や慢性リンパ性白血病で増加し，初期の急性感染症や，悪性リンパ腫では減少する。

▭ NOTE

❶ **G-CSF**

　granulocyte colony-stimulating factor の略。サイトカインの一種で，好中球の増加や機能亢進作用をもつ。遺伝子組換え技術による製剤が市販されており，好中球が減少した症例に対して使用されている。

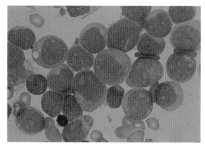

a. 急性骨髄性白血病患者の骨髄像

骨髄細胞の90%以上は、大型で核の大きい白血病芽球で占められている。

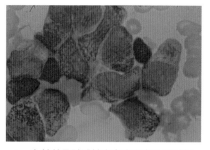

b. 急性前骨髄球性白血病患者の骨髄像

大型で、細胞質に顆粒がびっしりと詰まった前骨髄球が目だつ。

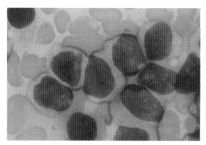

c. 急性単球性白血病患者の骨髄像

骨髄には単芽球・前単球が目だつ。

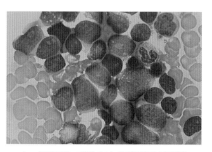

d. 急性リンパ性白血病患者の骨髄像

骨髄にはリンパ芽球が目だつ。

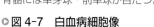
◉図4-7 白血病細胞像

3 血小板

　血小板は、直径が約2〜4μmの小さな血球である。巨核球の細胞質がちぎれてできる成分で、核はない（◉115ページ、図4-13）。血管が傷ついて出血した場合に、止血栓をつくって出血をとめる重要な役割を担っている。

　特発性血小板減少性紫斑病では、血小板数が減少する。血小板機能異常症では、血小板数は正常でも機能が障害され、出血傾向があらわれてくる。

4 特殊な細胞

　血液疾患では、正常ではまずみられないはずの血球が、末梢血液で発見されることがある。代表的なものは**白血病細胞**❶leukemia cell で、未熟な血液細胞（芽球）が腫瘍化したものである（◉図4-7）。異常な細胞がみられたときは、骨髄検査などの精密検査を行って確定診断をする必要がある。

▭NOTE
❶白血病細胞
　単一細胞に由来し、骨髄中で無限増殖をする未成熟な細胞。遺伝子の変異によるものであり、増殖すると骨髄から全身に流出する。

C 出血・凝固検査

　出血とは、血管が損傷を受けて、血液が血管外にもれ出る現象をいう。出血が大量であったり、長時間に及んだりすると生命に危険をもたらす危険性があり、出血はただちにとめなければならない。これに関与するのが**止血機**

構であり，生体の防御反応のなかでもとくに重要といえる（◉図4-8）。

● **止血機構**　止血は次の順序で進む。まず血管が収縮して，血流を減少させる。同時に，傷ついた血管に血小板が粘着し（**血小板粘着** platelet adhesion），さらに血小板どうしが互いに凝集して**血栓**をつくり，血管の破綻を防ぐ。この血栓は**一次血栓**とよばれ，もろくて，はがれやすい。

　一方，血漿中にある**凝固因子**がつぎつぎに活性化され，最終的には**フィブリノゲン** fibrinogen が**フィブリン** fibrin に変化する（◉図4-9）。フィブリンは，あたかもセメントで固めるように，血小板でできた血栓をがっちりと固める。こうして，強固な**二次血栓**が形成される。

　このような血液凝固反応は，①組織因子がきっかけとなっておこる反応（**外因系凝固反応**）と，②血液が異物面と接触して始まる反応（**内因系凝固反応**）に分けられる（◉図4-9）。

　二次血栓によって止血は完了する。やがて血管が修復され，血栓はもはや無用となる。すると，血栓は血漿中にあるプラスミンによってとかされて，消失する。この現象は**フィブリン溶解**（**線維素溶解**：**線溶**としばしば略される）とよばれる。

● **出血傾向**　止血に関与する止血機構のどこかに異常があると，ひとたび出血したときに血がなかなかとまりにくい。また，たいした外傷でなくても，簡単に出血してしまう。このような病態を**出血傾向**，もしくは**出血性素因**とよぶ。

　出血傾向を診断したり，その原因を解明したりするには，血管・血小板・凝固系・線溶系をそれぞれ検査しなければならない。まずはスクリーニング検査を行って止血機構のどこが障害されているかを調べ，さらに原因を追究するために精密検査が行われる（◉図4-10および107ページ，表4-7）。

検査前の準備
- **検体の種類**　3.2%（3.8%）クエン酸ナトリウムを加えた血液（凝固系検査の場合）
- **必要な器具と薬品**　ランセット，濾紙（出血時間），血圧計（毛細血管抵抗試験），3.2%（3.8%）クエン酸ナトリウム

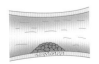

a. 出血　　b. 一次止血　　c. 二次止血　　d. 修復

　　　　　血管収縮，血小板　　凝固反応による　　線溶系による
　　　　　粘着，凝集，放出　　フィブリン形成　　血栓融解
　　　　　（一次血栓）　　　　（二次血栓）

◉**図4-8　止血機構**

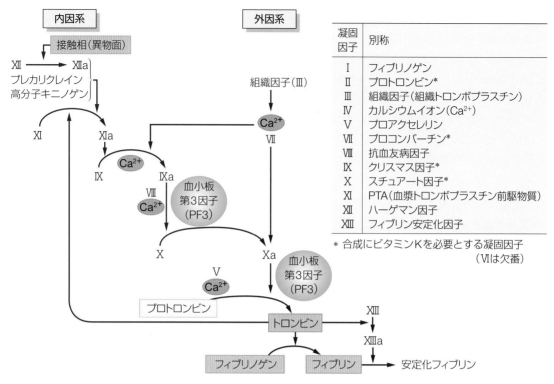

●図4-9　血液凝固反応

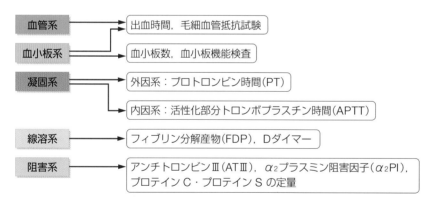

●図4-10　出血傾向(出血素因)に関するスクリーニング検査

1 出血時間

● **検査の意義**　耳たぶ(耳朶)にランセットで小さな傷(切創)をつけて出血させると，毛細血管や血小板に問題がない限り，自然と止血する(●図4-11)。**出血時間** bleeding time とは，止血までに要した時間を測定するものである。デューク法では1～3分が基準値とされるが，5分以内に止血できれば，まず問題ない。

　出血時間は，止血機構のうち，毛細血管の機能，血小板の数および機能を，

◦表 4-7　スクリーニング検査による出血傾向の診断

血小板数	出血時間	APTT	PT	暫定的診断	一般的原因	
					遺伝性	後天性
減少	延長	正常	正常	血小板減少症	ウィスコット-オールドリッチ症候群	特発性血小板減少性紫斑病，薬物など
正常または増加	延長	正常	正常	血小板機能異常	血小板無力症	薬物，尿毒症，異常タンパク血症
正常	延長	延長	正常	フォン＝ヴィレブランド病		
正常	正常	延長	正常	内因系血液凝固異常	血友病 A または B	凝固阻止因子
正常*	正常*	延長	延長	内因・外因両系にわたる共通または複数の因子の異常	第V因子，第X因子，プロトロンビンまたはフィブリノゲンの欠損，異常フィブリノゲン症	肝疾患，ビタミン K 欠乏，DIC*
正常	正常	正常	延長	外因系血液凝固異常	第Ⅶ因子欠損	
正常	延長	正常	正常	血管異常	遺伝性出血性毛細血管拡張症	IgA 血管炎(アレルギー性紫斑病)，血管性紫斑病など
正常	正常	正常	正常		第ⅩⅢ因子欠損	

＊ DIC の場合は，血小板数・出血時間ともに異常値をとる。

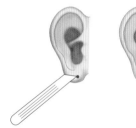 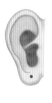 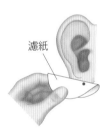 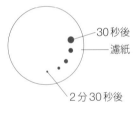

濾紙

30秒後
濾紙

2分30秒後

①耳朶にランセットで切創をつくる　②出血する　③30秒ごとに出血した血液を濾紙に吸いとる　④止血するまでの時間(秒数)をはかる

◦図 4-11　出血時間の検査法

総合的かつ簡便に判定するのに有用である。ただし，再現性に乏しいなどの理由から今日ではほとんど行われない。

● **検査結果の解釈**　①毛細血管の異常(遺伝性出血性毛細血管拡張症)，②血小板数の減少(特発性血小板減少性紫斑病・再生不良性貧血・白血病・DIC・肝硬変など)，③血小板機能の異常(血小板無力症，尿毒症，アスピリンなど薬物の服用)のいずれかがあると，出血時間が延長する。一方，血栓性の疾患があると，出血時間は短縮する。切創を一定の状態に保たないと，正確な結果が得られない。

● **注意事項と看護のポイント**　出血傾向のうち血友病のような凝固異常症

では，出血時間には問題がない。明らかに血小板数の減少がわかっている患者に出血時間の検査を行うことは意味がなく，むしろ禁忌である。また実施にあたっては，ほとんどの場合問題はないが，出血傾向のある患者ではなかなか止血しないので注意が必要である。

2　毛細血管抵抗

● 検査の意義　毛細血管抵抗は，血管壁の性状や，血小板数および血小板機能などに影響される。これらの障害によって出血傾向が生じるので，その診断に毛細血管抵抗試験が行われる。この試験で，皮膚表在性の小血管・毛細血管の抵抗性を調べることができる。

● 検査結果の解釈　ルンペル-レーデ試験❶（ルンペル試験ともいう）を行い，点状出血斑が 9 個以内であれば問題がなく，10 個以上あるときを陽性とし，毛細血管の抵抗性が減弱していると判定する。毛細血管抵抗の減弱は次のような原因でおこる。

(1) 血小板数減少：特発性血小板減少性紫斑病・再生不良性貧血・白血病など
(2) 血小板機能の異常：血小板無力症，アスピリンなどの服用
(3) 血管壁の異常：先天性の場合，エーラース-ダンロス症候群・オスラー病など。後天性の場合，血管性紫斑病・IgA 血管炎（アレルギー性紫斑病）など

● 注意事項と看護のポイント　毛細血管壁の機能をみるもので，太い血管の異常については検査できない。測定部位の皮下脂肪や筋肉の発達状態が検査値に影響する。なお，5 分間の加圧はかなりの負担であるため，患者の状態をよく観察する。

3　血小板機能

● 検査の意義　血小板は数の減少だけでなく，機能に異常があっても，出血傾向の原因になる。血小板数が正常であるにもかかわらず，出血時間が延長しているときは，血小板の機能障害を疑い，血小板の機能を検査する。

　血小板の機能には，粘着能❷・凝集能❸・放出能・血餅退縮などがあり，検査では粘着能と凝集能をまず調べる。粘着能は傷ついた血管に血小板がはりつくのに重要であり，凝集能は血小板どうしが互いに集まって血栓をつくるのに重要な機能である。

● 検査結果の解釈　血小板機能の亢進は，心筋梗塞や一過性脳虚血発作（TIA❹），脳血栓症，糖尿病，脂質異常症など，血栓を形成しやすい疾患にみられる。一方，血小板機能の低下は，先天性血小板機能異常症（血小板無力症など），後天性血小板機能異常症（尿毒症・慢性骨髄性白血病など），およびある種の薬物（アスピリン・インドメタシンなど）の服用などでみられる。感冒薬などを服用している患者で出血傾向があらわれた場合には，血小板機

NOTE

❶ルンペル-レーデ試験
　血圧計を用いて，最高血圧と最低血圧の中間圧（血圧が高い人では 90 mmHgでよい）で 5 分間加圧したあと，マンシェットを外して，2 分後に前腕肘窩に出現する 0.5〜1 mm 以上の直径の明瞭な出血点を数える。

NOTE

❷粘着能
　粘着能は，ガラスビーズを詰めた管に血液を通し，通過前後の血小板数を測定して粘着率を求める。
❸凝集能
　凝集能は，種々の凝集誘発物質を添加して，凝集塊のおこりやすさを調べる。
❹TIA
　transient ischemic attack の略。

能が障害されている可能性を考える必要がある。

● **注意事項と看護のポイント**　採血は空腹時に行う。採血後は，時間の経過とともに凝集能が低下するので，3時間以内に検査する。

4 プロトロンビン時間（PT）

　外傷などによって出血して血液が血管外（組織）に出ると，**組織因子**（第Ⅲ因子）の影響を受けて，血漿中の凝固因子の第Ⅶ因子が活性化される。このようにして始まる血液凝固反応を**外因系凝固反応**という（◯ 106ページ，図4-9）。さらに，**カルシウムイオン**（Ca^{2+}：第Ⅳ因子）の存在下で第Ⅹ・Ⅴ因子が活性化され，**プロトロンビン** prothrombin（第Ⅱ因子）が**トロンビン** thrombin となり，これがフィブリノゲン（第Ⅰ因子）をフィブリンに変化させて血液凝固（凝血）がおこる。

　プロトロンビン時間 prothrombin time（**PT**）は，これらの外因系凝固反応にかかわる因子（外因系凝固因子）やフィブリノゲンの欠乏を調べる検査である[1]。

● **検査の意義**　先天的に第Ⅶ・Ⅹ・Ⅴ因子，プロトロンビン，フィブリノゲンが欠乏している人では，外因系凝固反応の異常が原因になって，出血傾向をおこす。また，プロトロンビン，第Ⅶ・Ⅹ因子の合成にはビタミンKが必須であり，ビタミンK欠乏でも凝固異常をきたす。

　PTの測定は，外因系凝固異常のスクリーニング検査として最も基本的なものである。また凝固因子の多くは肝臓でつくられるので，肝硬変など肝臓の実質細胞が障害される肝疾患でも凝固異常をきたす。このため，肝機能を評価する目的としてもしばしば検査される。

● **検査結果**　測定結果として，時間の長さ（秒）のほか，活性（％），INR[2]（PT-INR）などが報告される（◯ 353ページ，巻末資料）。活性は重症肝障害などで低下する。INRは，試薬の感度による差をなくすために用いられている指標であり，PTが延長するとINRは上昇する。INRはワルファリンなどの経口血液凝固阻止薬を服用している患者で薬効の評価に用いられる。

● **検査結果の解釈**　健康人を対照とするPTに比べて2秒以上の延長があるときを異常とみなす。PT延長は，次のような場合にみられる。

（1）先天性凝固異常症：第Ⅶ・Ⅹ・Ⅴ因子，プロトロンビン，フィブリノゲンの欠乏または異常症

（2）後天性凝固異常症：重症肝障害・ビタミンK欠乏症・DIC

（3）経口血液凝固阻止薬（ワルファリンなどクマリン系ほか）の服用時

● **注意事項と看護のポイント**　3.2％（3.8％）のクエン酸ナトリウム溶液と静脈血を1：9の割合で正確に混和し，低温で遠心分離して血漿を分離し被検試料とする。その際，クエン酸ナトリウムと血液の比率が正確でないと，検査結果は信頼できない。また採血するときに組織液が混入すると，PTは短くなる。

□ NOTE
❶プロトロンビン時間の測定
　Ca^{2+}を除いて得た血漿に，組織因子とCa^{2+}を加え，フィブリンが析出するまでの時間を測定する。

□ NOTE
❷ INR
　international normalized ratio（国際標準化比）の略。

5 活性化部分トロンボプラスチン時間（APTT）

　血液凝固反応には，外因系のほかに**内因系凝固反応**がある。これは血液が血管外に出て異物と接触すると，まず第Ⅻ因子（ハーゲマン因子）が活性化され，ついで第Ⅺ・Ⅸ・Ⅷ因子と順々に活性化される。そして，**血小板第3因子** platelet factor 3（**PF3**）と**カルシウムイオン**（**Ca²⁺**）の存在下で第Ⅹ・Ⅴ因子を活性化させ，プロトロンビンをトロンビンに変化させて，最終的にフィブリノゲンがフィブリンになり，血液凝固が達成される（◯106ページ，図4-9）。

● **検査の意義**　活性化部分トロンボプラスチン時間（**APTT①**）の測定は，内因系凝固反応の異常を調べるスクリーニング検査として，最も基本的なものである。内因系凝固反応の異常が原因で出血傾向をおこす代表的な疾患に，血友病がある。これは，第Ⅷ因子または第Ⅸ因子が先天的に欠乏し，出血傾向をおこす遺伝性疾患である。第Ⅷ因子の欠乏症を血友病A，第Ⅸ因子欠乏症を血友病Bという。

　第Ⅸ因子の合成にもビタミンKが必要であり，ビタミンKが欠乏すると，外因系だけでなく内因系にも障害が出る。

● **検査結果の解釈**　健康人の測定結果（25〜40秒）と比較して10秒以上長い場合は，APTTが延長していると判定できる。延長は，次のような場合にみられる。

（1）先天性凝固異常症：第Ⅻ・Ⅺ・Ⅸ・Ⅷ・Ⅹ・Ⅴ因子，プロトロンビン，フィブリノゲンの欠乏または異常症

（2）後天性凝固異常症：重症肝障害，DIC，ビタミンK欠乏症，ヘパリン・ワルファリン投与

● **注意事項と看護のポイント**　PT測定時と同様に，3.2%（3.8%）クエン酸ナトリウム溶液と血液を1:9の割合で正確に加えて，血漿を分離する。採血が円滑にできなかったり，採血後に1時間以上経過したりした場合は，APTTが短くなることがある。

▢ NOTE

❶ APTT
　activated partial thromboplastin time の略。測定方法としては，まずCa²⁺を除去した血漿を検体として，カオリン・セライト・エラジン酸などの活性化物質で接触相における因子を活性化する。そのあと，血小板第3因子とCa²⁺を加えて，フィブリンが析出するまでの時間を測定する。

6 凝固因子活性

　凝固因子活性の検査は，各凝固因子に異常があると疑われるとき，プロトロンビン時間（PT）や活性化部分トロンボプラスチン時間（APTT）を利用して，それぞれの因子の活性を定量して診断し，治療の指針とする。

● **検査の意義**　出血傾向のある患者で，PTもしくはAPTTで異常があった場合には，先天性の血友病など，凝固因子に異常があることが考えられる（◯表4-8）。また，PT，APTTおよび血小板には異常がないのに，創傷の治癒が遅かったり，出血があったりするときは，第Ⅷ因子の異常が疑われる。各凝固因子活性の低下度と出血傾向の重症度はほぼ比例し，活性が1%以下は重症，1〜5%は中等症，5〜50%は軽症の出血傾向を示す。

● **検査結果の解釈**　凝固因子活性の低下は先天性凝固異常症でみられるが，

▶表 4-8　先天性凝固因子欠乏(欠損)症

凝固因子	疾患名(慣用名)	遺伝形式[*1]	推定頻度[*2]
I	先天性無フィブリノゲン血症	常・潜	0.1
II	先天性低プロトロンビン血症	常・潜	0.1
V	先天性第V因子欠乏症(パラ血友病)	常・潜	0.1
VII	先天性第VII因子欠乏症	常・潜	0.1
VIII	先天性第VIII因子欠乏症(血友病 A)	伴・潜	40〜60
vWF[*3]	先天性 vWF 因子欠乏症(フォン＝ヴィレブランド病)	常・顕(潜)	20〜30
IX	先天性第IX因子欠損症(血友病 B, PTC[*4] 欠乏症)	伴・潜	4〜6
X	先天性第X因子欠損症(スチュアート因子欠乏症)	常・潜	0.1
XI	先天性第XI因子欠損症(PTA[*5] 欠乏症)	常・潜	1
XII	先天性第XII因子欠乏症(ハーゲマン形質)	常・潜	0.1
XIII	先天性第XIII因子欠乏症(FSF[*6] 欠乏症)	常・潜	0.1

*1 常：常染色体，伴：伴性，潜：潜性(劣性)遺伝，顕：顕性(優性)遺伝
*2 100 万人あたり
*3 フォン＝ヴィレブランド因子
*4 血漿トロンボプラスチン成分
*5 血漿トロンボプラスチン前駆物質
*6 フィブリン安定化物質

後天的には肝障害や DIC をはじめとする次のような原因がある。
(1)凝固因子の産生障害：肝障害・ビタミン K 欠乏症・新生児メレナ
(2)凝固因子の消費亢進：DIC
(3)抗凝固療法：ヘパリン・ワルファリンの服用
(4)広域スペクトル抗菌薬の長期投与
(5)高度の栄養失調，未熟児，新生児
(6)凝固因子に対する阻害因子(インヒビター)の存在

● **注意事項と看護のポイント**　凝固因子欠乏症のうち，外因系凝固因子(第VII因子)欠乏症では PT が延長し，内因系凝固因子(第VIII・IX・XI・XII因子)欠乏症では APTT が延長する。共通系凝固因子(第I・II・V・X因子)欠乏症では，PT と APTT がともに延長する。第XIII因子欠乏症では，PT と APTT のいずれにも異常はみられない。

なお，妊娠や運動によって凝固因子活性は高くなる。

7　フィブリノゲン

フィブリノゲンは，血液凝固反応の最終段階において作動する血漿タンパク質である。トロンビンの酵素作用を受けてフィブリンとなり，血小板が凝集してつくられた一次血栓に，糸がからみつくようにして頑丈な二次血栓を形成し，止血を完成させる役目がある。

● **検査の意義**　フィブリノゲンは肝臓で合成される。炎症がおこると，急速に反応してつくられる。これらの特徴から，フィブリノゲンの検査は出血傾向だけではなく，炎症を判定する検査としても重要である❶。

NOTE
❶フィブリノゲンの検査
　血漿に塩化カルシウムとトロンビンを加えてフィブリンをつくり，水酸化ナトリウムで溶解させたあと，フェノール試薬で比色定量する。

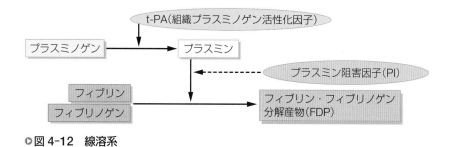

◗図4-12　線溶系

● **検査結果の解釈**　フィブリノゲンの増加は,炎症があって反応性に肝臓での合成が亢進している場合や,血栓性疾患の場合でみられる。急性感染症・悪性腫瘍・心筋梗塞・脳血栓・糖尿病・ネフローゼ症候群・膠原病などの疾患や,手術後などで高値になる。また加齢・運動・妊娠でも増加する。

　フィブリノゲンの減少は,先天性低(無)フィブリノゲン血症でみられるが,後天性にも,フィブリノゲンの産生障害(肝硬変,白血病治療薬としてのL-アスパラギナーゼの投与)か,消費の亢進(DIC)によって生じる。

● **注意事項と看護のポイント**　赤血球沈降速度は,DICなどでフィブリノゲンが減少すると遅延し,炎症などでフィブリノゲンが増加すると速くなる。

8　フィブリン・フィブリノゲン分解産物(FDP)

　血栓ができて止血が完了すると,用のなくなった血栓はやがて溶解される。まず,血漿中のプラスミノゲンがプラスミンに変換される。プラスミンはタンパク質分解酵素の1つであり,これが血栓のフィブリンおよび血液中のフィブリノゲンを溶かして血栓を溶解させる(線溶)。線溶の結果,**フィブリン・フィブリノゲン分解産物(FDP❶)**が血液中にあらわれる(◗図4-12)。

● **検査の意義**　線溶の結果であるFDPを測定すれば,すなわち線溶系の状態を推測できる。血栓症に対して血栓溶解療法を行うときに,その効果判定のためにも使われる。

● **検査結果の解釈**　FDPが高値になるのは,線溶系が亢進している状態を反映しており,DIC,血栓症,悪性腫瘍,熱傷,手術後,移植拒絶反応,蛇毒中毒などの場合である。

● **注意事項と看護のポイント**　血清中のリウマチ因子が陽性の場合には,偽陽性を示すことがある。新生児期にはやや高く,1歳以降で成人の値となる。

□ NOTE
❶ FDP
　fibrin/fibrinogen degradation product の略。

9　Dダイマー

　FDPは,血栓ができるときに生じるフィブリンと,血液中にあるフィブリノゲンのいずれもが分解されたときに生成される。一方,血栓のフィブリンが分解されたときのみに生成される分解産物が**Dダイマー**である。

● **検査の意義**　Dダイマーの上昇は，血栓の生成と線溶の状態を示す指標となる。
● **検査結果の解釈**　Dダイマーは，FDPとともに，DICの診断に用いられる。また，**深部静脈血栓症**の診断にも用いられる。

10 その他の出血・凝固検査

出血傾向(出血性素因)は複雑な病態を反映しており，詳しく病態を解析して確定診断を行うには，このほかにもさまざまな検査が行われる。特殊検査としてもしばしば行われる検査項目について，以下に概略を紹介する。これらは，とくにDICの診断に役だつものが多い。

1 アンチトロンビンⅢ(AT Ⅲ)

アンチトロンビンⅢ antithrombin Ⅲ(**AT Ⅲ**)は，肝臓で合成される**凝固抑制**

plus 播種性血管内凝固(DIC)の検査法

播種性血管内凝固(DIC)は，後天的におこる出血傾向をきたす病態のなかでもとくに重要である。

細菌感染症や白血病，悪性腫瘍，不適合輸血をはじめ，常位胎盤早期剝離(はくり)などの産科的疾患，重症熱傷・外傷，手術などによる広範な組織傷害，蛇咬傷(じゃこうしょう)などが原因となる。これらの基礎疾患があると，細菌毒素や組織から放出される組織因子様物質によって凝固が始まる。

組織因子様物質が引きがねとなって凝固能が亢進すると，血管内で血液凝固が過剰におこる。その結果，末梢血管内で広範囲に多数の血栓が形成され，脳や腎臓など，循環血液量の多い臓器に障害があらわれる。

同時に，凝固によって血小板や凝固因子が多量に消費され，使い果たされて，出血傾向が強まる。加えて，血栓を溶解させるための反応である線溶が亢進し，これによっても出血傾向が助長される。

このように，DICではもともと相反する現象である血栓傾向と出血傾向が，複雑にからみながら同時におこる。全身性の出血と末梢循環障害によるショックなどをきたし，処置が遅れると致命的となる。この意味から，DICを早期に発見し診断することは，きわめて重要である。

DICを示す検査結果には，赤沈の遅延，赤血球減少と形態の変化，血小板減少，PTの延長，凝固因子とくにフィブリノゲンの減少，FDPやPIC，TATの高値などがある。単一の検査だけでは診断がつきにくいこともあるので，これらを組み合わせて診断する。

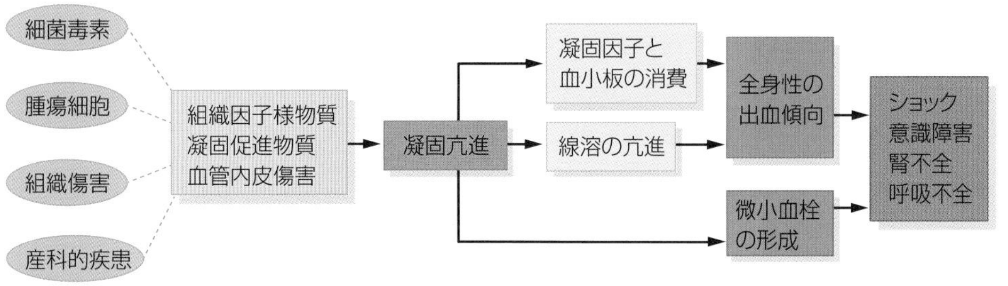

▶播種性血管内凝固(DIC)の病態

物質で，トロンビンや活性化された第IX・X因子などを不活性化して，凝固を抑制する作用がある。**血栓症**をおこす病態において，診断や治療効果判定のために検査される。

　重症の肝障害で合成能が低下した場合や，DIC などで消費が亢進した場合，あるいはネフローゼ症候群で体外に漏出したような場合にも，アンチトロンビンIIIが低値となる。

2　プラスミン-プラスミン阻害因子複合体（PIC）

　プラスミンは，フィブリンを溶解して線溶を引きおこすタンパク質分解酵素である（●図 4-12）。生体内では，その作用が過剰になりすぎないように，**プラスミン阻害因子** plasmin inhibitor（**PI**：プラスミンインヒビター，アンチプラスミン）によって抑制がなされている❶。線溶系が亢進した場合には，血中にプラスミンと PI の複合体（**プラスミン-プラスミン阻害因子複合体**〔**PIC**〕❷）が存在する。そこで，PIC を測定することにより，線溶系の亢進状態が判定できる。DIC や血栓溶解療法時などで高値となる。

3　トロンビン-アンチトロンビンIII複合体（TAT）

　トロンビンは，フィブリノゲンをフィブリンにかえて血液を凝固させる作用があり，血栓形成に重要な役割を果たす。しかし，その作用が過剰になりすぎないように，阻害因子であるアンチトロンビンIIIが結合して，複合体（**トロンビン-アンチトロンビンIII複合体**〔**TAT**❸〕）をつくってトロンビンの作用が不活性化される。そこで TAT を検査することによって，凝固が亢進している状態，すなわち血栓傾向が診断できる。

　TAT は，DIC・血栓症・心筋梗塞・妊娠高血圧症候群などで高値となる。

□ NOTE
❶プラスミン阻害因子の血液学的検査では，おもにα_2プラスミンインヒビターを測定するため，α_2PI ともよばれる。
❷ PIC
　plasmin-plasmin inhibitor complex の略。

□ NOTE
❸ TAT
　thrombin-antithrombinIII complex の略。

D　骨髄検査

　骨髄は，血球を産生する造血器官である。骨皮質に囲まれた骨髄腔に存在する**造血幹細胞**が分化・成熟して，赤芽球・骨髄芽球・巨核球などを経て，赤血球・白血球・血小板となり，血液中に供給される（●図 4-13）。

● **検査の意義**　骨髄検査は，血液検査だけでは診断がつかない血球減少の原因検索や，白血病・多発性骨髄腫などの診断および治療後の効果判定，悪性リンパ腫やがんの骨髄浸潤の有無を判定するなどの目的で行われる（●表 4-9）。

● **検体の採取**　検体の採取は，腸骨（上後腸骨棘）もしくは胸骨（胸骨体の第 2 肋間）で行う（●図 4-14）。ただし，胸骨穿刺は穿刺針が大動脈を傷つけるおそれもあり，ほとんど行われない。骨髄穿刺針で穿刺して，**骨髄液**をシリンジ（注射筒）で吸引する。骨髄液が吸引できない場合などには**骨髄生検**を行う。

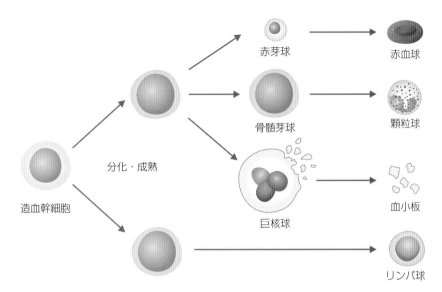

◎図 4-13　骨髄での血球の分化

◎表 4-9　骨髄検査のおもな適応疾患

• 再生不良性貧血	• 真性赤血球増加症
• 骨髄異形成腫瘍❶	• 骨髄線維症
• 白血病	• 悪性リンパ腫やがんの骨髄浸潤
• 多発性骨髄腫	

NOTE
❶血液腫瘍 WHO 分類の 2023 年改訂により，骨髄異形成症候群は骨髄異形成腫瘍に疾患名が変更された。

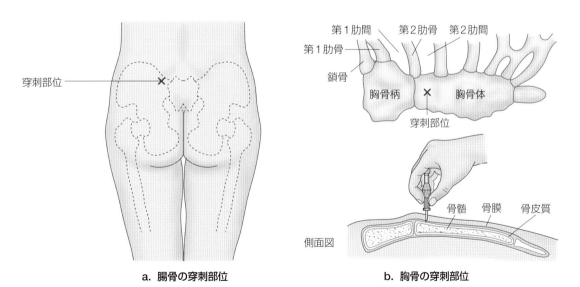

a. 腸骨の穿刺部位　　　　　　　　　　　b. 胸骨の穿刺部位

◎図 4-14　骨髄穿刺を行う部位

1　骨髄穿刺検査

検査前の準備
● 必要な器具と薬品
①消毒用具など：1%クロルヘキシジンエタノールまたはポビドンヨード，アルコール綿，滅菌鑷子，滅菌綿球，滅菌穴あきシーツ，滅菌ガーゼ，滅菌手袋

②穿刺器具：ディスポーザブルシリンジ(5 mL，10 mL，30 mL 用各1本)，注射針2本，骨髄穿刺針(生検も行うときは骨髄生検針)

③薬物：局所麻酔薬(プロカインまたはリドカイン)，ヘパリン(染色体検査・フローサイトメトリー検査を行う場合)

④容器など：検体容器(必要に応じ，染色体検査・フローサイトメトリー検査用の保存液入り容器や病理検査用のホルマリン入り容器も準備する)，スライドガラス数枚，塗抹用引きガラス，ドライヤー

● **患者への説明と注意事項**　事前に検査の内容と10分程度で終わることを説明し，同意を得る。不安や緊張をやわらげながら，局所麻酔薬でのアレルギーやアルコールかぶれの有無を確認する。絶食は不要だが，検査直前の飲食は控えさせる。検査前に排尿や排便をすませてもらう。

● **検査の手順**

(1)腸骨穿刺では患者を腹臥位もしくは側臥位に，胸骨穿刺では仰臥位にし，穿刺部位を十分に露出させる。医師が穿刺部位をクロルヘキシジンエタノールまたはポビドンヨードで消毒し，滅菌穴あきシーツをかぶせる。

(2)看護師は，医師が5 mL シリンジに局所麻酔薬5 mL を，10 mL シリンジにヘパリン約0.2 mL をとるのを介助し，穿刺針やガーゼなどを渡す。これらの行為は無菌的に行う。

(3)穿刺部位の皮膚と骨膜の局所麻酔をする。穿刺針をきりもみ状にして穿刺し，骨髄腔に達したら30 mL シリンジを穿刺針に取りつける。吸引する瞬間に痛みが生じることを患者に告げてから，骨髄液を約0.5 mL 吸引する。骨髄液の入ったシリンジを標本作製担当者(臨床検査技師など)に渡す。

(4)染色体などの検査を行う場合は，ヘパリン入りのシリンジにつけかえて，骨髄液を約2 mL 吸引する。

(5)穿刺針を抜き，穿刺部位にガーゼをあてがって，指で圧迫止血する。

(6)引きつづき生検を行う場合は，円筒形の生検針を骨髄腔にきりもみ状に差し込み，そのまま引き抜いて，細い棒状の骨髄検体をとる。

(7)穿刺部周囲に付着している消毒液や血液をアルコール綿でふきとる。止血が確認されたら，ガーゼを絆創膏などで固定する。

● **検査後の看護**　検査後は仰臥位で30～60分間，安静にさせる。穿刺部からの出血や血圧低下の有無を観察する。とくに急性白血病患者などでは，血小板減少や凝固異常により出血が続くことがあるため，注意深い観察が必要

である。胸骨穿刺を行った患者では，きわめてまれではあるが，針が心膜や胸部大動脈に達してこれらを傷つけ，深部での出血による重篤な血圧低下をきたすことがある。局所麻酔薬によるショックにも注意する。

　検査当日の入浴とシャワー浴は禁止する。翌日，ガーゼをはがして，血腫形成や感染がないことを確認する。

◉ **検査項目**　骨髄穿刺液を用いて，以下の検査を臨床検査技師もしくは医師が行う。

　①**有核細胞数と巨核球数の計測**　有核細胞とは赤血球を除いた細胞のことをいう。基準値は有核細胞数が $10\sim25$ 万$/\mu$L，巨核球数が $50\sim150/\mu$L である。

　②**塗抹標本の作製と細胞分画**　塗抹標本を作製し乾かしたのち，ライト-ギムザ染色などを行い，顕微鏡で観察する。赤芽球・骨髄球系の各分化段階の細胞の比率，形態異常の有無，白血病細胞などの異常細胞の有無とその比率を調べる。急性白血病の症例では，ペルオキシダーゼ染色やエステラーゼ染色などの特殊染色を行って，病型分類を行う。

　③**病理検査**　骨髄穿刺液の凝固物もしくは生検検体を用いて病理標本を作製し，鏡検する。

　④**細胞表面抗原検査**　白血病などの腫瘍細胞が存在する症例では，その細胞の特徴(骨髄性か，リンパ性かなど)を明らかにするため，細胞表面に発現するタンパク質を，フローサイトメトリー法を用いて解析する(◉ 179 ページ)。

　⑤**染色体検査，遺伝子検査**　白血病などの腫瘍細胞が存在する症例では，後述のような染色体検査や遺伝子検査を行う。

◉ **検査結果の解釈**　骨髄液中の有核細胞数と巨核球数が著しく減少して，骨髄が低形成になっていれば，再生不良性貧血が考えられる。また，血液では血球が減少しているのに，骨髄液で有核細胞数と巨核球数は基準値内もしくはそれ以上にあり，造血細胞の形態異常がみられれば，骨髄異形成症候群が考えられる。

　塗抹標本で白血病細胞などの腫瘍細胞がみられたら，その細胞比率や特殊染色，フローサイトメトリー検査，染色体・遺伝子検査の結果に基づいて，WHO 分類による病型分類を行う。

2　染色体検査

◉ **検査の意義**　**染色体検査**は，ダウン症候群やターナー症候群のような先天性の染色体異常症候群や，白血病やリンパ腫などの造血器腫瘍を対象として行う。前者は血液中のリンパ球を，後者は血液・骨髄液・リンパ節生検検体などに含まれる腫瘍細胞を用いて行う。細胞を短期間培養し，分裂中期にあらわれる染色体をギムザ分染法により核型解析する(◉図 4-15-a)。

　白血病の病型分類は，従来は骨髄標本の細胞形態に基づいて行われたが，現在の WHO 分類では，形態所見に染色体や遺伝子の所見を加えて行われる。また，赤血球増加が腫瘍性か反応性かの区別がむずかしい症例で，骨髄

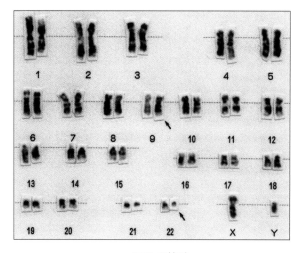

a. CMLの核型　　　　　　　　　　　b. FISH検査での模式図

▶図4-15　慢性骨髄性白血病（CML）の核型と検査所見

▶表4-10　造血器腫瘍におけるおもな染色体・遺伝子異常

疾患・病型	染色体異常	関与する遺伝子
急性骨髄性白血病 （顆粒球系分化を伴う病型）	t(8;21)(q22;q22)	*RUNX1::RUNX1T1*
急性前骨髄球性白血病	t(15;17)(q24;q21)	*PML::RARA*
急性Bリンパ芽球性白血病	t(9;22)(q34;q11)	(minor)*BCR::ABL1*
慢性骨髄性白血病	t(9;22)(q34;q11)	(Major)*BCR::ABL1*
びまん性大細胞型B細胞リンパ腫	t(3;14)(q27;q32)	*BCL6::IGH*
濾胞性リンパ腫	t(14;18)(q32;q21)	*IGH::BCL2*

細胞に染色体異常があれば，腫瘍性とする根拠となる。

● **検査結果の解釈**　造血器腫瘍の各疾患や病型ごとに，特徴的な染色体異常が知られている（▶表4-10）。たとえば，**慢性骨髄性白血病（CML❶）**では，9番染色体長腕と22番染色体長腕を切断点とする**相互転座**（2本の染色体の内部で切断され，入れかわってつながること）がみられる（▶図4-15-a）。この転座によって生じた長腕の短い22番染色体を，発見者の所属機関の地名にちなんでフィラデルフィア染色体（Ph染色体）という。

📄 NOTE

❶ CML
chronic myelogenous leukemia の略。

3　遺伝子検査

対象となる遺伝子（DNA）に，蛍光標識したプローブ❷を結合させ，特殊な顕微鏡で細胞を観察すると，光のスポットによって特定の遺伝子（核酸の塩基配列）を検出することができる。この方法を**FISH** fluorescence *in situ* hybridization **法**といい，染色体・遺伝子異常の検出に用いられている。

● **融合遺伝子の検出**　染色体の相互転座がおこると，それに伴い，それぞ

📄 NOTE

❷ プローブ
目標となるDNAと特異的に結合するDNA断片。

<table>
<tr><td>plus</td><td>### PCR 検査と RT-PCR 検査</td></tr>
</table>

ポリメラーゼ連鎖反応 polymerase chain reaction (PCR)検査とは，目的とする DNA 領域の増幅を利用した検査法である。

PCR 用チューブに検体 DNA と，増幅したい DNA 領域の両端に相補的な配列をもつ短い一本鎖 DNA(プライマーとよぶ)と，DNA 合成酵素を入れる。①加熱すると二本鎖 DNA は変性して一本鎖 DNA に分かれる(熱変性)。②次に冷却すると，プライマーが一本鎖となった DNA に結合して二本鎖を形成する(アニーリング)。③ DNA 合成酵素によって，プライマーを土台として DNA が伸長する。この①熱変性→②アニーリング→③伸長反応を 20〜30 回繰り返して DNA を増幅し，検査に用いる。

PCR 検査は，細菌やウイルスの検出だけでなく，ヒトの遺伝子検査にも用いられる。その際，DNA を直接増幅するのではなく，DNA から転写されたメッセンジャー RNA(mRNA)を検体として用いることがある。それは，ヒトの染色体 DNA 上の遺伝子では，イントロンとよばれる塩基配列が介在して細切れになっているために増幅がおきない場合でも，mRNAではイントロン部分が切り取られており，増幅がおこるためである。

しかし RNA は PCR 法で増幅されないため，まずmRNA から DNA を合成する酵素(逆転写酵素)を用いて相補的 DNA(cDNA)をつくり，cDNA を鋳型にした PCR 法により，目的とする領域を増幅する。この方法は RNA から DNA を合成する逆転写 reverse transcription(RT)を用いるので，RT-PCR 法とよばれる。

実際の検査の流れを，白血病の検査を例にしてみよう。たとえば，慢性骨髄性白血病(CML)では，正常な細胞にはない，*BCR::ABL1* 融合遺伝子(●表4-10)が存在するため，この遺伝子からつくられる*BCR::ABL1* 融合 mRNA を RT-PCR 法で増幅し検出して，診断が行われる。

まず，血液や骨髄液などの細胞検体から RNA を抽出する。RNA に逆転写酵素を加えて cDNA を合成し，*BCR* と *ABL1* のそれぞれに特異的に結合するプライマーを用いて PCR 法を行うと，*BCR::ABL1* の融合領域が 2 倍，4 倍，8 倍……と指数関数的に増幅され

る。この PCR 産物の有無を検出したり(定性検査)，増幅の立ち上がりを蛍光色素で検出したりすることにより，検体中の *BCR::ABL1* 融合 mRNA の本数を計測する(定量検査)。

なお，正常細胞では *BCR* と *ABL1* は異なる染色体，つまり別々の DNA 鎖にあるため，上記のプライマーを用いた PCR 法で増幅は生じない。また，各プライマーの結合特異性が高いので，ほかの遺伝子を増幅してしまうことはなく，増幅反応を利用するため，白血病細胞がごく少数であっても検出できる検査法となっている。

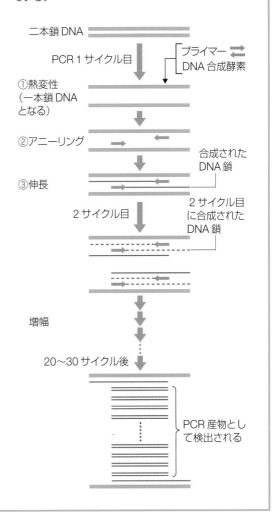

二本鎖 DNA
PCR 1 サイクル目
プライマー
DNA 合成酵素
①熱変性
(一本鎖 DNA
となる)
②アニーリング
合成された
DNA 鎖
③伸長
2 サイクル目
2 サイクル目
に合成された
DNA 鎖
増幅
20〜30 サイクル後
PCR 産物として検出される

れの切断点に存在する遺伝子によって，融合遺伝子が形成される。前述の CML を例にとれば，*BCR*::*ABL1* 融合遺伝子が形成される❶。ここで FISH 法を用いて，それぞれの遺伝子に赤と緑で蛍光標識したプローブを結合させると，融合遺伝子では両者の光の色がまじり合って黄色に見える（◉図 4-15-b）。この現象を利用して，融合遺伝子をもつ細胞の有無や比率を簡便に検出できる。

　なお，造血器腫瘍の遺伝子異常には，一塩基置換のような融合遺伝子を形成しないものもある。

● **腫瘍細胞の検出**　染色体検査では，腫瘍の有無を判定する場合，検体中の細胞の 5〜10％以上の数の腫瘍細胞がないと検出されない。そこで，治療後のごくわずかな白血病細胞の残存の有無を検出するために，RNA を標的とする **RT-PCR**❷**法**などの**遺伝子増幅法**が用いられる。これにより，10 万細胞中に 1 個の白血病細胞までも検出することができる。

◽NOTE

❶融合遺伝子はこれまで「*BCR－ABL1*」または「*BCR／ABL1*」のように，2 つの遺伝子名をハイフンまたはスラッシュでつなぐ表記が慣用的に使用されていた。しかし近年，国際標準遺伝子記号（HGNC 正式遺伝子記号）としてダブルコロン（::）の使用が推奨されるようになったことから，本書ではこの表記を用いている。

❷ RT-PCR
reverse transcription-polymerase chain reaction（逆転写ポリメラーゼ連鎖反応）の略。

第 **5** 章

化学検査

● **化学検査とは**　血液（血清，血漿❶）にとけている成分を，化学反応や酵素反応，抗原抗体反応などを利用して，分析する検査が**化学検査（生化学的検査）**である。臨床検査のなかで依頼件数，検査項目ともに最も多く，検体検査の中心をなしている。

化学検査の目的や結果の評価基準は多岐にわたる。しかし，心臓・肝臓・腎臓などの疾患の診断や，その障害の程度の評価，糖尿病や脂質異常症，高尿酸血症などの生活習慣病の診療まで，その知識は欠かすことができない。

化学検査の検査項目として本章では，血清タンパク質や糖質・脂質・タンパク質などの代謝に関する物質の検査のほか，水・電解質の検査，血液ガス分析，血中薬物濃度の検査などを取り上げる。

自己抗体や腫瘍マーカー，ホルモンなどの検査は，同じく血清を試料として行われるが，本書では第６章「免疫・血清学的検査」，第７章「内分泌学的検査」にて述べる（◐ 172 ページ，196 ページ）。

● **化学検査における看護のポイント**　化学検査の検体（材料，試料）は，血液ガス分析を除いて血清である場合が多い。しかし，緊急検査や診察前検査の場合は，採血から分析開始までの時間を少しでも短縮させるために，項目によっては血清のかわりに全血や血漿を用いることもある。

化学検査では，血糖値をはじめ，中性脂肪や胆汁酸など，検査結果が食事の影響を受けるものもあり，検査を受ける患者には注意をする必要がある❷。しかし，すべての検査項目が食事などの影響を受けるわけではないため，検査項目ごとの特徴を理解したうえで，検査の介助や検体の採取を行う。また，患者指導などのためにも，知識の整理が求められる。

NOTE
❶血漿と血清
　採血時に抗凝固剤を使用すると，血液は凝固しない。それを遠心分離すると，血球層の上に血漿が得られる。一方，抗凝固剤を使用しなければ血液は凝固し，遠心分離または放置すると血餅の上に血清が得られる。血漿と血清にはアルブミンや種々のグロブリンが含まれており，血漿中にはそれらに加えフィブリノゲンをはじめとする凝固因子が存在する。

NOTE
❷検査値に影響を与える因子
　検査項目によっては，年齢・性別，食事，運動，喫煙，飲酒，体位・姿勢，日内リズム，薬剤などの影響を受けるものがある。

A　血清タンパク質の検査

血清中には，アルブミンや免疫グロブリンをはじめ，微量成分も含めると100 種類以上のタンパク質が存在している。これらのタンパク質は体液の浸透圧維持や物質の結合と輸送，免疫機能（抗体活性や補体活性など），血液凝固能など種々の機能を有している。

血清タンパク質はさまざまな病態で，量的・質的な変化を示す。この変化をつかむために，血清総タンパク質の測定，電気泳動❸による分画，個々の病態を評価するタンパク質（バイオマーカー）の定量などが行われる。

NOTE
❸電気泳動
　タンパク質などを濾紙やゲルの上にのせて電圧をかけると，荷電や分子量に応じて移動する。これにより，混合物は各成分に分離・分画できる。

　　検査前の準備
　　• **検体の種類**　血清
　　• **検査に必要な器具**　採血セット（採血ホルダー，採血針），採血管

1　血清総タンパク質，アルブミン，A/G 比

● **検査の意義**　血清中のタンパク質は，全身状態のスクリーニングを目的

に，栄養状態，タンパク質の合成や異化（分解や代謝）の状態，タンパク質の吸収・漏出の状態，脱水症などのタンパク質代謝異常の指標として測定される。

血清総タンパク質 total protein（TP）のほとんどは，**アルブミン** albumin（Alb）と**グロブリン** globulin で構成され，その約80%は肝臓で合成される。したがって，血清総タンパク質の値の低下は，肝臓でのタンパク質合成能が低下する肝細胞障害，またはタンパク質が体外にもれ出る疾患があることを示す。

一方，血清総タンパク質値の上昇は，**免疫グロブリン** immunoglobulin の増加によるもので，原因には**単クローン性** monoclonal（モノクローナル）に増加する疾患❶と，**多クローン性** polyclonal に増加する疾患❷がある。

アルブミンは血清タンパク質の60〜70%を占め，血漿膠質浸透圧の維持，各種物質の運搬などの役割を担っている。肝臓で合成されるため，肝臓の合成能や栄養状態の指標として用いられる。

A/G比は，血清タンパク質のうち，アルブミン（A）とそれ以外（グロブリン；G）の比である。アルブミンの減少は栄養不良を，グロブリンの増加は疾患の存在を示すことが多いため，全身状態を評価する簡便な指標として用いられる。

これらの基準範囲と臨床的意義を●表5-1に示す。

● **注意事項と看護のポイント**　血清総タンパク質とアルブミンは，採血時の体位により変動し，臥位では立位・座位より5〜10%低値となる。

アルブミンは色素結合法で測定され，ブロムクレゾールグリーン（BCG）❸およびブロムクレゾールパープル（BCP）❹という色素が用いられる。BCGはアルブミン以外の一部のグロブリンにも反応する。したがって，アルブミンが低下しグロブリンが上昇する病態では，BCGを用いた場合には誤差を生じ，BCPより高値を示す。そのため，より正確に計測できるBCPが用いられるようになってきている。アルブミンは種々の診断基準に関係するため，

NOTE
❶基本的には腫瘍性増殖による疾患。骨髄腫，マクログロブリン血症など。
❷反応性の増殖による疾患。自己免疫疾患，慢性炎症，肝硬変など。

NOTE
❸ BCG
　bromcresol green の略。
❹ BCP
　bromcresol purple の略。

●表5-1　血清総タンパク質，アルブミン，A/G比の基準範囲と臨床的意義

項目	基準範囲	低下が示唆するもの	増加が示唆するもの
総タンパク質	6.5〜8.0 g/dL	1. 合成能の低下：慢性肝疾患（肝硬変，肝細胞がん），悪性腫瘍 2. 合成のための材料の不足：飢餓・栄養障害，悪性腫瘍 3. 漏出の増加：ネフローゼ症候群，蛋白漏出性胃腸症，消化管出血，熱傷	1. 免疫グロブリンの増加：骨髄腫，マクログロブリン血症，自己免疫疾患，慢性炎症 2. 血液濃縮：脱水
アルブミン	4.0〜5.0 g/dL	1. 漏出の増加：ネフローゼ症候群，蛋白漏出性胃腸症，熱傷，出血 2. 合成低下：慢性肝疾患（肝硬変，慢性肝炎，肝細胞がん） 3. 消費の増大：甲状腺機能亢進症 4. 摂取不足：低栄養，飢餓，消化吸収障害	血液濃縮：脱水
A/G比	1.2〜2.0	1. アルブミンが減少する病態 2. グロブリンが増加する病態	グロブリンの減少する病態（先天性無γグロブリン血症を含む）

いずれの測定法を使っているかを知っておく必要がある[1]。わが国では，現在，ほとんどの施設でBCP改良法が使用されている。

2 血清タンパク質分画（血清タンパク分画）

● **検査の意義**　**血清タンパク質**は電気泳動法により，各タンパク質の荷電に応じて泳動され，アルブミンと4つのグロブリン分画（α_1，α_2，β，γ）の計5つに分けられる（◎図5-1）。これらの分画パターン（分画ごとの比率）は，疾患ごとに特異的なパターンを示すため，病態のスクリーニングに使用される。

とくに，骨髄腫などでみられる，単クローン性の免疫グロブリンの増加によってつくられる**Mタンパク質** monoclonal protein は，急峻なピークを形成

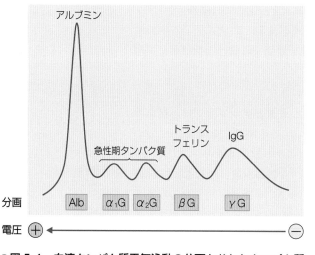

急性期タンパク質
α_1-アンチトリプシンやα_2-マクログロブリン，ハプトグロビンなどを多く含み，急性炎症や組織破壊などで上昇する。

トランスフェリン
血漿中に存在する鉄と結合するタンパク質。

IgG
免疫グロブリンG。血漿中に最も多い抗体。

◎**図5-1　血清タンパク質電気泳動の分画とおもなタンパク質**

plus	**栄養評価タンパク質**

　栄養サポートチーム nutrition support team（NST）では，患者の短期的な栄養状態を把握する生化学指標として，血中半減期の短いタンパク質 rapid turnover protein（RTP）が用いられている。半減期とは，血中濃度が半減するまでの時間のことで，体内で分解・利用されるサイクルの目安となる。

　RTPには，レチノール結合タンパク質，トランスサイレチン（プレアルブミン），トランスフェリンの3つがあり，いずれもアルブミンと同様に，肝臓で合成され血液中に存在する血清タンパク質である。それぞれの半減期がおよそ半日，2日，7日であり，半減期20日のアルブミンに比べて短いため，短期間での栄養状態を反映するわけである。

　体内での滞留も少なく，血液製剤からの影響も受けにくいため，急性期疾患や手術後の患者の栄養管理に適している。ただし，炎症がある患者では，炎症マーカーであるC反応性タンパク質などが上昇するのに対し，逆に減少するという特徴もあるので，注意を要する。

1）日本臨床検査医学会 血清アルブミン定量値ワーキンググループ：血清アルブミン測定値についての提言書―BCG法とBCP改良法による測定値の差の取り扱い方―．（http://www.jslm.org/others/news/20131225albumin.pdf）（参照 2022-7-26）

する。これは **M ピーク**とよばれ，疾患発見の糸口となる。

3　心筋マーカー

検査前の準備
- **検体の種類**　血清，全血（迅速診断の場合）

❋ **検査の意義**　心筋梗塞などの**急性冠症候群（ACS❶）**が疑われる患者では，心電図検査とともに**心筋マーカー**の検査が行われる（⊙図5-2）。心筋マーカーのなかでも，心筋に特異性の高い検査として，**トロポニンT，トロポニンI，心臓型脂肪酸結合タンパク質（H-FABP❷），CK-MB**（⊙ 130 ページ）などがあげられる。

　心電図検査は，特異性は高いものの，感度はそれほど高くないため，比較的検査が容易で感度の高い心筋マーカーが測定される（⊙表5-2）。近年，予

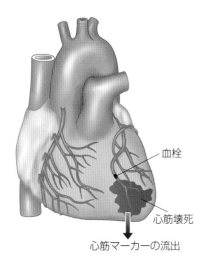

血栓

心筋壊死

心筋マーカーの流出

心筋マーカー
CK, CK-MB, LD, AST,
トロポニンT, トロポニンI,
H-FABP

⊙**図 5-2　急性冠症候群と心筋マーカー**
冠動脈が血栓などで閉塞すると，それより先に酸素や栄養分が送られなくなり，下流にある心筋が壊死する。壊死した細胞からは，心筋中に存在するタンパク質（心筋マーカー）が血液中に流れ出す。

⊙**表 5-2　各種バイオマーカーの特徴**

	検査項目	基準範囲	上昇する疾患
心筋マーカー	トロポニンT トロポニンI CK-MB 心臓型脂肪酸結合タンパク質(H-FABP)	0.05 ng/mL 未満 0.04 ng/mL 未満 25 U/L 未満，5 ng/mL 以下 6.2 ng/mL 未満	急性冠症候群 急性冠症候群 急性冠症候群 急性冠症候群
心筋ストレスマーカー	脳性ナトリウム利尿ペプチド(BNP) N末端プロ脳性ナトリウム利尿ペプチド(NT-proBNP)	20 pg/mL 以下 125 pg/mL 以下	心不全 心不全
肺線維化マーカー	シアル化糖鎖抗原 KL-6	500 U/mL 未満	間質性肺炎

後がわるいといわれる非 ST 上昇型心筋梗塞（心電図で ST 部分が上昇しないタイプの心筋梗塞）の早期診断のために，「0-1 時間アルゴリズム」が提唱された。これは，高感度トロポニンを来院時と 1 時間後に測定し，値の変化から診断を行うものである。

● **注意事項と看護のポイント**　ACS の危険因子としては，①脂質異常症（◐ 142 ページ），②糖尿病（◐ 133 ページ），③高血圧，④喫煙，⑤加齢が知られている。このような因子をもつ患者では，心臓の栄養血管である冠動脈に血栓ができやすく，ACS になりやすい。

　心筋マーカーは，ACS が疑われる患者を対象に測定される検査であり，トロポニン T および I，H-FABP などの簡易検査キットも救急医療の現場で使用される。ただし，これらは発症後早くても 2〜3 時間を過ぎないと，血中レベルの上昇がわからない。そこで，3〜6 時間後に再度検査することが推奨される。また，分子量が小さいため，腎不全でクリアランス（◐ 153 ページ）が低下したときにも上昇するので注意する。

4　心筋ストレスマーカー

● **検査の意義**　心不全の診断，重症度の判定，治療の経過観察に有用なバイオマーカーとして，**脳性ナトリウム利尿ペプチド（BNP❶）** と，**N 末端プロ脳性ナトリウム利尿ペプチド（NT-proBNP❷）** が日常検査として測定されている（◐ 125 ページ，表5-2）。

> **検査前の準備**
> ・**検体の種類**　血漿（NT-proBNP は血清も可）

● **注意事項と看護のポイント**　BNP，NT-proBNP ともに心不全で上昇するが，NT-proBNP は腎不全の影響をより強く受けることに注意する。

　BNP は **EDTA 血漿❸** を試料とし，移送する場合にはすぐに凍結しなければならない。一方，NT-proBNP は血清でも血漿でも測定でき，安定性も高い。

5　線維化マーカー

　肝臓の線維化マーカーにはヒアルロン酸やⅣ型コラーゲンがあり，さらに最近，Mac-2 結合タンパク質糖鎖修飾異性体（M2BPGi）やオートタキシンが加わり，採血検査で線維化の判定が期待できる。ここでは，肺胞の炎症反応によって上皮細胞が破壊され，肺胞壁が線維化する疾患である**間質性肺炎**のマーカーを紹介する。

● **検査の意義**　間質性肺炎は，主症状としては，空咳や労作時の息切れがある。胸部 X 線検査や呼吸機能検査などによって評価されるが，診断および経過観察の指標として，肺線維化マーカーである**シアル化糖鎖抗原 KL-6**（**KL-6**），サーファクタントタンパク質 A（SP-A❹），サーファクタントタン

NOTE

❶ **BNP**
　brain natriuretic peptide の略。

❷ **NT-proBNP**
　N-terminal pro-brain natriuretic peptide の略。

NOTE

❸ **EDTA 血漿**
　抗凝固剤として EDTA 塩を使用したときの血漿。血清は不可。

NOTE

❹ **SP-A, D**
　それぞれ surfactant protein-A，D の略。

パク質 D(SP-D④)が測定される。とくに，KL-6 が臨床検査に使用される。

● 注意事項と看護のポイント　もともと KL-6 は肺がんのマーカーとして開発されたものであり，間質性肺炎以外にも肺がんでも上昇する(● 125 ページ，表 5-2)。

B　血清酵素の検査

　元来は各細胞や組織，臓器の中で機能を有している酵素が，細胞傷害や産生亢進などによって，血液中に出てきたものを**血清酵素**とよぶ(●表 5-3)。

　血清酵素にはさまざまな種類があり，局在や各酵素量が異なるため，それぞれの臨床的意義を理解する必要がある。γ グルタミルトランスフェラーゼ(γ-GT)とクレアチンキナーゼ(CK)は男性が女性よりも高値を示し，基準範囲に性差がある。

検査前の準備
- **検体の種類**　血清
- **検査に必要な器具**　採血セット，採血管

1　肝細胞傷害を反映する肝酵素(AST, ALT, LD)

● 検査の意義　急性肝炎・慢性肝炎など，肝細胞が傷害を受ける病態では，肝細胞に多く存在する**アスパラギン酸アミノトランスフェラーゼ** aspartate aminotransferase(**AST**)，**アラニンアミノトランスフェラーゼ** alanine aminotransferase(**ALT**)，**乳酸脱水素酵素** lactate dehydrogenase(**LD**，**LDH**)が血

●表 5-3　代表的な血清酵素の特徴

酵素	略称	基準範囲	異常値の原因(ChE のみ低下，その他は上昇)
アスパラギン酸アミノトランスフェラーゼ	AST	10〜30 U/L	肝疾患(肝炎など)，筋疾患，心筋梗塞
アラニンアミノトランスフェラーゼ	ALT	10〜30 U/L	肝疾患(肝炎など)，慢性的な筋疾患
乳酸脱水素酵素(乳酸デヒドロゲナーゼ)	LD (LDH)	120〜220 U/L	肝疾患(肝炎など)，溶血(赤血球由来)，筋疾患，自己免疫疾患，腫瘍
アルカリホスファターゼ	ALP	40〜120 U/L	胆汁うっ滞，閉塞性黄疸，骨疾患，妊娠，肝硬変
γ グルタミルトランスフェラーゼ	γ-GT	男性：10〜50 U/L 女性：10〜30 U/L	胆汁うっ滞，閉塞性黄疸，習慣飲酒，アルコール性肝障害
コリンエステラーゼ	ChE	200〜450 U/L	肝臓での合成低下(肝硬変)，栄養不良，慢性疾患，有機リン中毒
アミラーゼ	AMY	40〜130 U/L	膵臓由来(急性膵炎)，唾液腺由来(唾液腺炎，ムンプス)，腎不全
クレアチンキナーゼ	CK	男性：60〜250 U/L 女性：50〜170 U/L	骨格筋傷害(横紋筋壊死，筋ジストロフィー，多発性筋炎など)，心筋傷害(急性冠症候群，急性心筋梗塞)

◎表 5-4 AST/ALT 比による鑑別

AST/ALT	おもな疾患・病態
＜1	急性肝炎, 慢性肝炎, 脂肪肝(非アルコール性)
≧1	アルコール性肝障害, 肝硬変, 肝細胞がん, 肝臓以外の疾患

液中に増加する。したがって，これらの酵素が一緒に血液中に出てきた場合，すなわち3種類の血中濃度がそろって上昇しているときは肝細胞の傷害を示す。

ただし，これらの酵素は肝細胞以外にも存在するため，それぞれの割合が重要である。とくに，AST と ALT の比(**AST/ALT 比**)，LD と AST の比(**LD/AST 比**)によって疾患が鑑別される(◎表 5-4)。たとえば，アルコール性肝障害などでは AST/ALT 比が高くなる。また，LD/AST 比は，肝細胞に由来する場合は 1 に近く，筋疾患では 5，赤血球由来の場合は 20 をこえる。

なお，LD には LD1 から LD5 までの5種類の**アイソザイム❶**があり，臓器・器官ごとの分布に特異性がある。たとえば，LD1 は心筋に多く，LD5 は肝細胞に多い。この違いを利用して細胞傷害部位の特定に役だてられる。
● **注意事項と看護のポイント**　AST，LD は赤血球にも含まれており，とくに LD は大量に存在している。したがって，採血時に溶血するとこれらの血清レベルが上昇するので注意する。

また LD は，激しい運動や妊娠によっても高値を示すため，検査前に患者の状態を確認しておく必要がある。

□ NOTE
❶**アイソザイム**
　同じ反応を触媒し，異なる分子構造をもつ，体内にある複数の酵素。

2　胆汁うっ滞を反映するマーカー(ALP，γ-GT)

● **検査の意義**　肝臓でつくられた胆汁は，胆管を通って十二指腸に排出される。したがって，その経路に問題が発生すると胆汁うっ滞が生じる。このとき，**アルカリホスファターゼ** alkaline phosphatase(**ALP**)や**γグルタミルト**

---

column　溶血と血清 LD

　採血したままの全血を室温放置しておくと，血球はエネルギーを十分に得ることができないため溶血する。つまり，血球が餓死して中身が細胞外に出てきてしまうのである。溶血した血清もしくは血漿で検査を行えば，赤血球に多く含まれる LD やカリウムの値が高くなるわけである。通常，溶血があればヘモグロビンも細胞外に出てくるため，血清が赤くなり，検査部で気がついてことなきを得るはずであるが，見逃されてしまうと臨床医は「なんじゃこりゃ」という検査結果を

受けとることになる。
　溶血で同様に気をつけたいのは，採血する拳を握ったり開いたりを繰り返した(クレンチング)場合や，採血に時間がかかりすぎる場合，細い針と陰圧の強い真空採血管で採血した場合，真空採血管で規定量よりはるかに少ない量の採血をした場合，採血後に泡だつほど撹拌した場合，全血を凍らせてしまった場合などである。

ランスフェラーゼ γ-glutamyl transferase（**γ-GT**）の産生が亢進し，血中レベルの増加をきたす。なお，多くの場合，直接ビリルビンも上昇している（**閉塞性黄疸**，◐ 145 ページ）。

　ALP には，胆汁うっ滞・閉塞性黄疸のときに上昇する肝型 ALP のほかに，骨芽細胞由来の骨型，胎盤型，小腸型などがある。そのため，血清 ALP の上昇は胆汁うっ滞のみを示すわけではなく，骨疾患（骨型），妊娠（胎盤型），肝硬変（小腸型）などでも上昇する。

　γ-GT は腎臓・肝臓・膵臓に多く，胆汁うっ滞のほか，習慣飲酒やアルコール性肝障害のマーカーとしても知られる。

● **注意事項と看護のポイント**　ALP や γ-GT はアルコール以外に，抗てんかん薬（フェニトインなど）や経口避妊薬などの服用によっても産生が誘導されて上昇するので注意する。

　また，ALP は成長期の小児の場合，骨型が上昇するため，血清 ALP が成人よりも高値を示す。そのほか，妊娠や高脂肪食，血液型なども変動の要因となる。

3　血清コリンエステラーゼ（ChE）

● **検査の意義**　コリンエステラーゼ cholinesterase（**ChE**）は肝細胞で合成されるため，その合成能を反映する検査として使用される（◐ 127 ページ，表 5-3）。肝障害のほかに，栄養障害や慢性疾患でも軽度低下する。また，有機リン中毒（農薬などによる）で低下し，重症度も反映する。

　一方，ChE の上昇は臨床的意義が少ないが，過栄養性脂肪肝，ネフローゼ症候群などでみられる。

● **注意事項と看護のポイント**　頻度は少ないが，遺伝的に ChE が低い人がいる。手術時に筋弛緩薬などを投与すると，その分解が遅延し，遷延性無呼吸❶をきたすことがあるので，術前の測定値には注意する。

4　膵臓の逸脱酵素

> **検査前の準備**
> ・**検体の種類**　血清，尿（アミラーゼの場合）
> ・**検査に必要な器具**　採血セット，採血管，採尿管（アミラーゼの場合）

● **検査の意義**　膵臓が傷害された場合，外分泌腺にある**アミラーゼ** amylase，**リパーゼ** lipase，**エラスターゼ1** elastase 1 などが血液中に増加する。このうち，アミラーゼ（とくに膵型アミラーゼ）とリパーゼが，膵傷害のマーカーとして用いられる。

　アミラーゼはおもに唾液腺と膵臓に局在する酵素であるため，唾液腺・膵臓のいずれかの傷害によって血液中に増加する。また，腎臓で代謝・排泄されるため，腎障害でも血液中に停滞することによって上昇する。

● **注意事項と看護のポイント**　現在は膵型アミラーゼを直接簡単に測定できるため，膵傷害を疑うのであれば直接，膵型アミラーゼを測定すればよい。アミラーゼは尿中に排泄されるため，血液中での増加が小さくても尿中アミラーゼが上昇していることがあるので，とくに慢性膵炎などでは尿中アミラーゼ測定を併用するとよい。

5　筋肉の逸脱酵素

● **検査の意義**　筋肉に多い酵素は，**クレアチンキナーゼ** creatine kinase（**CK**）やアルドラーゼ aldolase である。このうち CK の検査は，筋疾患を疑ったときには必須とされる（ 127 ページ，表5-3）。

　CK は B（brain）と M（muscle）の 2 種のサブユニットからなる 2 量体で，**CK-BB**，**CK-MB**，**CK-MM** という 3 種類のアイソザイムを形成する。

　このうち，CK-BB は脳や平滑筋に多いが，血液中で増加することはまれであり，CK-BB が検出された場合，成人では悪性腫瘍を疑うべきである。

　CK-MB は心筋において CK の 20〜30％ を占め，心筋梗塞などの心筋傷害では血中の CK-MB の割合が増加する。CK-MB は心筋マーカーとして，トロポニンや心臓型脂肪酸結合タンパク質などと同様に活用される（ 125 ページ）。

　CK-MM は骨格筋に多く，横紋筋壊死や筋ジストロフィー，多発性筋炎などの骨格筋疾患で上昇する。

● **注意事項と看護のポイント**　CK は骨格筋に多く含まれるため，運動や筋肉内注射などでも上昇することを知っておく必要がある（ column）。

---

column　健康な人の CK 異常高値

　ある日 29 歳の男性が，会社の健診の結果を持って来院した。医務室からの紹介状では，クレアチンキナーゼ（CK）が 980 U/L という異常高値であり，精査を依頼してきたのだ。

　CK は筋肉にある酵素で，心筋梗塞や筋炎で高値になる，いわゆる筋原性酵素である。心筋梗塞であれば強い胸痛があるし，筋炎でも脱力感や筋肉痛があるはずである。しかし，患者は健康そのもので，まったく異常所見はない。

　そこで，患者に生活習慣を聞いてみた。すると，彼は会社の陸上競技部に所属するマラソンランナーだった。毎朝 10 km 走ってから出勤するのが日課だという。健診の日も，食事はしないようにとの注意があっ

たが，運動についてはなにも指示がなかったので，いつもどおりに走ったそうだ。

　ここで納得できた。10 km も走れば，筋肉の収縮に伴って，筋肉内の酵素が血液中にもれ出てくる。ちょうど，ぬれた雑巾をしぼった場合を考えればよい。CK は，筋肉の収縮によって血液中に流出し，異常高値になったわけだ。

　もちろん，運動は健康維持に有用であるが，このような思わぬ落とし穴には注意したい。検査を受けるときには，条件をよく確認することが必要である。しかし，患者自身が条件に気づくことはむずかしいため，医療職が配慮をすることが大切となる。

6　ペプシノゲン(PG)

● **検査の意義**　ペプシノゲン pepsinogen ⅠおよびⅡ(PG Ⅰ, PG Ⅱ)は，胃に局在する消化酵素である。萎縮性胃炎で血清ペプシノゲンⅠ/Ⅱ比が低下することから，萎縮性胃炎の診断に用いられるようになった。

　萎縮性胃炎は，胃がんの先行病変と考えられることから，胃がんの一次スクリーニングとしても使用されるにいたっている。また，萎縮性胃炎の原因となるヘリコバクター - ピロリ *Helicobacter pylori* の感染検査と組み合わせて，「ABC 検診」という胃がんリスクの検査が推奨されている(◯ plus)。

C　糖代謝の検査

　血液中の糖質を**血糖**という。血糖の主成分はグルコース(ブドウ糖)であり，血糖値とは血液中のグルコース濃度を意味する。グルコースは生体のエネルギー源であり，またほかの化合物を合成するための原材料として利用される。

　血糖はからだの機能維持に不可欠であり，**インスリン**や**グルカゴン**などのホルモンによって血糖値が一定の範囲に保たれることで生命が維持されている。そのため，著しい高血糖や低血糖は生命の危機につながる(◯表5-5)。

---

plus	**ペプシノゲンを用いた胃がんスクリーニング(ABC 検診)**

　胃粘膜の萎縮は胃がんの発生要因となり，その程度はペプシノゲン値の測定によって評価できる。一方で，ヘリコバクター - ピロリ(ピロリ菌)は慢性胃炎を引きおこし，胃粘膜萎縮を進行させる。

　この①胃粘膜萎縮の程度と，②ピロリ菌感染の2つを調べて，胃がんのリスク評価を段階的に行うのがABC 検診である(◯下表)。血清を検体とするため簡便であり，また画像検査などよりも患者が結果を理解しやすいなどの利点がある。

　①と②がともに陽性であるほどリスクは高くなるが，D 群はピロリ菌が生息できないほどに胃粘膜萎縮が進んだ状態が考えられるため，最もリスクが高くなっている。

判定	区分	ペプシノゲン*1	ピロリ菌*2	判定と対応
正常	A 群	陰性	陰性	胃は正常。胃がん発症の可能性はきわめて低い。
異常	B 群	陰性	陽性	胃がん発症のリスクあり。胃潰瘍にも注意。最低 3 年に 1 回の胃内視鏡検査が必要。
	C 群	陽性	陽性	胃がん発症のリスクが高い。最低 2 年に 1 回の胃内視鏡検査が必要。
	D 群	陽性	陰性	胃がん発症のリスクがきわめて高い。毎年の胃内視鏡検査が必要。

*1 PG Ⅰ：70 ng/mL 以下かつ PG Ⅰ/Ⅱ比：3 以下を陽性とする。
*2 血清抗ヘリコバクター - ピロリ IgG 抗体の判定。

◦表5-5　血糖値に異常をきたす疾患・病態

血糖値	疾患・病態
上昇する場合	糖尿病，甲状腺機能亢進症，褐色細胞腫，先端巨大症，クッシング症候群，グルカゴノーマ，ソマトスタチノーマなど
低下する場合	血糖降下薬の過剰服用，インスリンの過剰投与，空腹時飲酒，ダンピング症候群，インスリノーマ，アジソン病，下垂体前葉機能低下症，肝がんなど

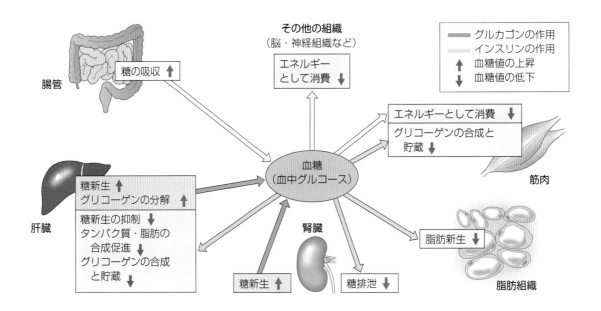

◦図5-3　血糖値の調節

● **糖の体内動態**　血糖の供給源は，①腸管からの吸収，②肝グリコーゲンの分解，③糖新生の三者である（◦図5-3）。一方，グルコースの消費先は，まず末梢組織でのエネルギー産生であり，つづいて肝臓や筋肉でのグリコーゲン産生，そして脂肪組織における脂肪への転化に使われる。

　多くのホルモンによって，血糖は一定範囲に保たれているが，血糖を低下させるホルモンは，膵臓のランゲルハンス島の B（β）細胞から分泌される**インスリン**のみである。インスリンは肝臓での糖新生を抑制し，グリコーゲン合成を促進することにより，肝臓からのグルコースの放出を低下させる。またインスリンは，筋肉や脂肪組織でグルコースの細胞内への取り込みを促進させる。

　一方，血糖を上昇させるホルモンは，膵臓の A（α）細胞から分泌される**グルカゴン**，下垂体前葉から分泌される成長ホルモン（GH），副腎皮質から分泌される糖質コルチコイド（代表はコルチゾール），副腎髄質から分泌されるアドレナリンなど複数存在する。中枢神経系はエネルギーのほとんどをグルコースに依存しているため，低血糖状態では昏睡となる（◦表5-6）。生命の危機につながる低血糖の防止機構として，血糖上昇には複数のホルモンが

◐表 5-6　血糖値とからだの反応

随時血糖値 （mg/dL）	ホルモン分泌など	症状
		糖尿病性昏睡
400	インスリン分泌低下状態	
200	（糖尿病の基準）	多尿・多飲
	インスリン作用不足状態	
140		
	インスリンの分泌	
90	インスリンの分泌停止	
75	グルカゴン・アドレナリン・GH の分泌	飢餓感
60	コルチゾールの分泌	頻脈・冷汗
		意識障害の出現
45		傾眠
		昏睡
30		脳細胞障害
		死

関与している。

　空腹時や絶食時の血糖値は，グリコーゲンの分解と糖新生によって維持される。糖新生は，肝臓（一部腎臓）でアミノ酸やグリセロールからグルコースを生成することであり，生成後，血液中に供給される。

1　血糖

　インスリンの分泌量および作用に障害などが生じることによって，血糖値が慢性的に高値を持続する状態を**糖尿病**という。反対にインスリンの分泌量あるいは投与量が過剰になる場合や，血糖の調節に関与するほかのホルモンの分泌に異常がおこっている場合には**低血糖**になる。

検査前の準備
- **検体の種類**　全血，血清，血漿（いずれも可）
- **検査に必要な器具など**　採血セット，フッ化ナトリウム入り採血管，経口ブドウ糖負荷試験用グルコース液（OGTT のみ）
- **患者について**　空腹時測定を行う場合は，検査前 10 時間以上を絶食させる。

● **検査の意義**　血糖値はおもに糖尿病を診断するために調べられるが，糖尿病以外でも高値となる。血糖値測定は，◐表 5-5 に示した疾患・病態を疑った場合の診断や，治療効果の判定，経過観察に不可欠な検査である。

◆ 糖尿病

　糖尿病とは，インスリンの分泌や作用の障害から血糖値が慢性的に高値を持続する状態である。その病態や原因により，以下の 4 つに分類される。

　①**1型糖尿病**　膵臓のB細胞がなんらかの要因で破壊され，インスリンが絶対的に不足して発症する。治療にはインスリンが不可欠である。

　②**2型糖尿病**　インスリンの相対的不足ないし作用不全（**インスリン抵抗性**）が主体であり，わが国における糖尿病の90％を占める。代表的な生活習慣病の1つである。

　③**遺伝子異常や他疾患に伴う糖尿病**　糖尿病全体の1％程度を占める。

　④**妊娠糖尿病**　妊娠中に生じる耐糖能の低下である。

● **糖尿病の診断**　糖尿病の診断基準を◐図5-4および◐表5-7に示す。診断には，血糖値や後述するHbA1c値のほか，**経口ブドウ糖負荷試験** oral glucose tolerance test（**OGTT**）の検査結果が重要である。OGTTは，糖尿病が疑われる患者に75gのグルコース（ブドウ糖）を水溶液として飲んでもらい，2時間後の血糖値を測定するものである。

● **症状**　血糖値の上昇は，グルコースの尿中排泄増加による尿浸透圧上昇をまねき，浸透圧性利尿から多尿，多飲などの古典的な糖尿病症状の原因となる。また，エネルギー代謝障害の結果として体重減少を引きおこす。

　これらの症状は250 mg/dL以上の重度の高血糖で出現し，それ以下では

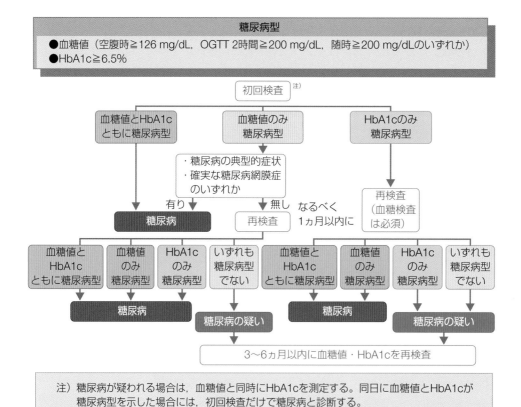

注）糖尿病が疑われる場合は，血糖値と同時にHbA1cを測定する。同日に血糖値とHbA1cが糖尿病型を示した場合には，初回検査だけで糖尿病と診断する。

日本糖尿病学会「糖尿病の分類と診断基準に関する委員会報告（国際標準化対応版）」，糖尿病55（7），494頁，2012より一部改変

◐**図5-4　糖尿病の臨床診断のフローチャート**
（日本糖尿病学会：糖尿病治療ガイド 2022-2023. p.26, 文光堂，2022による）

◉表5-7　空腹時血糖値および75 g経口糖負荷試験（OGTT）2 時間値の判定基準（静脈血漿値，mg/dL，カッコ内は mmol/L）

	正常域	糖尿病域
空腹時値 75 gOGTT 2 時間値	＜110（6.1） ＜140（7.8）	≧126（7.0） ≧200（11.1）
75 g OGTT の判定	両者をみたすものを正常型とする。	いずれかをみたすものを糖尿病型*とする。
	正常型にも糖尿病型にも属さないものを境界型とする。	

*随時血糖値≧200 mg/dL（≧11.1 mmol/L）および HbA1c（NGSP）≧6.5％
（HbA1c（JDS）≧6.1％）の場合も糖尿病型とみなす。

正常型であっても，1 時間値が 180 mg/dL（10.0 mmol/L）以上の場合には，180 mg/dL 未満のものに比べて糖尿病に悪化するリスクが高いので，境界型に準じた取り扱い（経過観察など）が必要である。
また，空腹時血糖値 100〜109 mg/dL のものは空腹時血糖正常域の中で正常高値と呼ぶ。
＊ OGTT における糖負荷後の血糖値は随時血糖値には含めない。
（日本糖尿病学会：糖尿病の分類と診断基準に関する委員会報告〔国際標準化対応版〕，糖尿病 55（7）：492，2012 による）

自覚症状が軽微なことが多いが，慢性的な高血糖状態の持続による血管障害や，易感染性を合併することが大きな問題となる。

● **合併症**　血管合併症は，虚血性心疾患・末梢動脈閉塞・脳血管障害などの大血管障害と，末梢神経障害・網膜症・腎機能障害などの細血管障害に分けられる。合併症を予防するためには，診断基準に則した早期の治療介入が有効であり，また治療開始後は健康人とかわらない血糖値に維持するコントロールが重要である。

▊ 血糖検査における注意事項と看護のポイント

血糖値は飲食物の摂取，運動やストレスなどで増加する。また，採血後も解糖の進行とともに低下するため，解糖阻止剤の**フッ化ナトリウム**が入った採血管を使用する。

血糖値は，薬物により変動する場合もある。また，静脈と毛細血管などの採血部位によっても数値に差があり，また全血と血漿でも値に差がでる（全血補正をしている装置を除く）。さらに，点滴中の患者の採血には点滴液が混入しないように十分注意する（◉ column）。

● **OGTT での注意**　OGTT の場合，検査数日前の食事摂取の不足，栄養素のかたよった食事，大量の飲酒，過度の運動，精神的ストレス，検査値に影

---

column　血糖値が 1,000 mg/dL

とくに糖尿病でもない患者の採血をしたところ，血糖値が 1,000 mg/dL と異常高値を示した。臨床的にも高血糖を示唆する所見はない。検査室での測定ミスか，採血時になにか原因が……と，採血担当者に話を聞いたところ，点滴ラインから採血したとのことであった。

点滴液には 5％のグルコースが含まれていた。はて，5％とは？ 血糖値にどれくらい影響するのだろうか？

5％は 100 分の 5 であり，5 g/dL と考えてよい。すなわち 5,000 mg/dL である。これが採血した血液におよそ 5 分の 1 の割合で混入してしまったのだ。

たとえ 100 分の 1 の割合で点滴液が混入しても，血糖値は約 50 mg/dL 上昇してしまう。血糖を測定したい場合，点滴液の混入は絶対避けなければならない。正しい結果が得られなければ，誤った治療を誘導する危険性があるため，十分注意する必要がある。

響を与える薬剤の服用は避ける。検査前の絶食は10〜14時間が適当とされ，20時間以上は耐糖能を低下させる。発熱や下痢，外傷後も検査を行うべきではない。

負荷試験中は原則として静かに座位を保つ。臥位は座位よりもわずかに血糖値が上昇する。負荷中の喫煙は，自律神経系の変動によって高血糖をまねくため，禁止する。

2 糖化タンパク質（HbA1c，グリコアルブミン）

赤血球中のヘモグロビン（Hb）や，アルブミンをはじめとする多くの血清タンパク質は，非酵素的に血液中のグルコースと徐々に結合し（糖化 glycosylation），**グリコヘモグロビン** glycohemoglobin（糖化ヘモグロビン）や**グリコアルブミン** glycoalbumin（糖化アルブミン，**GA**）などの糖化タンパク質になる。

> **検査前の準備**
> - **検体の種類**　全血（HbA1c），血清または血漿（グリコアルブミン）
> - **検査に必要な器具**　採血セット，採血管

◆ HbA1c

ヘモグロビンにはα，βのタンパク質鎖がそれぞれ2本ずつあり，各タンパク質のN末端にグルコースが結合する。ヘモグロビンに糖が結合したグリコヘモグロビンのうち，HbA1cは，グルコースがヘモグロビンのβ鎖末端に結合したものの割合（%）を示す。

● **検査の意義**　HbA1cの生成量は，赤血球が骨髄でつくられたのちに曝露されたグルコース濃度，つまり血糖値に比例して増える。そのためHbA1cは，長期の血糖コントロールの目安として有用である。糖尿病の診断や糖尿病患者の血糖コントロールの指標として広く用いられているだけでなく，特定健康診査（いわゆるメタボ健診）でも活用されている。さまざまな臨床研究の結果，HbA1cの値を6.9%以下に保つことが，糖尿病に伴う血管合併症の発症予防や進展防止につながることが示されている（●表5-8）。

HbA1cは，赤血球寿命が約120日であることから，採血時の直前1〜2か月間の血中グルコース濃度をよく反映する指標となる（直前1か月間の血糖値が50%，その前1か月間が25%，さらに前の1か月間が25%寄与する）。

◆ グリコアルブミン

● **検査の意義**　HbA1cと同じく糖化タンパク質の1つであるグリコアルブミン（GA）は，アルブミンとグルコースが結合して形成される糖化タンパク質（ケトアミン）であり，採血時から過去14〜21日間の平均血糖値を反映すると考えられる。これはアルブミンの半減期が約20日であるためである。したがって，GAはHbA1cよりも最近の血糖コントロールを反映すること

● 表 5-8　糖尿病患者の血糖コントロール目標

目標	コントロール目標値[注4]		
	血糖正常化を 目指す際の目標[注1]	合併症予防 のための目標[注2]	治療強化が 困難な際の目標[注3]
HbA1c(%)	6.0 未満	**7.0 未満**	8.0 未満

・治療目標は年齢，罹病期間，臓器障害，低血糖の危険性，サポート体制などを考慮して個別に設定する。
・65 歳以上の高齢者については出典の 107 ページ「高齢者糖尿病の血糖コントロール目標」を参照すること。
注1）適切な食事療法や運動療法だけで達成可能な場合，または薬物療法中でも低血糖などの副作用なく達成可能な場合の目標とする。
注2）合併症予防の観点から HbA1c の目標値を 7%未満とする。対応する血糖値としては，空腹時血糖値 130 mg/dL 未満，食後 2 時間血糖値 180 mg/dL 未満をおおよその目安とする。
注3）低血糖などの副作用，その他の理由で治療の強化が難しい場合の目標とする。
注4）いずれも成人に対しての目標値であり，また妊娠例は除くものとする。
（日本糖尿病学会編著：糖尿病治療ガイド 2022-2023．p.34，文光堂，2022 による）

となる。血糖コントロールが安定しているときは HbA1c の約 3 倍の値になる。

▌糖化タンパク質検査における注意事項と看護のポイント

　糖化タンパク質の測定値は検査直前の食事の影響を受けないので，長期的な病態の診断には有用である。しかし，HbA1c は赤血球寿命の短縮する病態（貧血・出血・肝硬変など）や透析では偽低値となり，アルコール多飲や腎不全などでは偽高値となる。また，鉄欠乏性貧血の回復期は偽低値，鉄欠乏性貧血（慢性期）では偽高値を示す。異常ヘモグロビン症では異常値となる。

　グリコアルブミンは，ネフローゼ症候群を呈するような高度のタンパク尿症例では偽低値を示す。

3　インスリン，C ペプチド

　インスリン insulin は，膵臓のランゲルハンス島（膵島）の B（β）細胞から分泌されるホルモンである。血糖値を低下させる体内で唯一のホルモンで，血糖値のコントロールに不可欠である。B 細胞は血中のグルコース濃度上昇を鋭敏に感知し，インスリン分泌を促進させる。

　B 細胞ではインスリンの前駆物質（プロインスリン）が合成されるが，これはインスリンと **C ペプチド**に切断されて，分泌顆粒にたくわえられる。インスリンはエネルギーを必要としている臓器の細胞に血中のグルコースを取り込ませ，最終的に解糖系代謝経路を介してエネルギーを産生させる。逆に，過剰にグルコースが存在しているときには，肝臓にはたらきかけ糖新生を抑制する。

検査前の準備
- **検体の種類**　血清
- **検査に必要な器具**　採血セット，採血用試験管
- **患者について**　空腹時採血を行う場合は，検査前 10 時間以上を絶食させる。

▶表5-9　空腹時インスリン値の評価

インスリン（μU/mL）	予測される疾患・病態
15以上	肥満（インスリン抵抗性の出現），インスリン抗体の存在，インスリノーマ（インスリン分泌過剰），下垂体性巨人症，クッシング症候群，インスリン受容体異常
5〜15	（基準範囲内）
5未満	糖尿病（インスリン分泌の低下），副腎不全，下垂体機能不全

● **検査の意義**　インスリンの測定は，①糖尿病および糖尿病の疑いがある場合や，②耐糖能異常を伴う病態が疑われる場合，③インスリンの分泌能やインスリン抵抗性の評価，④低血糖の原因検索（インスリノーマ疑いなど）などの目的で行われる。

　健康な人では，早朝空腹時の膵臓でのインスリン分泌（基礎分泌）量はほぼ一定に保たれていて，食後に血糖値が高くなるとインスリン分泌が増加（追加分泌）し，血糖値が低くなるとインスリンは抑制される。一方，糖尿病では，インスリンの基礎分泌のほかに，追加分泌の遅延あるいは低下がおこる。

　また，肥満に伴ってインスリン作用が障害される（インスリン抵抗性が出現する）と，膵臓でのインスリン分泌量が増加し，血液中のインスリン濃度が上昇する（▶表5-9）。

● **注意事項と看護のポイント**　インスリン分泌には日内変動・日差変動があり，1回のみのインスリン値から疾患の有無を判断することが困難である。複数回測定したり，Cペプチドなどほかの指標も参考にして，総合的に判断する。なお，食事・運動・輸液など，血糖値に影響する因子はインスリン濃度にも影響する。

　血糖値の上昇などの刺激に応じて，インスリンが血液中に分泌される際は，同時に同じモル数のCペプチドも血液中に分泌される。Cペプチドには生理活性はなく，代謝経路がインスリンと異なるので，インスリン分泌能を調べるためにCペプチドの検査が利用されている。

D　脂質代謝の検査

　血液中のおもな脂質成分は，**トリグリセリド（中性脂肪）**，**コレステロール（遊離型，エステル型）**，**リン脂質，遊離脂肪酸**などである。食物として摂取される脂肪のほとんどはトリグリセリドである。脂質は，生命活動に必要なエネルギー源になると同時に，からだをつくる材料ともなる。

● **脂質の体内動態**　食物から摂取されたエネルギーの一部は，肝臓および筋肉内にグリコーゲンとして，脂肪組織内にトリグリセリドとしてたくわえられる（▶図5-5）。脂肪は食物から直接摂取されるほか，過剰に摂取したエネルギーを利用して，主として糖質から，体内で新たに合成される。

　一方，空腹時や運動時など，エネルギーが不足した際には，脂肪細胞にた

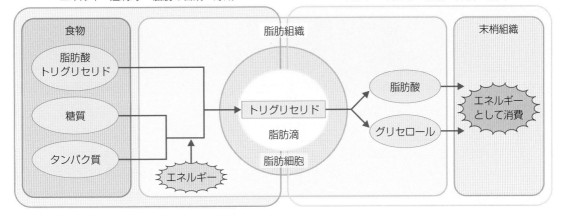

エネルギー過剰時⇒脂肪の合成・貯蔵　　　　　エネルギー不足時⇒脂肪の分解・消費

◐**図 5-5　脂肪の貯蔵と消費**

くわえられたトリグリセリドは加水分解され，脂肪酸とグリセロールとなって血液中に放出される。トリグリセリドのもつエネルギーの大半は，脂肪酸に含まれている。脂肪酸はアルブミンと結合して血液中を運ばれ，からだの主要なエネルギー源になり，グリセロールは肝臓でグルコースに変換されて血糖値の維持に使われる。

　コレステロールはリン脂質とともに細胞膜の構成成分となるほか，胆汁酸やステロイドホルモンなどの材料となる。

　このように，脂質代謝は，食物として取り込んだ脂質をからだに有用な物質やエネルギーに変換するために行われる。脂質代謝が効率よく行われれば，取り込んだ脂質はすべてからだに有用な物質やエネルギーに変換されるが，その機能が低下したり必要以上に増えすぎると，脂質が脂質のまま体内に蓄積し，肥満や脂質異常症などになる。

検査前の準備
- **検体の種類**　血清
- **検査に必要な器具**　採血セット，採血管
- **患者について**　空腹時採血を行う場合は，検査前 10 時間以上を絶食させる。

1　リポタンパク質

　脂質はそのままでは水にとけることができない。そのため，血液中ではタンパク質（アポリポタンパク質）と結合したかたちで存在し，血流に乗って移動している。この結合したものを**リポタンパク質** lipoprotein とよぶ。

　リポタンパク質は，アポリポタンパク質・リン脂質・トリグリセリド・コレステロールなどを含む球状粒子である（◐図5-6）。アポリポタンパク質の種類や脂肪組成の違いによって，さまざまな形態と役割があり，とくに密度（比重）の違いによって HDL，LDL，カイロミクロンなどに分類される（◐表

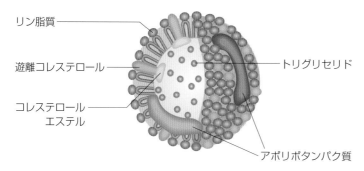

リン脂質

遊離コレステロール

コレステロール
エステル

トリグリセリド

アポリポタンパク質

◉ **図 5-6　リポタンパク質の基本構造**

◉ **表 5-10　リポタンパク質の分類と代表的疾患**

分画	比重	直径(nm)	脂質：タンパク質	増加する原因	低下する原因
カイロミクロン	～0.950	100～1000	98：2	過食, 肥満, 飲酒, 糖尿病, リポタンパク質リパーゼ欠損症	絶食
VLDL	0.950～1.006	30～80	90：10	飲酒, 糖尿病, 糖質過剰摂取, 甲状腺機能低下症, ネフローゼ	栄養不良, 肝疾患, 悪性腫瘍, 甲状腺機能亢進症
IDL	1.006～1.019	25～30	82：18	糖尿病, 甲状腺機能低下症, アポリポタンパク質 E 欠損症	
LDL	1.019～1.063	20～25	75：25	家族性高コレステロール血症, 動物性脂肪過剰摂取, 甲状腺機能低下症, ネフローゼ症候群	栄養不良, 甲状腺機能亢進症, 悪性腫瘍, 肝硬変, 慢性炎症
HDL	1.063～1.210	7.0～10	50：50	エストロゲン, 飲酒	肥満, 糖尿病, 腎不全, 肝硬変, 家族性低 HDL 血症, LCAT 欠損症など

5-10）。

● **リポタンパク質の分画**　血清中のグリセリドやコレステロールは，食物摂取による**外因性脂質**（カイロミクロンに含まれる）と，肝臓で合成されている**内因性脂質**（VLDL，IDL，LDL，HDL）とに分けられる。

　[1]**カイロミクロン chylomicron**　小腸で，食物由来のトリグリセリドやコレステロールから合成される。血液中でリポタンパク質リパーゼ（LPL[1]）の作用を受けて，トリグリセリドが分解されて小型化し，カイロミクロンレムナントとなって，肝臓内に取り込まれる（◉図5-7）。

　[2]**VLDL[2]（超低比重リポタンパク質）**　肝臓内で合成されたトリグリセリド・コレステロール・リン脂質が，アポタンパク質の作用により統合されて，VLDL として血液中に分泌される。VLDL は脂肪をからだの各部に運ぶ。

　[3]**IDL[3]（中間比重リポタンパク質）**　VLDL が LPL の作用を受けて，トリグリセリドを失い，IDL となる。IDL はさらに，肝性トリグリセリドリパーゼ（HTGL[4]）の作用などによって，すみやかに LDL に転換される。

　[4]**LDL[5]（低比重リポタンパク質）**　LDL は，ほとんどが末梢組織で処理され，細胞にコレステロールを提供する。しかし，LDL が酸化された変性

▤ NOTE

❶ LPL
　lipoprotein lipase の略。

❷ VLDL
　very low-density lipoprotein の略。

❸ IDL
　intermediate-density lipoprotein の略。

❹ HTGL
　hepatic triglyceride lipase の略。

❺ LDL
　low-density lipoprotein の略。

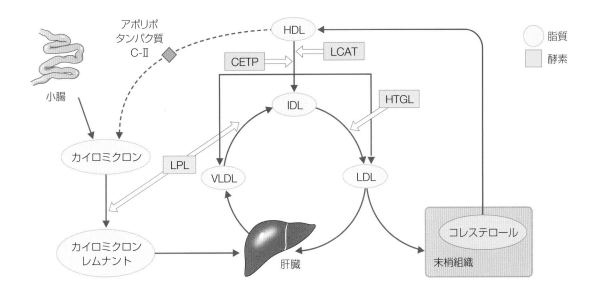

◎図5-7　リポタンパク質の代謝経路の概略

LDL は，血管に付着して血管壁を傷つける。また，マクロファージが変性
LDL を捕食すると，血管内で固まって 粥 <ruby>状<rt>じゅくじょう</rt></ruby>動脈硬化の原因になる。これ
らの作用のため，LDL は悪玉コレステロールとよばれる。

　⑤ HDL[1]（高比重リポタンパク質）　肝臓や小腸でつくられ，血液中に分
泌される。LPL がカイロミクロンに作用する際に必要なアポリポタンパク
質 C-Ⅱを，カイロミクロンに転送する。

　HDL 中の遊離型コレステロールは，まず LCAT[2]の作用を受けてエステ
ル化され，つづいてコレステロールエステル転送タンパク質（CETP[3]）の作
用によって VLDL，IDL，LDL と転送され，最終的に肝臓に取り込まれる。
つまり，HDL は体内のコレステロールを肝臓に戻す役割を果たしており，
このため善玉コレステロールとよばれる。

● **検査の意義**　リポタンパク質分画のそれぞれの濃度を調べると，代謝経
路のどこに障害があるのかが推測できる（◎図5-7）。そのため，病態を推測
するスクリーニング検査や治療効果判定などに用いられる。

● **注意事項と看護のポイント**　空腹時採血を行う際は，患者に絶食などの
指導をする。分画の検査では，検体を凍結すると，リポタンパク質が破壊さ
れてしまうので注意する。

2 LDL コレステロール，HDL コレステロール，中性脂肪

　リポタンパク質を分離したとき，LDL 中に含まれているコレステロール
量を **LDL コレステロール**値，HDL に含まれる量を **HDL コレステロール**値
とよぶ。血清中の総コレステロールや中性脂肪（トリグリセリド）の値は，そ

NOTE

❶ HDL
　high-density lipo-
protein の略。

❷ LCAT
　lecithin-cholesterol
acyltransferase の略。

❸ CETP
　cholesterol ester
transfer protein の略。

▶表 5-11 脂質異常症診断基準

LDL コレステロール	140 mg/dL 以上	高 LDL コレステロール血症
	120〜139 mg/dL	境界域高 LDL コレステロール血症[*2]
HDL コレステロール	40 mg/dL 未満	低 HDL コレステロール血症
トリグリセライド	150 mg/dL 以上(空腹時採血[*1])	高トリグリセライド血症
	175 mg/dL 以上(随時採血[*1])	
Non-HDL コレステロール	170 mg/dL 以上	高 non-HDL コレステロール血症
	150〜169 mg/dL	境界域高 non-HDL コレステロール血症[*2]

[*1] 基本的に 10 時間以上の絶食を「空腹時」とする。ただし水やお茶などカロリーのない水分の摂取は可とする。空腹時であることが確認できない場合を「随時」とする。

[*2] スクリーニングで境界域高 LDL-C 血症，境界域高 non-HDL-C 血症を示した場合は，高リスク病態がないか検討し，治療の必要性を考慮する。

注1) LDL-C は Friedewald 式(TC − HDL-C − TG/5)で計算する(ただし空腹時採血の場合のみ)。または直接法で求める。

注2) TG が 400 mg/dL 以上や随時採血の場合は non-HDL-C(= TC − HDL-C)か LDL-C 直接法を使用する。ただしスクリーニングで non-HDL-C を用いる時は，高 TG 血症を伴わない場合は LDL-C との差が + 30 mg/dL より小さくなる可能性を念頭においてリスクを評価する。

注3) TG の基準値は空腹時採血と随時採血により異なる。

注4) HDL-C は単独では薬物介入の対象とはならない。

(日本動脈硬化学会編：動脈硬化性疾患予防ガイドライン 2022 年版. p.22, 日本動脈硬化学会，2022 による)

れぞれのリポタンパク質に含まれる脂質成分の総和をあらわしている。また，総コレステロールから HDL コレステロールを引いたものを non-HDL コレステロールとして，診断や脂質管理の新指標とすることがある(▶表 5-11，5-12)。

● **検査の意義** LDL コレステロール値が高い，HDL コレステロール値が低いおよび，トリグリセリド値が高いなどとバランスがくずれた状態を**脂質異常症**とよぶ。脂質異常症は自他覚症状をみとめない場合が多いが，動脈硬化を促進する。心筋梗塞や狭心症などの心血管疾患の重要なリスクファクターであり，正しい診断をするために重要な検査である。

● **注意事項と看護のポイント** トリグリセリド値は，食事や飲酒の影響を強く受けるので，空腹時採血を厳格に行う。一方，総コレステロール，LDL コレステロール，HDL コレステロールなどは直前の食事の影響は少ない。

　脂質異常症の判定は脂質検査を中心に行われる。脂質異常症は家族性の原因のほかに，種々の疾患によって二次性にも発生する。高コレステロール血症は甲状腺機能低下症やネフローゼ症候群によって生じ，低コレステロール血症は甲状腺機能亢進症などでみとめられる。

E 胆汁排泄関連物質の検査

　胆汁は肝細胞で生成・分泌され，総肝管から胆嚢に入り濃縮されたのち，たくわえられる。食事により胆嚢が収縮すると，胆汁は総胆管を経由して

◖ 表 5-12　動脈硬化性疾患予防のためのリスク区分別の脂質管理目標値

治療方針の原則	管理区分	脂質管理目標値(mg/dL)			
		LDL-C	Non-HDL-C	TG	HDL-C
一次予防 まず生活習慣の改善を行った後薬物療法の適用を考慮する。	低リスク	＜ 160	＜ 190	＜ 150(空腹時)*3 ＜ 175(随時)	≧ 40
	中リスク	＜ 140	＜ 170		
	高リスク	＜ 120 ＜ 100*1	＜ 150 ＜ 130*1		
二次予防 生活習慣の是正とともに薬物治療を考慮する	冠動脈疾患またはアテローム血栓性脳梗塞(明らかなアテローム*4 を伴うその他の脳梗塞を含む)の既往	＜ 100 ＜ 70*2	＜ 130 ＜ 100*2		

＊1 糖尿病において，PAD，細小血管症(網膜症，腎症，神経障害)合併時，または喫煙ありの場合に考慮する。

＊2 「急性冠症候群」，「家族性高コレステロール血症」，「糖尿病」，「冠動脈疾患とアテローム血栓性脳梗塞(明らかなアテロームを伴うその他の脳梗塞を含む)」の 4 病態のいずれかを合併する場合に考慮する。

＊3 10 時間以上の絶食を「空腹時」とする。ただし水やお茶などカロリーのない水分の摂取は可とする。それ以外の条件を「随時」とする。

＊4 頭蓋内外動脈の 50％以上の狭窄，または弓部大動脈粥腫(最大肥厚 4 mm 以上)

注1) 一次予防における管理目標達成の手段は非薬物療法が基本であるが，いずれの管理区分においても LDL-C が 180 mg/dL 以上の場合は薬物治療を考慮する。家族性高コレステロール血症の可能性も念頭に置いておく。

注2) まず LDL-C の管理目標値を達成し，次に non-HDL-C の達成を目指す。LDL-C の管理目標を達成しても non-HDL-C が高い場合は高 TG 血症を伴うことが多く，その管理が重要となる。低 HDL-C については基本的には生活習慣の改善で対処すべきである。

注3) これらの値はあくまでも到達努力目標であり，一次予防(低・中リスク)においては LDL-C 低下率 20～30％も目標値としてなり得る。

注4) 高齢者については，『動脈硬化性疾患予防ガイドライン 2022 年版 第 7 章』を参照。

(日本動脈硬化学会編：動脈硬化性疾患予防ガイドライン 2022 年版. p.71, 日本動脈硬化学会，2022 による，一部改変)

---

plus	**メタボリックシンドローム**

　内臓脂肪型肥満に加えて，下記の糖代謝異常・高血圧・脂質代謝異常のうちのいずれか 2 つ以上をあわせもった状態を，メタボリックシンドローム(内臓脂肪症候群)という。内臓脂肪が過剰にたまっていると，糖尿病や高血圧，脂質異常症といった生活習慣病を併発しやすくなる。検査値が「少しだけ高め」といった，まだ病気とは診断されない予備軍でも，複数の項目が重なることで動脈硬化が急速に進行する。

わが国のメタボリックシンドロームの診断基準(2005 年)

		基準値
必須項目	肥満	ウエスト周囲径* 　男性≧85 cm，女性≧90 cm 　(内臓脂肪面積：男女とも≧100 cm² に相当)
選択項目	脂質代謝異常	TG≧150 mg/dL または HDL-C＜40 mg/dL
	高血圧	≧130/85 mmHg
	糖代謝異常	空腹時血糖≧110 mg/dL
診断		必須項目 ＋ 選択項目 2 項目以上

＊ウエスト周囲径は，立位，軽呼気時，臍レベルで測定する。脂肪蓄積が著明で臍が下方に偏移している場合は，肋骨下縁と前腸骨棘の中点の高さで測定する。

十二指腸に排出される。胆汁中には**ビリルビン**や**胆汁酸**が含まれており，消化酵素は含まれていないが，胆汁酸の界面活性作用によって，食物中の脂肪滴を小さく分割（乳化）して，脂肪の消化吸収をたすけるはたらきがある。

　なんらかの原因で胆汁の排出経路に障害がおきると，胆汁中の成分が血液に逆流し，ビリルビンや胆汁酸の濃度が上昇する。ビリルビンの血中濃度が上昇すると**黄疸**がでる。また，肝臓は種々のタンパク質を合成する工場であるとともに，からだの中でいらなくなったものや異物の処理役も担っている。その経路としても胆汁が使われるため，この機能検査として**色素排泄試験**がある。

1　ビリルビン

　ビリルビンは，赤血球の破壊で生じたヘモグロビンの代謝物質である（●図5-8）。まず**ヘムから非抱合型（間接）ビリルビン**ができるが，脂溶性であるためアルブミンと結合して血液中を流れ，肝臓でグルクロン酸抱合されて，水溶性の**抱合型（直接）ビリルビン**となる。抱合型ビリルビンは胆汁に排泄されたのち，腸管で腸内細菌によって分解され**ウロビリノゲン**となる。

> **検査前の準備**
> ・**検体の種類**　血清
> ・**検査に必要な器具**　採血セット，採血管

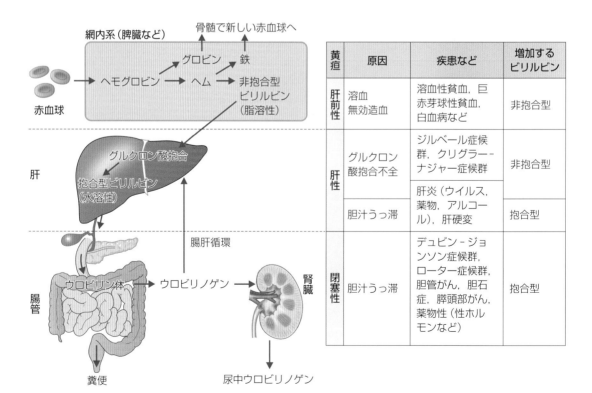

黄疸	原因	疾患など	増加するビリルビン
肝前性	溶血 無効造血	溶血性貧血，巨赤芽球性貧血，白血病など	非抱合型
肝性	グルクロン酸抱合不全	ジルベール症候群，クリグラー-ナジャー症候群	非抱合型
	胆汁うっ滞	肝炎（ウイルス，薬物，アルコール），肝硬変	抱合型
閉塞性	胆汁うっ滞	デュビン-ジョンソン症候群，ローター症候群，胆管がん，胆石症，膵頭部がん，薬物性（性ホルモンなど）	抱合型

●**図 5-8　ビリルビン代謝と黄疸の分類**

● **検査の意義**　ウロビリノゲンの大部分は便と一緒に排泄されるが, 一部は腸管から吸収されて肝臓に戻り(腸肝循環), 再び胆汁に排泄される。また一部は腎臓から尿中に排泄され, 尿中ウロビリノゲン(尿試験紙による定性検査)となる。尿や便が黄色っぽいのはこのビリルビンに由来する。したがって, 胆道閉鎖によって胆汁が腸管に出ない場合は便が白くなる。

　たくさんの赤血球が破壊されたり, 胆汁排泄の障害により胆汁うっ滞した場合には, 血中ビリルビン濃度が上昇し, 黄疸をきたす。前者を**溶血性黄疸**, 後者を**閉塞性黄疸**という。したがって, 血中ビリルビンが上昇している場合, 肝臓でのグルクロン酸抱合されていない非抱合型か抱合された抱合型かを知ることは原因診断に意義があるため, 分別定量される。

　測定時に, ジアゾ試薬と直接反応するかどうかで, 直接型と間接型に分けられ, それぞれ抱合型, 非抱合型をほぼ反映する。

● **注意事項と看護のポイント**　ビリルビンは光によって分解されやすいため, 検体採取後は遮光することが望ましい。臨床的に黄疸がみられればビリルビンを測定するが, 視覚的に黄疸とわかるのは血中ビリルビンが約2.0 mg/dL 以上である。

2　胆汁酸

　胆汁酸は肝細胞でコレステロールから生成され, コール酸やデオキシコール酸などの種類がある。いわば, 小腸での脂肪の消化をよくするための脂肪溶解剤である。すなわち, 洗剤のように脂肪を乳化し, 膵臓から分泌されるリパーゼによって脂肪を効率よく消化・分解しやすくしている。腸管に出た胆汁酸は, 大部分が小腸で再吸収されて肝臓に戻る腸肝循環を行う。

> **検査前の準備**
> ● **検体の種類**　血清
> ● **検査に必要な器具**　採血セット, 採血管

● **検査の意義**　血液中の胆汁酸が上昇するのは, 胆汁うっ滞を生じる病態(閉塞性黄疸など)や慢性肝疾患(慢性肝炎, 肝硬変)などの場合である。

● **注意事項と看護のポイント**　胆汁酸値は食事摂取により上昇するため, 空腹時採血が必要である。脂質異常症薬として陰イオン交換樹脂を内服していると, 腸管からの胆汁酸の再吸収が低下するため, 血中胆汁酸が低値を示す可能性がある。

　また, 「ウルソ」という生薬は熊胆の主成分であり, 健胃効果や利胆作用など, 消化器系全般の薬として用いられるが, 本態はウルソデオキシコール酸(胆汁酸の一種)であり, 内服後の胆汁酸は当然ながら上昇する。したがって, 漢方薬を含めた服用薬物を把握することが大切である。もし, 服用している場合は, 内服後2時間以上経過してから採血する。

3 色素排泄試験

検査前の準備
- **検体の種類** 全血
- **検査に必要な器具など** インドシアニングリーンバイアル，注射用蒸留水，
  採血セット，採血管

● **検査の意義** 肝臓のはたらきの1つである色素排泄能をみる検査が，色素排泄試験である。静脈内に**インドシアニングリーン（ICG●）**や**ブロムスルファレイン（BSP❷）**を投与し，血液中からの消失率をみる。現在は，BSP試験はほとんど行われないが，**ICG試験**がときどき行われる。体重あたりで計算されたICGを肘静脈から投与し，15分後に採血して，血中ICG濃度を測定しICG 15分停滞率としてあらわす。

血液中に入ったICGはほとんどが肝細胞に取り込まれ，胆汁中に排泄される。健康人ではすみやかに胆汁中に排泄され，15分後には血中濃度が投与量の10%以下となるが，肝硬変や体質性黄疸の一種であるローター症候群，先天性ICG排泄異常症では高値を示す。また，手術時の肝予備能検査としても用いられる。

● **注意事項と看護のポイント** ICGの投与量と，投与してから採血までの時間が正確でなければ，間違った停滞率が算出されるため，十分注意する。

ICGには少量のヨウ素が含まれているので，ヨード過敏症の既往，アレルギーの有無について確認しておく。ICGの副作用として，吐きけ・嘔吐，蕁麻疹，発熱，ショックなどの症状がまれにおこることがあるため，救急セットを準備しておく。

☐ NOTE
● ICG
  indocyanine green
  の略。
❷ BSP
  bromsulphalein の略。

F 窒素化合物の検査

1 尿酸

尿酸は，核酸の構成成分であるプリン体の最終代謝産物である。尿酸は，①食物，②体組織の崩壊，③体内でグリシンや蟻酸から合成されたヌクレオチド，の3つから生成される。尿酸を代謝する尿酸分解酵素 uricase がヒトには存在しないため，最終代謝産物として排泄される。体内には尿酸プールとして1.2 g存在し，1日の排泄量は0.7 gである。このうち0.5 gが腎臓から，残り0.2 gが胆汁成分とともに腸管に排泄される。

● **尿酸異常の病態** 尿酸の血中濃度が高くなると，血液は酸性に傾く。とくに臨床的に問題となることが多い**高尿酸血症**は，①体内における産生異常（**産生過剰型**）と，②主として腎臓からの排泄異常（**排泄低下型**）および，③両

○ 表 5-13　血清尿酸値と疾患・病態

	高尿酸血症	低尿酸血症	
血清尿酸値	男性：7 mg/dL 以上 女性：7 mg/dL 以上	男性：3 mg/dL 以下 女性：2 mg/dL 以下	
原因	肥満や飲酒による産生過剰	産生低下	二次性低下（再吸収障害など）
関連する 疾患・病態	痛風，脂質異常症，腎不全，悪性腫瘍（白血病・悪性リンパ腫・骨髄腫），ホスホリボシルピロリン酸（PRPP）合成酵素亢進症，レッシュ–ナイハン症候群	肝硬変，肝不全，キサンチン尿症，プリンヌクレオシドホスホリラーゼ（PNP）欠損症，PRPP 合成酵素欠損症	ファンコーニ症候群，ウィルソン病

者の混合型により決定される（○ 表 5-13）。

　血清尿酸値が高い高尿酸血症は，**痛風**の原因としても知られ，組織内に尿酸結晶が沈着し，炎症を生じて障害をおこす。また尿酸排泄量が多く，尿pH が低い場合（酸性尿）は，**尿路結石**を生じることがある。血清尿酸値が低い低尿酸血症の一部は，とくに運動後に急性腎障害をおこしやすいことが知られている。

　　検査前の準備
　　• **検体の種類**　血清および尿
　　• **検査に必要な器具**　採血セット，採血管，採尿コップ

● **検査の意義**　尿酸値に関して，臨床的に治療が必要な状態は，**高尿酸血症**である。産生過剰型・排泄低下型・混合型を評価して，それに合った治療法を選択する。評価は，尿中尿酸排泄量（mg/kg/ 時）と尿酸クリアランス（mL/ 分）を用いて行う。簡便な方法として，尿中尿酸濃度（mg/dL）/ 尿中クレアチニン濃度（mg/dL）比を計算することも知られている。

● **注意事項と看護のポイント**　血清尿酸値は年齢・性別によって異なる。たとえば，男性は女性より高値となる。さらに，食事の内容（プリン体含有量）や飲酒によっても左右される。

2　アンモニア

　アンモニアはアミノ酸代謝産物の 1 つであり，肝臓・腎臓・腸管などで産生される。窒素化合物から腸内細菌のウレアーゼによって生成されるか，またはタンパク質代謝の過程でアミノ酸から生成される。

　　検査前の準備
　　• **検体の種類**　血漿
　　• **検査に必要な器具**　採血セット，ヘパリンあるいは EDTA 入り採血管，氷を入れた容器

● **検査の意義**　アンモニアの多くは，肝臓内の尿素回路によって尿素とな

◖表 5-14　血漿アンモニア値異常の原因

高アンモニア血症	低アンモニア血症
・高度の肝障害(肝性昏睡・肝不全・劇症肝炎) ・門脈-体循環シャント ・尿毒症 ・ライ症候群	・低タンパク質摂取 ・貧血

り，尿中に排泄される。したがって，高度の肝障害や腎機能障害などで血中濃度が上昇するため，その評価のために検査を行う(◖表5-14)。血漿アンモニア値の基準値は，40〜80μg/dL である。高アンモニア血症では，脳症が生じて意識障害がおこる(高アンモニア性脳症)。

● **注意事項と看護のポイント**　常温ではアンモニア濃度が上昇するため，採血後はすぐに試験管に入れて氷冷し，すみやかに検査室に移送する。

G　骨代謝関連検査

　わが国は超高齢社会となり，骨がもろくなる骨粗鬆症 は重要な課題として注目されている。骨粗鬆症患者は骨折をしやすく，骨折は寝たきりの原因にもなる。そのため，骨粗鬆症の早期診断と治療判定に用いる**骨量測定**や**骨代謝マーカー**の検査は重要となる。

1　骨量測定

　骨組織はおもに，コラーゲンなどの有機物である**骨基質**と，ヒドロキシアパタイトなどの無機質である**骨塩**❶で構成される。骨量はその総和をさす。
● **検査の意義**　骨量測定とは，厳密には骨基質と骨塩を合わせた量を測定することを意味する。しかし，実際の臨床上は骨基質を測定することが困難なため，DXA 法❷などで骨量のうちの骨塩量を測定しているので，**骨塩定量検査**とよばれる。QUS 法❸では骨量と同時に骨構造など，骨強度を反映する指標が得られる。
● **注意事項と看護のポイント**　測定部位に衣類の金具やボタンなどがないことを確認する。

2　骨代謝マーカー

● **骨形成と骨吸収**　骨代謝とは，新しい骨をつくること(**骨形成**)と古い骨をこわすこと(**骨吸収**)の両者が，いつもバランスを保ちながら繰り返されることをさす。これを**リモデリング** remodeling という(◖図5-9)。リモデリングを担う破骨細胞や骨芽細胞の活性の指標となる物質を骨代謝マーカーとよぶ。骨塩定量検査では骨の強度はわかるが，骨粗鬆症になりかけていると

NOTE
❶骨塩量を骨の体積(または面積)で割ったものを骨密度という。
❷ **DXA 法**
　二重エネルギーX線吸収法のことであり，dual-energy X-ray absorptiometry の略。エネルギー量の異なる2種類のX線を用いて測定する。
❸ **QUS 法**
　定量的超音波測定法のことであり，quantitative ultrasound 測定法の略。

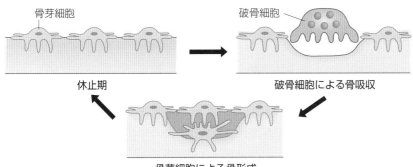

骨芽細胞　　　　　　　　　　　破骨細胞

休止期　　　　　　　　　　　　破骨細胞による骨吸収

骨芽細胞による骨形成

◉図 5-9　骨のリモデリング

◉表 5-15　代表的な骨代謝マーカー

骨形成マーカー	骨型アルカリホスファターゼ(BAP) 低カルボキシル化オステオカルシン(ucOC) インタクトⅠ型プロコラーゲン -N- プロペプチド(intact P1NP)
骨吸収マーカー	酒石酸抵抗性酸性ホスファターゼ 5b 分画(TRACP-5b) Ⅰ型コラーゲン架橋 N- テロペプチド(NT$_X$) 尿中デオキシピリジノリン(Dpd)

いった評価まではできない。骨代謝の状態をみることで，将来的な骨折リスクの評価が可能になる。

> **検査前の準備**
> ● **検体の種類**　血清，尿
> ● **検査に必要な器具**　採血セット，血清生化学用採血管，採尿コップ，蓄尿用バッグ

● **検査の意義**　骨代謝マーカーは，骨形成マーカーと骨吸収マーカーに大別される(◉表5-15)。骨代謝マーカーの上昇は骨折の予測因子になることが知られ，骨粗鬆症の診断や薬物の選択，治療効果の判定に用いられる。

　骨形成マーカー検査としては，血清中にある骨芽細胞に由来する酵素や，骨の生成過程で生じるタンパク質などの測定が行われる。一方，骨吸収マーカーは，破骨細胞に特異的な酒石酸抵抗性酸性ホスファターゼ 5b 分画(TRACP-5b❶)のほか，尿中のコラーゲン分解産物を用いて調べることが多い。TRACP-5b は日内変動が少なく，腎機能の影響を受けない。

● **注意事項と看護のポイント**　骨代謝マーカーは将来の骨粗鬆症の予知など，骨塩減少の予測や骨折リスクの評価，薬剤の選択，治療効果のモニタリングなどに有用である。この検体採取にあたっては，日内変動を考慮して，早朝空腹時に採血ならびに採尿したものを基本とする。

　骨代謝マーカーは，一般には朝高く，午後に低下する。なお，BAP，P1NP，TRACP-5b などの血清マーカーは，ほとんど日内変動がないことが知られている。さらに，急激な生活習慣の改善があれば安定するのを待つ，また前治療の影響が消失するのを待つなどの注意が必要である。

▭ NOTE
❶ TRACP-5b
tartrate-resistant acid phosphatase type 5b の略。

3 リン（無機リン）

　人体には体重の約 1% のリン（P）が含まれる。リンを含む化合物は有機リン酸化合物と無機リン酸化合物に大別される。それらの約 85% は骨や歯などにヒドロキシアパタイトのかたちで存在する。残りの約 15% は細胞内液に存在し，細胞外液には約 0.1% 存在する。有機リン酸化合物はリン酸エステル，リン脂質，ATP，ADP など生体の糖代謝，エネルギー代謝に重要な役割を果たす。また，無機リンはおもに HPO_4^{2-}，$H_2PO_4^-$ として存在する。体液中の無機リンは副甲状腺ホルモン（PTH）により一定に保たれている。

● **検査の意義**　無機リンは，腎不全や副甲状腺機能低下症などで高値を示す。糖質投与や高カロリー輸液など，解糖が亢進すると無機リンは血中から細胞内へ移行し，低値となる。また，原発性副甲状腺機能亢進症などで低値となる。血清リン値の基準値は，2.5〜4.5 mg/dL である。

● **注意事項と看護のポイント**　EDTA やフッ化ナトリウム入りの採血管を用いると低値となるため，採血前に確認する。採血後に全血のまま放置すると，細胞から有機リン酸化合物が放出され，加水分解を受けて無機リンとなり高値を示すため，すみやかに移送する。

　リンは小児期では高値を示し，思春期以降次第に低下してくる。食後は血糖値の影響を受け，低値となる。また，早朝低く，午後に高くなるという日内変動を示す。

H 腎機能の検査

　腎臓の機能は生体の恒常性（ホメオスタシス）の維持に重要な役割を果たしている。腎臓では豊富な血流をもとに，糸球体で 1 日 180 L にもなる血漿成分が濾過され，原尿がつくられる。尿細管での再吸収・分泌により原尿中の水分や電解質を調節し，最終的におよそ 1.5 L の尿が生成されることになる。

● **腎臓の機能**　腎臓の機能は，①尿の生成と②内分泌・代謝作用に大別される。尿の生成は水分調節や，タンパク質などの排泄と再吸収，水・電解質のバランス，酸塩基平衡，尿毒素の排出と密接に関連する。そのため，腎機能の低下が進むと，尿素やクレアチニン，尿酸，種々の尿毒素といった最終代謝産物の体外への排出ができず，尿毒症が生じる。

　また腎臓は，内分泌・代謝作用として，血圧の調節機能をもつレニン，造血作用をもつエリスロポエチン，カルシウム代謝に関連深いビタミン D といった生理活性物質の産生・分泌や活性化を行っている。したがって，腎機能が低下すると高血圧や腎性貧血がみられる。また，腎臓は糖新生を行うことも知られている。

● **慢性腎臓病（CKD）**　慢性腎臓病 chronic kidney disease（**CKD**）は，2002（平成 14）年に「腎臓の障害，もしくは**糸球体濾過量〔値〕**glomerular filtration rate

（**GFR**）が 60 mL/ 分 /1.73 m² 未満の腎機能低下のいずれか，または両方が 3 か月以上持続するもの」と定義された。この CKD は，腎臓病を早くみつけて治療するために，新しく確立された概念である。この定義にある「腎臓の障害」の程度をみるには，**タンパク尿（アルブミン尿）**が臨床的に重要である。

> **検査前の準備**
> ● **検体の種類**　血清
> ● **検査に必要な器具**　採血セット，採血管

1　血液尿素窒素（BUN）

日常の検査では，血液中に存在する尿素が含む窒素量は，**血液尿素窒素** blood urea nitrogen（**BUN**）値として測定される[1]。尿素はタンパク質の代謝産物として，最終的に尿に排泄されるため，腎機能の評価に用いられる。

● **検査の意義**　BUN は，腎機能のスクリーニング検査として，血清クレアチニン値とあわせて測定され，身体の状態が評価される。腎炎や腎不全，心不全のほか，脱水，発熱，貧血，また消化管出血や高タンパク質の食事などにより多量のタンパク質が異化された場合では高値となり，逆に妊娠，尿崩症，肝不全，利尿薬（D-マンニトール）使用時などでは低値となる（●表 5-16）。

このように，BUN は腎機能障害以外の要因でも異常値を示すため，状態

NOTE
[1]尿素窒素の検査では，慣用的に BUN という言葉が用いられているが，通常は血清尿素窒素 serum urea nitrogen（SUN）を測定している。

●**表 5-16　血液尿素窒素値・血清クレアチニン値の異常と病態**

項目	基準値	高値となる場合	低値となる場合
血液尿素窒素（BUN）	9〜21 mg/dL	腎炎，腎不全，心不全，脱水，発熱，貧血，消化管出血	妊娠，尿崩症，肝不全，D-マンニトール使用時，劇症肝炎
血清クレアチニン（Cr）	男性：0.65〜1.09 mg/dL，女性：0.46〜0.82 mg/dL	GFR 低下時（腎炎，腎不全など），筋細胞増大（先端巨大症など），血液濃縮（脱水など）	尿排泄増加（尿崩症，妊娠など），筋萎縮（筋ジストロフィーなど）

> **plus　CKD の重要性**
>
> 　日本の腎不全による透析患者は 34 万人以上で，腎臓病の早期診断と有効な治療がより一層求められている。その有効な対策として，早期診断に向けた「CKD」という概念が 2002（平成 14）年に提唱された。またその後，CKD は腎不全の予備群であるだけではなく，心血管疾患の重要な危険因子であることが知られるようになってきた。
> 　CKD の定義をみたす患者は，わが国で 1330 万人と推定されている。腎機能やタンパク尿を指標に，CKD 患者へ早期から腎臓病の診断と治療を行うことで，腎不全への進展の阻止や心血管疾患の予防，ひいては生命予後の改善が期待されている。

○表5-17　BUN/Cr比の臨床的な意味

BUN/Cr比	意味
>10	腎外性：消化管出血，脱水，高タンパク質食など
≒10	基準値
<10	腎性：妊娠，肝不全，低タンパク質血症

に応じて，血清クレアチニン値などとあわせて臨床的な状態を評価することが必要である。

2　血清クレアチニン(Cr)

● **検査の意義**　クレアチニン creatinine(**Cr**)は，筋肉収縮のエネルギー源であるクレアチンリン酸から産生され，クレアチン creatin の最終代謝産物である[1]。腎機能が障害されると，腎臓でクレアチニンが濾過されず，**血清クレアチニン値**が上昇する(● 151ページ，表5-16)。

　血清クレアチニン値は，腎機能のスクリーニング検査として，BUNとあわせて臨床で頻用される。これは，筋肉量の少ない女性や高齢者ではクレアチニンの産生が少なく，上昇があっても正常値の場合があるため，血清クレアチニン値のみでは腎機能低下を見逃しやすいからである。

● **BUN/Cr比**　臨床的な病態を考えるうえで，BUN/Cr比はよく用いられる。基準値は10であるが，上昇している場合は消化管出血などの腎外性要因を，低下している場合は腎機能低下などの腎性要因を考える必要がある(●表5-17)。

▭ NOTE
❶**クレアチンとクレアチニン**

　クレアチンは，筋・神経内でクレアチンキナーゼ(CK)の作用によって，クレアチンリン酸(4-ホスホクレアチン)となり，エネルギーをたくわえる。このうち，一部が非酵素的に反応して，クレアチニンに変化する。

3　糸球体濾過量〔値〕(GFR)，推算 GFR(eGFR)，クレアチニンクリアランス(Ccr)

　腎機能のなかでも，恒常性維持のために糸球体での濾過はとくに重要である。血液に含まれる電解質や代謝産物，薬物など，さまざまな成分は，糸球体と尿細管を経て，最終的に尿中へ排泄される。この糸球体の濾過機能を示す臨床的な指標が，**糸球体濾過量〔値〕(GFR)**やクレアチニンクリアランス creatinine clearance(**Ccr**)である。前述の慢性腎臓病(CKD)という概念のなかでは，臨床的に簡便にGFRを求めることができるように，**推算GFR** estimated GFR(**eGFR**)が用いられている。

検査前の準備
- **検体の種類**　血清および尿
- **検査に必要な器具**　採血セット，採血管，採尿コップ，蓄尿用バッグ
- **注意点**　採血時には溶血に注意し，尿量は正確に測定する。

◆ クリアランスと糸球体濾過量〔値〕（GFR）

● **クリアランス**　血液中のある物質が糸球体で除去される割合に血漿流量をかけた値によって，腎臓からのその物質の排泄能力をあらわすことができる。これを**クリアランス**とよび，単位時間（一般的には 1 分間）にその物質が除去された血漿量を示す。この値が大きいほど，除去能力が高いことを意味する。

　クレアチニンを指標とした場合の排泄能を，**クレアチニンクリアランス**（Ccr）とよぶ。血液中のクレアチニンは糸球体でほぼ排泄され，尿細管からわずかに分泌される。したがって，腎機能が保たれている場合は，尿中へのクレアチニン排泄量は GFR とほぼ等しい。

● **糸球体濾過量（GFR）**　糸球体濾過量〔値〕（GFR）とは，尿素やクレアチニン，尿酸，種々の尿毒素などの物質が血液から濾過される量を示す。GFR を調べて，体内からどれだけの物質が血漿から除去されているかを評価する。腎機能が低下すると GFR は低下し，これらの物質の血中濃度が上昇することになる。

　臨床的にはクレアチニンクリアランスおよび，血清クレアチニン値や血清シスタチン C 値を用いた推算 GFR（eGFR）が用いられる。

● **正確な GFR の算出**　GFR を算出する場合，「糸球体で 100％濾過され，尿細管で分泌も再吸収もされない物質」のクリアランス，すなわち濾過する前後の血中濃度を調べれば導くことができる[1]。しかしながら，腎動脈血と腎静脈血のそれぞれの物質の濃度を臨床的に簡便に測定することは困難である。そのため，そのかわりとして，血液と尿における物質の濃度を測定し，算出する。

● **イヌリンクリアランス**　**イヌリン** inulin[2] は GFR を求める際の理想的な条件をみたす物質であるため，現在，正確な GFR を測定する場合はイヌリンクリアランスを求める[3]。なお，GFR の基準域は男性で 131 ± 24 mL/ 分 /1.73 m^2，女性 120 ± 17 mL/ 分 /1.73 m^2 であり，加齢とともに低下していく。

◆ 推算 GFR（eGFR）

　日常臨床で簡便に使用する GFR として，**推算 GFR（eGFR）**がある。日本腎臓学会の『エビデンスに基づく CKD 診療ガイドライン 2018』では，それを求めるための GFR 推算式が提示されている（●表 5-18）。

　ここでは推算式のうち，血清クレアチニン（Cr）値を用いたものが推奨されている。しかし，筋肉量が極端に少ない患者では，クレアチニンよりも血清シスタチン C による推算式を使用することで，より正確な GFR を得ることできる。現在では多くの施設で，血清クレアチニン値測定時に年齢・性別から eGFR を算出し，併記している。

● **CKD 重症度分類**　この推算 GFR とタンパク尿（アルブミン尿）を用いて，**CKD 重症度分類**が示されている（●表 5-19）。従来，CKD 重症度分類は

NOTE

[1] クレアチニンを例にとると，腎動脈血濃度が 1 mg/dL で腎静脈血濃度が 0.8 mg/dL であれば，腎臓を 1 回通過したことにより，腎動脈血血漿中のクレアチニンは 20％除去されたことになる。血漿流量を 500 mL/ 分とすると，クレアチニンのクリアランス値は 0.2 × 500 ＝ 100 mL/ 分となる。これは血漿 100 mL に含まれるクレアチニンを，1 分間ですべて除去できる能力をあらわしている。

[2] イヌリン

　タマネギやニンニク，ゴボウなどに，コロイド状で存在する多糖類。腎機能（糸球体濾過量〔値〕）を測定する指標としてよく用いられる。

[3] GFR ＝（U_i × V）/P_i（P_i：血漿中のイヌリン濃度，U_i：尿中のイヌリン濃度，V：1 分間の尿量）にてイヌリンクリアランス，すなわち GFR を計算することが可能である。

⊙表 5-18　GFR 推算式

男性
eGFRcreat＝194 × Cr$^{-1.094}$×年齢 $^{-0.287}$ eGFRcys＝(104 ×〔Cys-C〕$^{-1.019}$×0.996^{年齢})－8

女性
eGFRcreat＝194×Cr$^{-1.094}$×年齢 $^{-0.287}$×0.739 eGFRcys＝(104×〔Cys-C〕$^{-1.019}$×0.996^{年齢}×0.929)－8

注1）Cr：血清クレアチニン値，Cys-C：血清シスタチン C 値。
注2）それぞれの式から導かれる推算 GFR(eGFR)の単位は，mL/ 分 /1.73 m^2 である。
注3）通常は，血清クレアチニン値を用いた推算式(eGFRcreat)で算出する。
注4）るいそうまたは下肢切断者などの筋肉量の極端に少ない場合には，血清シスタチン
　　　C 値を用いた推算式 (eGFRcys)がより適切である。

⊙表 5-19　CKD 重症度分類

原疾患	蛋白尿区分		A1	A2	A3
糖尿病	尿アルブミン定量 (mg/ 日) 尿アルブミン /Cr 比 (mg/gCr)		正常	微量アルブミン尿	顕性アルブミン尿
			30 未満	30〜299	300 以上
高血圧 腎炎 多発性嚢胞腎 移植腎 不明 その他	尿蛋白定量 (g/ 日) 尿蛋白 /Cr 比 (g/gCr)		正常	軽度蛋白尿	高度蛋白尿
			0.15 未満	0.15〜0.49	0.50 以上
GFR 区分 (mL/ 分 /1.73 m^2)	G1	正常または高値	90 以上		
	G2	正常または軽度低下	60〜89		
	G3a	軽度〜中等度低下	45〜59		
	G3b	中等度〜高度低下	30〜44		
	G4	高度低下	15〜29		
	G5	末期腎不全(ESKD)	15 未満		

重症度は原疾患・GFR 区分・蛋白尿区分を合わせたステージにより評価する。CKD の重症度は死亡，末期腎不全，心
血管死亡発症のリスクを緑 ▢ のステージを基準に黄 ▢，オレンジ ▢，赤 ▢ の順にステージが上昇するほどリス
クは上昇する。　　　　　　　　　　　　　　　　　　　　　　　　　　　　　(KDIGO CKD guidline 2012 を日本人用に改変)
注）わが国の保険診療では，アルブミン尿の定量測定は，糖尿病または糖尿病性早期腎症であって微量アルブミン尿を
　　疑う患者に対し，3 カ月に 1 回に限り認められている。糖尿病において，尿定性で 1＋以上の明らかな尿蛋白を認
　　める場合は尿アルブミン測定は保険で認められていないため，治療効果を評価するために定量検査を行う場合は尿
　　蛋白定量を検討する。
(日本腎臓学会編：エビデンスに基づく CKD 診療ガイドライン 2018. p.3, 東京医学社，2018 による，一部改変)

GFR のみで評価されてきた。2012 年に改訂された『CKD 診療ガイド 2012』
では，原因(cause：**C**)，腎機能(GFR：**G**)，タンパク尿(アルブミン尿
albuminuria：**A**)に基づいた **CGA 分類**により評価されることになり，現在も
継続使用されている。
　さらに，臨床的に予後をあらわすこの重症度分類は，その程度により色分
けがされ，リスクに応じて緑，黄，オレンジ，赤の順に高くなることがひと
目でわかるようになっている。

● **注意事項と看護のポイント**　高齢者，とくに筋肉量の少ない女性では実際の値より高値となるため注意が必要である。

4 フィッシュバーグ尿濃縮試験

● **検査の意義**　水分の再吸収によって尿量を減少させる，つまり尿を濃縮させる機能評価を行うのが**フィッシュバーグ尿濃縮試験**である。これは尿細管のうちの，おもに集合管の濃縮能をみている。集合管がある腎髄質に障害が生じると，この濃縮能が低下する。腎不全では比重 1.010 の等張尿が出る。

　試験のために，水分摂取量の管理を行う。試験前日午後 6 時までは食事を低水分食として，翌日午前 6 時まで飲食禁止とする。このように長時間にわたる水分制限を行い，血液の浸透圧上昇に対する尿の濃縮力をみる。

● **注意事項と看護のポイント**　この検査は患者への負担が大きく，かつ脱水の危険もあるため，現在は臨床的にはほとんど行われていない。とくに，脱水により腎機能の低下が懸念される腎不全や，糖尿病などでは禁忌である。

　なお，実際は午前 6 時にいったん採尿したのち，1 時間ごとに計 3 回採尿し，浸透圧と尿比重を測定する。尿比重 1.025 以上が正常であり，1.022 未満の場合は濃縮能の低下をみとめる。ちなみに，尿希釈能は腎機能が低下しても比較的保たれることが多い。

Ⅰ 水・電解質の検査

　人体では，水分は体重の約 60% を占める。この水分の内訳は，細胞内液が約 2/3，細胞外液が約 1/3 となる。体重の約 20% を占める細胞外液には間質液（組織液）と血漿が含まれ，それぞれ 3 : 1 の割合で存在する。

　水・電解質の検査により，①体内水分量，②酸塩基平衡，③水・電解質バランスが評価できる。これらの生体の水分調節，酸塩基平衡，電解質調節には，腎臓が重要な役割を果たしている。そのほか，肺や消化管などとも連動して，生体内の体液量やその浸透圧のバランスは，厳格にコントロールされている。

● **体内水分量**　水分は，経口摂取（食事など）や体内でのエネルギー代謝に伴い体内に取り込まれる量と，尿や便，不感蒸泄（呼気・発汗など）などで体外に排出される量とで，出納バランスがとられている。体内の水分が失われ，血液が濃縮されると脱水となる。逆に，体内に水分が多くなると溢水となる。

● **酸塩基平衡**　体液は水分と電解質を含む溶液である。その pH は 7.4 と，弱アルカリに保たれている。しかし，炎症や悪性腫瘍などで生体内の環境が乱れると，体液は酸性側に傾きやすくなる。

● **水・電解質バランス**　体液中のさまざまな陽イオンと陰イオンは，お互いに平衡状態にある（●表 5-20）。これらのイオンにより，浸透圧が 280〜

○表 5-20　健康な成人のおもな電解質濃度(mmol/L)

陽イオン			陰イオン		
電解質	細胞外液(血清)	細胞内液	電解質*	細胞外液(血清)	細胞内液
Na$^+$	135〜149	12	Cl$^-$	96〜108	3
K$^+$	3.5〜5.0	140	HCO$_3^-$	22〜26	10
Ca^{2+}	4.2〜5.2	0	HPO$_4^{2-}$ H$_2$PO$_4^-$	0.8〜1.5	110
Mg^{2+}	0.9〜1.2	20			

＊ このほか，タンパク質や有機酸が陰イオンとしてはたらき，酸塩基平衡が保たれる。

292 mmol/kgH$_2$O❶に維持されている。体内の水・電解質バランスで重要なことは，これらそれぞれの濃度が細胞内外で異なることである。これは，体内のイオンが細胞膜を自由に通過できないことで，細胞内外に濃度勾配ができるためである。

> **検査前の準備**
> ・**検体の種類**　血清，尿
> ・**検査に必要な器具**　採血セット，採血管，採尿コップ，蓄尿用バッグ

1　体液量，体内水分量

● **体液量の調節**　体液量は，飲水や尿などによる水分の出納と，血漿浸透圧および循環血液量によって調節されている。体内水分量の増減に重要な役割を果たすのが，**抗利尿ホルモン** antidiuretic hormone（**ADH；バソプレシン** vasopressin）である（◐ 202 ページ）。体内にある浸透圧受容器〔体〕や圧受容器〔体〕が，血漿浸透圧や循環血液量の変化に反応して，下垂体から ADH を分泌することで体液量の調節が行われている。（◐図 5-10）。

　飲水量が不足すると，血漿浸透圧は上昇する。とくに嘔吐や下痢，発汗などで水分が多量に失われたうえに飲水量が不十分である場合，体液の浸透圧が上昇し，口渇感が生じて，ひどいときは頻脈・低血圧などの脱水症状が出現する。

　脱水状態となり血漿浸透圧が上昇すると，下垂体後葉から ADH が分泌される。その結果，ADH が腎臓に作用して，水の再吸収量を増加させ尿量が減少し，体内水分量が保持される方向に向かう。

　一方，水分摂取量が多い場合は，口渇感はなく，ADH 分泌は抑制され，尿量が増えて，体内水分量は保持されるようになる。

　水・電解質異常は日常の診療でもよく遭遇し，高齢者では水分摂取が困難な場合や，口渇感を感じにくいことなどもその誘因となる。さらに，腎機能の異常や ADH 分泌異常などでも水・電解質異常が生じる。

● **検査の意義**　体液量を直接測定することはむずかしいため，体重減少や口腔粘膜の乾燥，皮膚緊張度などの臨床症状に加えて，血漿浸透圧，血清・

□ NOTE
❶ **mmol/kgH$_2$O**
　「ミリモルパーキログラムエイチツーオー」と読み，1 kg の水にとけているイオンや分子の数をあらわすときに用いる。浸透圧の単位は mOsm/kgH$_2$O とも示され，mOsm は「ミリオスモル」と読む。

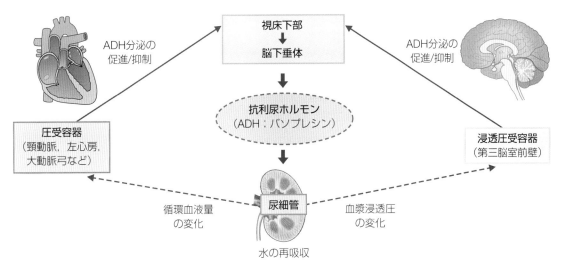

○図 5-10　体内水分量の調節機構

○表 5-21　血清ナトリウム値と異常を示す原因

血清ナトリウム値	原因
高値	嘔吐，発汗，熱中症，水分摂取不能状態，尿崩症，原発性アルドステロン症，クッシング症候群など
135〜149 mEq/L	（基準値）
低値	利尿薬使用時，尿細管性アシドーシス，浮腫性疾患（心不全，肝硬変，ネフローゼ症候群），アジソン病，抗利尿ホルモン不適合分泌症候群（SIADH）など

尿の電解質濃度，尿量，尿比重などの検査を行い，総合的に判断する。

2　ナトリウム（Na）

　ナトリウム（Na）は電解質の 1 種で，細胞外液中の総陽イオンの 90％ を占める。NaCl（食塩）としておもに経口摂取で体内に取り込まれる。体内では，浸透圧調節系と容量調節系により，ナトリウムの濃度と体内量が調節されている。とくに，血清ナトリウム濃度は**血漿浸透圧**を決める大きな因子である。

血漿浸透圧〔mmol/kgH₂O〕
＝2×（Na＋K）〔mmol/L〕＋グルコース〔mg/dL〕/18＋BUN〔mg/dL〕/2.8

　血漿浸透圧の変化にあわせて，① ADH の分泌調整による水分調節と，② レニン - アンギオテンシン - アルドステロン系の変動による，体内でのナトリウム濃度の調整が行われる。たとえば，水分摂取の増加によって血清ナトリウム濃度が低下し，それに伴い血漿浸透圧が低下すると，腎臓での水の再吸収が抑えられ，尿量が増加する。

　また，NaCl の過剰摂取により循環血液量が増え，血圧が上昇すると，腎臓でのナトリウムの再吸収が抑えられ，尿中に排泄される。このようにして，

体液量・血清ナトリウム濃度・血漿浸透圧は一定に保たれている。

● **検査の意義**　血清ナトリウム濃度は体内の水分とナトリウムの量に左右され, とくに, 細胞外液量の変動を反映する。浮腫や脱水など, ナトリウムの量・濃度に関連する細胞外液量の異常が疑われる場合には検査が行われる（● 157 ページ, 表 5-21）。

3　カリウム（K）

　カリウム（K）は, 細胞内液中の陽イオンの大部分を占める。健康人の体内総カリウム量はおよそ 3,000 mEq であり, そのほとんどが細胞内液中にある。一方, 細胞外液に含まれるカリウム量は少なく, 2% 程度といわれている。この細胞内外のカリウム濃度差は, 細胞膜の Na-K ポンプによって保たれている。カリウムはおもに野菜などから経口摂取され, 腎機能が正常であればほとんどが尿中に, 一部は便から排泄される。

　血清カリウム濃度は, 心臓・筋・神経の機能に重要であり, 高カリウム血症では不整脈などの特徴的な心電図変化があらわれる。このように, 生命維持に重要な役割を担うカリウムの量は厳格にコントロールされており, ①細胞内外でのカリウムの移動, ②尿中への排泄により調節されている。

　血清カリウム濃度には, インスリンや, 血液の pH・浸透圧, カテコールアミン, 副腎皮質からの**アルドステロン** aldosterone などが影響を与える。とくに, アルドステロンは遠位尿細管および集合管からのカリウムの分泌を促し, 尿中への排泄に重要な役割を果たす（● 213 ページ）。

● **検査の意義**　血清カリウム濃度の変化は, 心臓・筋・神経など生体の機能に重要な意味をもつ。腎障害や心電図異常などから, 血清カリウム濃度の異常が疑われる場合に検査する（●表 5-22）。

　高カリウム血症の多くは, なんらかの腎障害を有することが多い。また, 細胞内はカリウム濃度が高いため, 細胞の壊死や崩壊によっても高カリウム

●表 5-22　血清カリウム値と異常を示す原因

血清カリウム値	原因
高値	1. 細胞内からの移動・崩壊 　代謝性アシドーシス, 薬物（ジギタリス, β遮断薬など）, 偽性高カリウム血症（白血球増多症, 血小板増多症）, 溶血性疾患, 悪性腫瘍の壊死 2. 腎からの排泄障害 　急性・慢性腎不全, アジソン病, 低アルドステロン症, 薬物（レニン - アンギオテンシン - アルドステロン系阻害薬など）
3.5～5.0 mEq/L	（基準値）
低値	1. 細胞内への移動 　代謝性アルカローシス, 周期性四肢麻痺, 薬物（インスリン投与など） 2. 腎からの排泄増加 　原発性アルドステロン症, クッシング症候群など 3. 腸管からの喪失増加 　下痢, 嘔吐など

血症が生じる。そのほか，アシドーシスや甲状腺ホルモン分泌異常も原因となる。

　一方，低カリウム血症は，カリウム摂取不足，腎や腸管からの過剰喪失などから生じる。たとえば，アルドステロンが高値になると低カリウム血症がおこる。

4 カルシウム(Ca)

　カルシウム(Ca)は生体に存在する最も多い無機物であり，細胞機能の維持や神経興奮など，生命の維持に不可欠な機能に関与する。そのため，血清カルシウム濃度を一定に保つ**副甲状腺ホルモン** parathyroid hormone(**PTH**)や，**ビタミンD**などにより，血清カルシウム濃度は厳密に調整されている(◯ 209ページ)。

　カルシウムは，イオン化して細胞機能の制御などに重要な役割を果たしている。血清中に存在するカルシウムの約50%は遊離したカルシウムイオン(Ca^{2+})であり，残りの多くがアルブミンと結合している。したがって，血清総カルシウム濃度はアルブミン濃度が低下するとともに下がる。

　低アルブミン血症では，以下の補正式を用いて**補正カルシウム濃度**を求める。

補正カルシウム濃度〔mg/dL〕
＝カルシウム濃度〔mg/dL〕－血清アルブミン濃度〔g/dL〕＋4

● **検査の意義**　カルシウムは細胞機能や，心筋をはじめとした筋・神経の機能などに重要である。カルシウム代謝に影響を与える内分泌性疾患(PTH・ビタミンD異常，甲状腺機能亢進，副腎不全など)のほか，骨代謝異常や悪性腫瘍の骨転移などを疑うときに検査を行う(◯表5-23)。

5 マグネシウム(Mg)

　マグネシウム(Mg)は細胞内に多く含まれる。体内では，およそ半分が骨に存在する。細胞内の酵素的反応や核酸合成，代謝過程に重要である。
● **検査の意義**　血清マグネシウム濃度は，腎不全やマグネシウムが含まれる薬物投与などで高値となり，うつ状態・傾眠・徐脈などの症状が出る。一

◯**表5-23　血清カルシウム値と異常を示す原因**

血清カルシウム値	原因
高値	副甲状腺機能亢進症，活性型ビタミンD過剰，多発性骨髄腫などの骨代謝異常，悪性腫瘍の骨転移
8.5〜10.5 mg/dL	(基準値)
低値	慢性腎不全，急性膵炎，副甲状腺機能低下症，活性型ビタミンD不足

●表5-24 血清マグネシウム値と異常を示す原因

血清マグネシウム値	原因
高値	慢性腎不全, マグネシウム含有の薬物投与, 甲状腺機能低下症など
1.8〜2.4 mg/dL	(基準値)
低値	利尿薬投与, 慢性下痢, 腸管切除後, 吸収不良症候群, アルコール中毒など

方, 神経・筋の異常や慢性下痢, 小腸切除後, 利尿薬投与などでは低値となり, テタニー・頻脈・精神症状などがあらわれる。これらの病態が疑われる場合に検査を行う(●表5-24)。

6 塩素(Cl)

　塩素(**Cl**)は, 主として NaCl(食塩)のかたちで経口摂取される。細胞内外に存在し, 血清総陰イオンのおよそ70%を占める。陽イオンである Na^+ 量と, 陰イオンである($Cl^- + HCO_3^-$)量はほぼ等しい(● 162ページ)。また, 血清の塩素濃度とナトリウム濃度は, ほぼ1:1.4に保たれている。

　塩素は, 生体の酸塩基平衡や浸透圧調節に重要な役割を果たす。血清中で, ナトリウムとの濃度のバランスがくずれているときは, 酸塩基平衡の異常を考える。

● **検査の意義**　脱水・溢水・嘔吐・下痢などで水・電解質異常を疑う場合や, 酸塩基平衡異常が疑われるときに検査する。酸塩基平衡異常では, 血液ガス分析もあわせて実施する。

J 血液ガス分析

　動脈血ガス分析は, 肺胞におけるガス交換と酸素化, そして酸塩基平衡を判断する重要な検査である。動脈血の酸素分圧(**Pao₂**), 二酸化炭素分圧(**Paco₂**), および **pH** が測定される。これらの値を用いて, 血漿炭酸水素イオン(重炭酸イオン; HCO_3^-)や塩基過剰 base excess(**BE**)が算出される。

　計測機器によっては, 電解質やヘモグロビン, 一酸化炭素ヘモグロビン, 乳酸値, 血糖値などもあわせて測定ができる。これらの低酸素血症や高二酸化炭素血症などの所見を考慮することで, より正確な診断を下すことができる。

検査前の準備
- **検体の種類**　動脈全血
- **検査に必要な器具**　採血セット, ストッパー(ゴム栓など), 抗凝固剤入りの採血管(これらが一体となった動脈血ガス専用の器具も用いられる)

● **注意事項と看護のポイント**　検体が動脈血のため，採血は医師によって行われる。採血後は圧迫止血が必須である。検体はよく攪拌（かくはん）したのち気泡を抜き，空気が入らない状態ですみやかに測定する。

1 動脈血酸素分圧（PaO_2），動脈血二酸化炭素分圧（$PaCO_2$）

● **ガス交換と酸素化の評価**　肺は気管支を通じて外界からの気体を取り込んでいる。肺には多数の肺胞が存在し，肺胞の周囲は毛細血管で取り囲まれている。ここでは酸素（O_2）と二酸化炭素（CO_2）のやりとりが行われる。すなわち，CO_2 を多く含む静脈血から肺胞を介して外界に CO_2 を排泄し，その際，O_2 を取り込んで動脈血として再び体内に戻す，というガス交換が行われている（●図 5-11）。

　PaO_2 は，肺における血液を酸素化[1]する能力をあらわす。すなわち，肺動脈血液中は CO_2 が多く，その約 2/3 が炭酸水素イオン（HCO_3^-）として，残りはヘモグロビンとの化合物として存在する。これらが肺胞に到達し，ガス交換によりヘモグロビンに酸素が結合することで，酸素化が行われる。

● **呼吸不全**　肺には肺胞換気により $PaCO_2$ を調節し，体液の pH を時間単位で是正する作用がある。適切なガス交換が行われているかは，PaO_2 と $PaCO_2$ とをあわせて評価される。たとえば，肺胞で炎症などが生じると，O_2 が気管支を通じて肺胞まで達してもガス交換がうまくいかず，呼吸不全がおこるからである。

　呼吸不全は PaO_2 と $PaCO_2$ の値の組み合わせにより 2 種類に分かれる。PaO_2 は低下するが $PaCO_2$ は正常または低下する**Ⅰ型呼吸不全**と，PaO_2 の低下と $PaCO_2$ の上昇（45 mmHg 以上）を伴う**Ⅱ型呼吸不全**である。

　Ⅰ型呼吸不全は換気血流比不均等分布[2]，拡散障害などにより PaO_2 が低下

> **NOTE**
> **❶酸素化**
> 　静脈血のように二酸化炭素（CO_2）を多量に含む血液から CO_2 を取り去り，酸素（O_2）におきかえること。

> **NOTE**
> **❷換気血流比不均等分布**
> 　肺全体としては換気量・血流量ともに十分であっても，両者の比率が不適切である病態をさし，その結果，低酸素血症状となる。

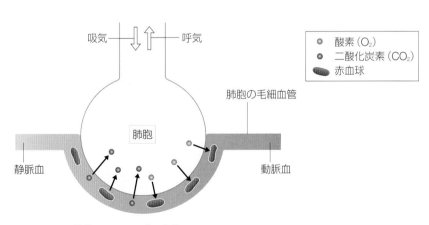

● **図 5-11　肺胞におけるガス交換**
組織の細胞の代謝によって生じた血中の二酸化炭素（CO_2）は，その約 90% が炭酸水素イオン（HCO_3^-）のかたちで存在する。そのうちの 30% はヘモグロビンと結合して，肺胞の毛細血管へ送られる。これらの CO_2 は肺胞中へと放出される。

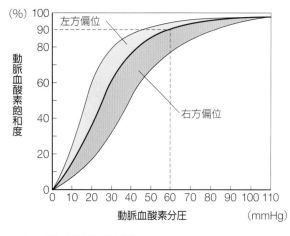

（％）

動脈血酸素飽和度

左方偏位

右方偏位

動脈血酸素分圧　　　（mmHg）

左方偏位の原因：
体温低下，pH上昇，
PaCO₂低下

右方偏位の原因：
体温上昇，pH低下，
PaCO₂上昇

▶図 5-12　酸素解離曲線

する場合である。一方，Ⅱ型呼吸不全は，肺胞と毛細血管との間の隔壁（肺胞壁，間質）の厚みが増すためにガス交換が障害されるものである。CO_2 がうまく交換されないために $PaCO_2$ は上昇する。この病態は，肺胞隔壁が厚くなる間質性肺炎などで生じる。

● 動脈血酸素飽和度　　動脈血酸素飽和度（SaO_2）は，動脈血中の酸素化可能なヘモグロビンのうち，実際に酸素と結合しているものの割合を示す。PaO_2 と SaO_2 との関係は S 字状の曲線（**酸素解離曲線**）を描き，酸素分圧の変化量に比べて酸素飽和度の変化量が大きい（▶図 5-12）。つまり，酸素が必要な状態に応じて酸素の供給が行われやすいことを意味している。

少々 PaO_2 が下がっても，酸素運搬にかかわる SaO_2 は高値を維持される。したがって，たとえば SaO_2 が 90％以下であれば，PaO_2 は 60 mmHg 以下と考えられ，臨床的には呼吸不全が存在する可能性が高い。

また，この曲線は体温低下や $PaCO_2$ 低下，アルカローシスなどがあれば左方に，体温上昇や $PaCO_2$ 上昇，アシドーシスなどがあれば右方に偏位する。

臨床的には，SaO_2 のモニタリングは指尖_{しせん}などを用いて，パルスオキシメーターで**経皮的動脈血酸素飽和度**（**SpO₂**）を測定することで行われる（▶292，345 ページ）。健康な人では，SpO_2 は 96％以上を示す。

2　pH，炭酸水素イオン（HCO_3^-）

● pH の調節　　生体において，血液 pH は 7.40 ± 0.05 の狭い範囲に調整されるように調節系（酸塩基平衡）がはたらいている。とくに生体内では，代謝やエネルギー産生に伴って酸がつくられるため，血液が酸性に傾きやすい。

体内にこれらの酸性代謝物が蓄積されると，生命が危険にさらされる。そのため，生体は①血液緩衝系（血漿中のヘモグロビン・炭酸・リン酸・タンパク質など），②肺による $PaCO_2$ 調節，③腎臓による酸排泄と血漿 HCO_3^- 濃

度調節によって，血液 pH を一定に保っている。①～③はそれぞれ，秒単位，時間単位，半日～数日単位で調節を行っている。

● **代償機転**　pH の変化に対して，生体では逆方向に補正を行うように**代償機転**が作用する。血液の pH は，以下のヘンダーソン-ハッセルバルヒの式によってあらわされる。

$$pH = 6.1 + \log\{[HCO_3^-]/(0.03 \times Pa_{CO_2})\}$$

ここから，pH と Pa_{CO_2} を測定することで，HCO_3^- 濃度を導くことができる。主として緩衝系では，腎臓の HCO_3^- と肺の Pa_{CO_2} が重要であることがわかる。

● **酸塩基平衡異常の診断**　酸塩基平衡異常の診断手順と，異常をきたす代表的な疾患・病態を示す（◯図 5-13，表 5-25）。代謝性の平衡異常を例にとると，体内では次のような調節が行われる。

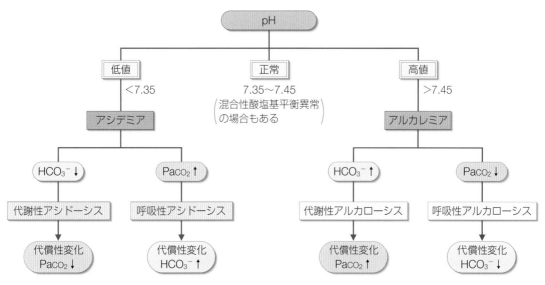

◯**図 5-13　酸塩基平衡異常の診断とその原因**

◯**表 5-25　酸塩基平衡異常をきたす代表的な原因**

代謝性アルカローシス	代謝性アシドーシス	呼吸性アルカローシス	呼吸性アシドーシス
・嘔吐 ・胃液の吸引 ・利尿薬投与 ・低カリウム血症 ・アルドステロン症 ・バーター症候群 ・クッシング症候群 ・マグネシウム欠乏	1. アニオンギャップ増大 　・腎不全，尿毒症 　・循環不全，ショック 　・乳酸アシドーシス 　・糖尿病性ケトアシドーシス 　・中毒（メタノール，エチレングリコールなど） 　・薬剤（サリチル酸など） 2. アニオンギャップ正常 　・尿細管性アシドーシス 　・消化管からの HCO_3^- の喪失（下痢，胆管ドレナージなど）	・不安 ・過換気症候群 ・低酸素血症（肺炎，肺塞栓など） ・一酸化炭素中毒 ・妊娠末期 ・肝硬変（非代償期）	・呼吸中枢抑制 ・神経・筋疾患による呼吸筋力低下 ・肺疾患（気管支喘息，肺気腫，急性肺水腫）

　まず，腎臓では尿中への酸排泄の調節が行われる。代謝性アシドーシスでは酸排泄を促し，尿細管における HCO_3^- の再吸収量を増やして，血漿中の HCO_3^- 濃度を上昇させる。代謝性アルカローシスではその逆の反応がおこる。

　一方，肺においては，代謝性アシドーシスに陥ると，呼吸性代償として肺胞換気量を増加させ，$Paco_2$ を減少させる。すなわち，呼吸性アルカローシスで相殺しようとする。逆に代謝性アルカローシスでは，肺胞換気をおさえて $Paco_2$ を増加させ，pH を低下させるように作用する。

　腎臓や肺における体内の酸塩基平衡の調節は，延髄の化学中枢を介する呼吸調節によって制御されている。この調節系がうまくはたらかないと，緩衝系が作用せず，酸塩基平衡に異常が生じ，pH 異常を呈する。

3　アニオンギャップ（AG），塩基過剰（BE）

● **アニオンギャップ**　アニオンギャップ anion gap（AG）は，測定が可能な陽イオン（Na^+ と K^+）の電荷濃度（mEq/L）と，測定が可能な陰イオン（Cl^- と HCO_3^-）の電荷濃度の差であると定義され，以下のように求められる。

$$AG = (Na^+ + K^+) - (Cl^- + HCO_3^-)$$

　血液においては，K^+ の電荷濃度は相対的に値が小さいため，通常は AG $= (Na^+) - (Cl^- + HCO_3^-)$ として算出される。この AG からわかることは，測定がなされない陰イオンと，測定がなされない陽イオンの差である。陽イオンの変動はきわめて少ないため，AG の上昇は，測定されない陰イオンが増加し，相対的に HCO_3^- が減少している可能性を示唆する。

　このような陰イオンには，乳酸やケトン体，サリチル酸などの不揮発性酸が考えられ，腎不全などでみられる状態である。つまり，AG を算出することは，代謝性アシドーシスの病態や原因を考えるうえで役にたつ。

● **塩基過剰（BE）**　血液ガス分析に際して，塩基過剰 base excess（BE）が算出されることが多い。BE は，ある血液を37℃，$Paco_2 = 40$ mmHg に平衡さ

---

plus	**さまざまな酸塩基平衡の緩衝系**

　急激な pH の変化は生体にとって脅威であり，pH 変化を最小限にする緩衝系は非常に重要である。そのため，本文であげた3つの調節機構（血液，腎臓，肺）以外に，さらに骨も緩衝系として機能している。骨に含まれるリン酸塩・カルシウム塩などのアルカリ性の骨ミネラルが，アシドーシス時にとけ出すことによって，緩衝系として作用する可能性が示されている。

　また，腎臓においては，本文で述べた酸排泄に加えて，不足した HCO_3^- の補充が行われている。とくに近位尿細管における HCO_3^- 再吸収と，皮質集合管での HCO_3^- 産生が重要である。肝臓も HCO_3^- の消費調節から緩衝系として作用する可能性も指摘されているが，まだ詳細は不明である。

せた状態で，pH7.40へ戻すために必要とされる酸（または塩基〔アルカリ〕）の量である。pH が 7.40 以下であれば BE はマイナスに，7.40 以上であればプラスの値になる。基準値は −2〜2 mEq/L である。

BE でわかることは，測定時点での体内における塩基の増減だけである。BE だけではなく，血液ガス分析で得られるほかの酸塩基平衡の指標をみて，総合的に酸・塩基のバランスを考える必要がある。

K　鉄代謝関連検査

体内での**鉄**は 3〜4 g であり，その存在様式は，①赤血球中の**ヘモグロビン**を構成しているヘムの鉄，②肝臓・脾臓・骨髄におけるフェリチンやヘモジデリンなどの**貯蔵鉄**，③血液中のトランスフェリンと結合した**血清鉄**，④シトクロム・カタラーゼ・ミオグロビンなどの**ヘムタンパク質**などである。

鉄の代謝は半閉鎖系で調節されている（●図 5-14）。すなわち，生体内の鉄が多く含まれるヘモグロビン中の鉄の再利用と，食物の経口摂取による鉄吸収（1 mg/ 日），生理的排泄・喪失（便・尿・汗などにより成人男性で 1 mg/日）のバランスで調節されている。

鉄の体内動態を理解するうえでは，血清鉄，トランスフェリン飽和度（TSAT），フェリチン値の 3 つが重要である。鉄欠乏は臨床的にもよく遭遇する病態であり，そこでは TSAT とフェリチン値が指標として用いられる。

検査前の準備
- **検体の種類**　血清
- **検査に必要な器具**　採血セット，採血管

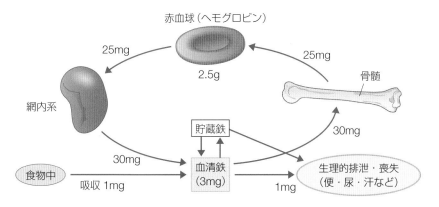

◍**図 5-14　1 日の鉄の体内動態**

トランスフェリンと結合可能な鉄（μg/dL）

不飽和鉄結合能（UIBC） 血清鉄

総鉄結合能（TIBC）

トランスフェリン飽和度
（TSAT） = 血清鉄/TIBC×100

◉図 5-15 トランスフェリンと TSAT

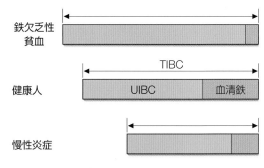

◉図 5-16 血清鉄，UIBC，TIBC の変化

1 血清鉄，総鉄結合能（TIBC），不飽和鉄結合能（UIBC），トランスフェリン飽和度（TSAT）

　血清中の鉄結合タンパク質である**トランスフェリン** transferrin のうち，全体の約 35％が鉄と結合している。このトランスフェリンと結合している鉄が**血清鉄**である（◉図 5-15）。一方，残りの鉄と結合していない部分を**不飽和鉄結合能（UIBC❶）**とよぶ。血清鉄量に相当する鉄結合トランスフェリンと UIBC の総和が**総鉄結合能（TIBC❷）**である。**トランスフェリン飽和度（TSAT❸）**は，TIBC に対する血清鉄の割合に相当する。

● **検査の意義**　貧血などで鉄欠乏が疑われる場合に検査する。血清鉄が低下すると，肝臓はトランスフェリンの産生を増やす。そのため鉄欠乏性貧血では，血清鉄の著明な低下に加えて，UIBC が著明に増加している。これに対して，慢性炎症に伴う貧血では血清鉄とともにトランスフェリン量も低下するので UIBC は増えない（◉図 5-16）。

□NOTE
❶ UIBC
　unsaturated iron-binding capacity の略。
❷ TIBC
　total iron-binding capacity の略。
❸ TSAT
　transferrin saturation の略。

2 フェリチン

　フェリチン ferritin は，鉄と結合することで鉄貯蔵に関連する重要なタンパク質である。血清フェリチン値は鉄欠乏の状態を反映する指標となる。

● **検査の意義**　鉄欠乏性貧血では，診断と治療の指標として用いられる。鉄欠乏では，貯蔵鉄の減少から血清フェリチン値の低値がみられ，進行するとヘモグロビン中の鉄の減少，血清鉄の低下がみられるようになる。

L 銅代謝関連検査

　ヒトの体内では，**銅**は約 100 mg 存在する。血清銅値は 100 μg/dL 程度であり，その 95％は**セルロプラスミン** ceruroplasmin というタンパク質に結合している。そして残り 5％はアルブミンと結合している。したがって，血清銅値とセルロプラスミンは，ほぼ並行して変動する。

● **検査の意義**　臨床的にはウィルソン病の診断に重要である。原因不明な
肝障害や神経障害では，血清銅値とセルロプラスミンの測定が行われる。

M　ビタミンの検査

　ビタミン vitamin は，微量で生体内の生理機能の調節をつかさどる有機化
合物である。その多くは体内で合成することができないため，食物などから
摂取する必要がある。分類としては，大きく脂溶性と水溶性に分けられ，ビ
タミンごとに作用と欠乏したときの症状は異なる（●表5-26）。

● **検査の意義**　おもにビタミンの欠乏状態にあるかどうかの判定のために
検査が行われる。水溶性ビタミンは容易に尿中に排泄されるため，欠乏症が
おこりやすい。一方，脂溶性ビタミンは体内に蓄積しやすい過剰状態も問題
となる。

● **注意事項と看護のポイント**　清涼飲料やサプリメントなどによって大量
のビタミンを摂取していると，検査値に影響が出る。検査前日からの食事内
容を確認し，後日測定するときは事前に注意事項を伝えておく。

●**表 5-26　ビタミンのおもな作用と欠乏症・関連疾患**

	名称	おもな作用	欠乏症状と関連疾患
脂溶性	ビタミン A	視覚，成長・発達，免疫反応，生殖，発がん予防	夜盲，成長障害，味覚異常，口内炎，易感染性
	ビタミン D	カルシウム吸収，骨動員	くる病，骨軟化症
	ビタミン E	抗酸化作用，心血管疾患の予防	溶血性貧血（新生児），運動失調
	ビタミン K	血液凝固	出血傾向
水溶性	ビタミン B₁	糖代謝における補酵素，神経機能	脚気，ウェルニッケ脳症など
	ビタミン B₂	酸化還元反応の補酵素	口角炎，口内炎，皮膚炎，羞明，神経障害
	ナイアシン	酸化還元反応の補酵素	ペラグラ
	パントテン酸	アシル基転移反応	単独の欠乏症はおこりにくい
	ビタミン B₆	アミノ酸代謝における補酵素	乳幼児：易感染性，痙攣 成人：脂漏性皮膚炎
	ビタミン B₁₂	ミエリン形成，ケト酸・葉酸代謝，DNA 合成	巨赤芽球性貧血，神経症状
	葉酸	アミノ酸代謝，核酸代謝	巨赤芽球性貧血
	ビオチン	カルボキシル化反応の補酵素	皮膚炎，精神神経障害，消化器症状，末梢血管収縮
	ビタミン C	結合組織形成，カテコールアミン合成，コレステロール代謝，抗酸化作用	壊血病

N　血中薬物濃度の検査

検査前の準備
- **検体の種類**　血清，血漿，全血
- **検査に必要な器具**　採血セット，採血管

1　血中薬物濃度測定と治療薬物モニタリング（TDM）

　診療で薬物を使用する場合は，効果を十分に引き出し，その一方で副作用を最小限に抑えることが求められる。その際，**血中薬物濃度**の測定が重要である。薬物の血中濃度を 1 つの指標として，各患者に最適な薬物投与設計および治療方針決定を行うことを，**治療薬物モニタリング** therapeutic drug monitoring（**TDM**）とよんでいる。

●**検査の意義**　TDM を行うことにより，薬物の有効性のみならず安全性の評価が可能となる。そのうえで，患者に応じた投与量・投与間隔・投与時間などを決めることができるようになる。臨床的にも種々の薬物で TDM が行われている。

　血中濃度の測定法としては，免疫学的測定法と分離分析法がある。免疫学的測定法は簡便かつ迅速な測定法であるが，測定値が併用薬物などで影響を受けることも知られている。

2　ピーク濃度，トラフ濃度，AUC

●**血中薬物濃度測定が必要な場合**　薬物の血中濃度は，①薬効がない濃度（**無効域**），②**治療域**，③**中毒域**の 3 つに分けられる（●図 5-17）。治療域が狭いほど，また治療域と中毒域が近いほど，副作用を最小限にして薬効を最大限にするために，TDM が必要である。

　さらに，臨床的には投与後の薬物動態を理解しておく必要がある（●図

---

plus	**TDM が有用な薬物**

　臨床的に重要な治療域と中毒域の近い薬物を使用する場合，安全にかつ有効に使用するために TDM を行うことが望ましい。また，TDM は対象薬物を一定期間以上投与する場合に適応となるが，高用量投与患者，腎機能低下・透析患者，感染症が重篤な場合などではとくに必要となる。

　現在，臨床的には抗菌薬（アミノグリコシド系抗菌薬，バンコマイシン塩酸塩など），抗真菌薬（アムホテリシン B など），抗ウイルス薬（アシクロビルなど），循環器・呼吸器用薬（ジゴキシン，テオフィリンなど），中枢神経系用薬（フェニトイン，バルプロ酸ナトリウムなど），免疫抑制薬（シクロスポリン，タクロリムス水和物など）で TDM が用いられている。

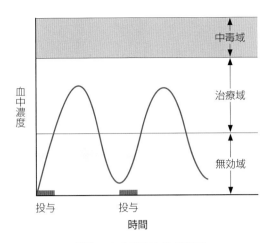

◖図 5-17　薬物の血中濃度と治療効果

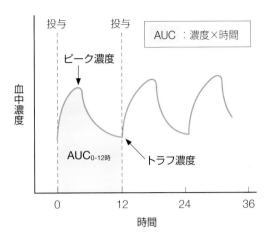

◖図 5-18　ピーク濃度，トラフ濃度，AUC

5-18）。ここでは①**ピーク濃度**，②**トラフ濃度**，③**AUC**（area of under the curve）の 3 つが重要な意味をもつ。

　本来は効果を期待している臓器などに限って，薬物濃度をモニターできることが望ましいが，臨床での測定は困難であるため，血中濃度で代用している。この場合，対象臓器などへの組織分布により，血中濃度と組織濃度とが平衡状態になった時点（定常状態）の濃度が TDM での指標（ピーク濃度）となる。

● **ピーク濃度**　　**ピーク濃度**（ピーク値）とは，一般的には血中濃度の最高値をさす。しかし，TDM におけるピーク濃度は，必ずしも血中濃度の最高値とは一致しないことに注意が必要である。たとえば，点滴終了直後の濃度は最高血中濃度となるが，まだ血液と各組織の分布平衡がなりたっていない可能性が高く，TDM の評価には向かない。

　薬物は，その血中濃度が高いほど受容体と結合する可能性が高くなる。したがって，ピーク濃度は薬物効果と関連する。また，ピーク濃度となる時間は薬物の種類により異なる。

● **トラフ濃度**　　一方，薬物の副作用の発現防止の指標となるのが**トラフ濃度**（トラフ値）である。トラフ濃度は最低の血中薬物濃度を意味するが，一般的には薬物投与直前の濃度をさしている。一定の間隔で薬物を投与・計測してトラフ濃度に変化があれば，代謝機能が変化していることがわかる。また，トラフ濃度を一定濃度以下に保つことで，中毒域に達する時間をできる限り短くすることができる。

● **AUC**　　そのほかの薬物効果の指標として，**AUC** がある。AUC は血中濃度曲線下面積を意味し，薬物血中濃度と時間とによって囲まれる面積をさす。AUC は体内に吸収された薬物量の目安となり，この面積をもとに，治療効果が最大に，副作用が最小限になるように，その患者に応じて薬物の用量を調節する。

第 **6** 章

免疫・血清学的検査

● **免疫とは**　病原体の感染などから，からだをまもるしくみを**免疫**という。免疫には，腫瘍免疫のように，対象が病原体ではない現象も含まれる。

　免疫は大きく2種類に分けることができ，生まれつき備わっている**自然免疫系**と，後天的に出会い，非自己とみなした種々の**抗原** antigen に対して特異的に反応する**獲得免疫系**とがある。

　獲得免疫はさらに，T細胞(Tリンパ球)やマクロファージなどの細胞が病原体やこれらが感染した細胞を直接攻撃する**細胞性免疫**と，B細胞(Bリンパ球)から分化した形質細胞が産生する**抗体** antibody(免疫グロブリン immunoglobulin)によって病原体を攻撃する**液性免疫**とに分けられる。なお，免疫反応には，抗体に加えて**補体** complement も関与する。

● **免疫反応と検査**　免疫・血清学的検査とは，抗原抗体反応❶を応用して行う免疫学的検査法によって，免疫関連の項目を調べる検査をさす。免疫反応が異常にはたらく病的な状態として，アレルギーや自己免疫疾患があり，これに関連する検査が行われる。また，非自己の血球を体内に入れる輸血も，免疫反応と深い関連がある。

　なお，腫瘍マーカーや妊娠反応は体内での免疫との関連はないが，これらを測定するために抗原抗体反応を用いるので，本書ではこの章で解説する。一方，細菌・真菌・ウイルスなどに由来する抗原の検出や，これらに対する抗体の検査も免疫学的検査ではあるが，本書では第8章の「微生物学的検査」で解説する(● 226 ページ)。

● **実施上の注意**　免疫・血清学的検査は**血清**を用いて行う。血液をプレーン管もしくは凝固促進剤入り採血管に入れ，血液を十分に凝固させる。その後，遠心分離し，血餅と血清に分けて，上側の血清を分取する。抗凝固剤(EDTA・ヘパリン・クエン酸など)入りの採血管を用いると，遠心分離して得られるのは血漿になるので間違えないように注意する。

NOTE
❶**抗原抗体反応**
　抗原と抗体との特異的な結合反応。抗体に特殊な操作を加えて抗原と結合したものを識別できるようにしたり，抗原の凝集を生じさせたりすることで抗原を検出できる。

A　炎症マーカーの検査

　炎症は，感染症や外傷などの，生体に有害な刺激に対する防御反応として生じる。非自己である病原体や，外傷や梗塞で破壊された組織を異物と認識して，これを排除し，修復しようとする生体反応である。炎症は，経過によって，急性炎症と慢性炎症に大別される。炎症の有無やその程度，経過を血液検査によって評価するために，種々の炎症マーカーが測定される。

検査前の準備
- **検体の種類**　血清
- **検査に必要な器具**　採血セット(採血ホルダー，採血針)，血清分離用採血管

1　C 反応性タンパク質（CRP）

C 反応性タンパク質 C-reactive protein（**CRP**）は，最も頻用される炎症マーカーである。肺炎球菌の細胞壁にある C 多糖体に反応する血清タンパク質として発見されたため，この名がつけられた。

感染症や組織破壊によって炎症が生じると，マクロファージが活性化し，炎症性サイトカインを産生する。これが肝臓を刺激することで CRP は合成される。

● **検査の意義**　CRP は，体内で炎症を生じる疾患で増加がみられる（●表 6-1）。急性炎症の発症後は，まず白血球が増加し，6 時間以降に CRP が急速に増加して 2〜3 日で最高値となる。CRP は炎症の勢いに応じて増減し，炎症がおさまると，すみやかに減少する。また，慢性炎症でも病勢を反映するため，炎症の重症度や経過を判断する指標となる。なお，一般に，細菌感染症では増加は高度で，ウイルス感染症では軽度にとどまる傾向がある。

● **検査結果の解釈**　CRP の値から，炎症性疾患の有無や病勢の推移を評価する。たとえば，感染症があれば通常は発熱などの症状がみられるが，高齢者では発熱しないことがあり，CRP 増加が疾患の存在を示唆することがある。また，感染症患者に対して抗菌薬を投与したあと，増加していた CRP が減少してくれば，有効であることの目安の 1 つとなる。

● **注意事項と看護のポイント**　炎症マーカーとして，CRP とともに赤血球沈降速度（赤沈，● 95 ページ）が検査されることがあるが，赤沈は炎症以外の要因による影響を受ける（●表 6-2）。また，赤沈は急性炎症の発症後，促進しはじめるのに時間を要し，炎症が回復したあとも正常化するのが遅いため，両者の結果に乖離（かいり）がみられることがある。

2　プロカルシトニン

プロカルシトニン procalcitonin は，甲状腺で産生されるカルシトニンの前駆タンパク質である。細菌感染症などでは炎症性サイトカインの刺激により甲状腺外でも産生される。急性感染症に対して CRP よりも早期に上昇する。

● **検査の意義**　細菌感染症，とくに細菌性敗血症で増加し，ウイルス感染症や膠原病，アレルギーでは有意には増加しないため，これらの鑑別に用い

● **表 6-1　CRP の基準範囲と CRP が増加する疾患**

CRP の基準範囲		0.14 mg/dL 以下
疾患	感染症	細菌感染症，ウイルス感染症，真菌感染症
	梗塞性疾患	心筋梗塞，肺梗塞など
	膠原病	関節リウマチ（RA），全身性エリテマトーデス（SLE），強皮症など
	その他	外傷，熱傷，悪性腫瘍，手術後，齲歯（むし歯）など

⬤表 6-2　CRP と赤血球沈降速度(赤沈)との相関

		CRP	
		基準範囲内	増加
赤沈	促進	• 急性炎症の回復期 • 貧血 • アルブミン減少(ネフローゼなど) • γグロブリン増加(骨髄腫など) • 妊娠	炎症あり
	正常 または 遅延	炎症なし(炎症のごく初期)	• 急性炎症の初期 • DIC を伴った感染症 • 多血症患者での炎症

⬤表 6-3　免疫グロブリンの 5 つのクラス

クラス	特徴	基準範囲
IgG	血清中の免疫グロブリンの大半を占め,半減期が約 3 週間と長いため,液性免疫の中心となる。胎盤を通過し,新生児の免疫にも関与する。	861〜1,747 mg/dL
IgA	唾液や腸管粘膜,気管支粘液などに分泌される免疫グロブリンであり,2 量体(図 6-1 の分子が 2 つ結合した形)を形成する。	93〜393 mg/dL
IgM	5 量体(5 つの分子の Y 字型の根もとが結合)を形成するため,分子量が大きい。感染に対して早期に産生され,しだいに IgG におきかわる。	男性：33〜183 mg/dL 女性：50〜269 mg/dL
IgD	機能は不明である。	2〜12 mg/dL
IgE	即時型アレルギーを引きおこす。寄生虫の排除の役割をもつ。	170 IU/mL 以下

る。細菌性敗血症の診断では血液培養による細菌検出が重要であるが,検出に時間を要するため,プロカルシトニンの値で細菌性敗血症であるか否かを推測する。細菌性敗血症の重症度の推定にも用いられる。健康人の基準範囲は 0.05 ng/mL 以下である。

B　液性免疫の検査

　液性免疫とは,B 細胞から分化した形質細胞が産生する**免疫グロブリン**が中心となる免疫反応であり,**補体**なども関与する。免疫グロブリンには IgG,IgA,IgM,IgD,IgE の 5 つのクラスがある(表 6-3)。

　免疫グロブリンの基本構造はほぼ共通して Y 字型で,2 本ずつの H 鎖 heavy chain(重鎖)と L 鎖 light chain(軽鎖)からなる(図 6-1)。この 4 本それぞれの先端が,対応する抗原の特異性を決めており,抗原に結合する可変領域となっている。

　H 鎖には,γ(ガンマ),α(アルファ),μ(ミュー),δ(デルタ),ε(イプシロン)の 5 種類があり,それぞれ上記の 5 つのクラスを構成する。L 鎖はすべてのクラスに共通して,κ(カッパ)と λ(ラムダ)の 2 種類がある。免疫グロブリンの 1 分子を構成する L 鎖は,κ か λ のいずれか一方だけである。

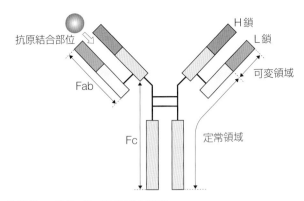

抗原結合部位

H鎖

L鎖

可変領域

Fab

Fc

定常領域

○**図6-1　免疫グロブリン(IgG)の基本構造**

検査前の準備
- **検体の種類**　血清
- **検査に必要な器具**　採血セット，血清分離用採血管，試験管

1 免疫グロブリン定量

　免疫グロブリンの5つのクラスの血清中の濃度を定量する。通常は，IgG，IgA，IgMの3つを測定する。IgD型骨髄腫が疑われる場合はIgDの定量を，アレルギー性疾患ではIgE定量を行う。

● **検査の意義**　膠原病などの炎症性疾患，骨髄腫や原発性マクログロブリン血症❶などの成熟B細胞性腫瘍，免疫不全症などについて，診断や病勢評価のために検査を行う。

　免疫グロブリン増加をきたす疾患のうち，骨髄腫や原発性マクログロブリン血症などの腫瘍性疾患では，免疫グロブリンは単クローン性の増加(1つのクラスの，同一分子のグロブリンの増加)を示し，炎症性疾患では多クローン性の増加(多様な免疫グロブリン分子の増加)を示す。しかし，定量検査だけで両者は区別できないため，血清タンパク質分画検査(● 124ページ)や，後述の免疫電気泳動検査を行う。

　骨髄腫では免疫グロブリン(IgG, IgA, IgD)の1つのクラスの定量値が著増し，ほかのクラスは減少するパターンを示す。ただし，ベンス=ジョーンズタンパク分泌型や非分泌型の骨髄腫ではすべてのクラスの免疫グロブリンが減少する。原発性マクログロブリン血症ではIgMが著増する。これらの腫瘍性疾患では，病型診断だけでなく，治療効果の判定や再発の評価のために，定量検査を経時的に行う。

● **検査結果の解釈**　免疫グロブリンの減少する疾患と，多クローン性に増加する疾患を○**表6-4**に示す。

● **注意事項と看護のポイント**　免疫グロブリンが低下(IgG 500 mg/dL 以下が目安)している患者は感染症にかかりやすいので，うがいや手洗いなどの感染予防を十分に行うように指導する。

□NOTE
❶**骨髄腫とマクログロブリン血症**
　それぞれ形質細胞や成熟B細胞腫瘍の一種であり，異常増殖する腫瘍細胞が免疫グロブリンを産生するため，血清中の免疫グロブリンが著しく増加する。

◎表6-4 免疫グロブリンの減少・増加をきたす疾患(腫瘍性疾患は除く)

減少		原発性免疫不全症,タンパク質喪失性疾患(ネフローゼ症候群,タンパク質漏出性胃腸症),低栄養,薬剤(副腎皮質ステロイド,免疫抑制薬,抗腫瘍薬)
増加	複数のクラス	膠原病(関節リウマチ,シェーグレン症候群など),臓器特異的自己免疫疾患(橋本病など),肝疾患(慢性肝炎,肝硬変),慢性感染症
	IgA	IgA 腎症
	IgE	アレルギー性疾患,寄生虫感染症

　また,骨髄腫や原発性マクログロブリン血症で免疫グロブリンの著しい増加がある患者では,血液の粘稠度が高まって循環障害をきたし,意識障害・心不全・腎不全などがおこりうる。なお,これらは脱水や画像検査での造影剤投与で悪化するため注意を要する。

2　血清免疫電気泳動

　血清中のさまざまなタンパク質を,電気的な負荷をかけた際の動きやすさの差と,抗原抗体反応を用いて検出するのが免疫電気泳動である。臨床では,骨髄腫や原発性マクログロブリン血症が疑われる患者の場合に**M タンパク**(◎ 124 ページ)の検出と型の判定,すなわち M タンパクが IgG, IgM, IgA, IgD のどれで,L 鎖が κ か λ かを決めるために行われる(◎図6-2)。

　まず,患者と健康な対照被験者それぞれの血清を装置の穴(◎図6-2 中央)に注入し,電気泳動で左右方向に分離する。次に,装置のみぞに◎図6-2 右に示した抗体を入れると,抗原抗体反応によって白い弓型の沈降線(**M-bow**)が生じる。沈降線の形状から M タンパクの有無を判定する。

● **検査の意義**　血清免疫電気泳動は,免疫グロブリンの増加や血清タンパク質分画検査で M ピーク(幅の狭い棘状の波形)がみられた患者,骨髄腫などの B 細胞性腫瘍が疑われる患者に対し,M タンパクの有無とその型を確定するために行う。骨髄腫では M タンパクの消失が治療後の効果判定に用いられる。また,尿中のベンス=ジョーンズタンパク(単クローン性の L 鎖)の検出にも,尿を検体として免疫電気泳動が行われる。

● **検査結果の解釈**　骨髄腫などの患者の血清を電気泳動すると,異常な彎曲をした M-bow がみられ M タンパクの存在を示す(◎図6-2)。ただし,M タンパクの存在がすなわち骨髄腫の診断となるわけではない。高齢者の数%には「意義不明の単クローン性γグロブリン血症(MGUS❶)」がみられ,治療は不要である。

　骨髄腫の治療後の M タンパク消失の判定には,検出感度がより高い免疫固定法検査が追加されることもある。

▭NOTE

❶ MGUS

　monoclonal gammopathy of undetermined significance の略。

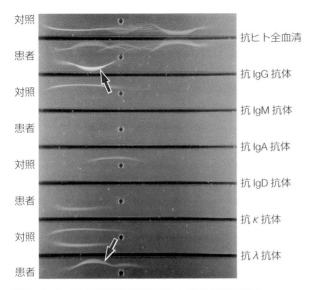

対照
患者 ──── 抗ヒト全血清
対照 ──── 抗 IgG 抗体
患者
対照 ──── 抗 IgM 抗体
患者 ──── 抗 IgA 抗体
対照 ──── 抗 IgD 抗体
患者
対照 ──── 抗 κ 抗体
患者 ──── 抗 λ 抗体

◉図6-2　IgG(λ)型骨髄腫症例の血清免疫電気泳動
IgG(λ)型のMタンパクを検出。矢印(➡)に明瞭なM-bowをみとめる。

3　血清補体価

　補体は肝臓で合成され，血清中に存在し，免疫反応や感染防御に関与する一群のタンパク質である。免疫反応で生じた抗原抗体複合体が，補体の第1成分である C1 を活性化し，そのあと順に，C4，C2，C3，C5，C6，C7，C8，C9 を活性化していき，最終的に溶菌などの細胞膜障害をおこす。これを**古典経路**という。また，細菌の菌体成分であるエンドトキシン(内毒素)は C3以降を活性化する。これを**第2経路**という。このほかにレクチン経路もある。
　● **検査の意義**　体内に炎症があると，補体系は活性化されて消費されるため，さまざまな炎症性疾患で血清濃度が低下する。補体には多くの成分があるので，すべての補体成分の生物学的活性の総和を評価するために，**血清補体価(CH$_{50}$ [1])** を測定する。
　● **検査結果の解釈**　CH$_{50}$ が低下している場合には，古典経路が活性化して消費されたのか，第2経路が活性化して消費されたのかを鑑別するために，さらに C3 と C4 を測定する。肝硬変などの高度の肝機能障害があれば補体産生が低下し，急性感染症では補体産生が亢進する(◉表6-5)。
　● **注意事項と看護のポイント**　時間がたつと補体が活性化されてしまうため，採血・血清分離後はすみやかな測定が必要である。やむをえず保存をする場合は −20℃ で凍結保存する。

4　クリオグロブリン

　クリオグロブリン cryoglobulin は，血清を 4℃ にすると白色沈殿を生じ，

──────

NOTE
[1] CH$_{50}$
　50%hemolytic unit of complement の 略。血清を，溶血素を結合させたヒツジ赤血球に加え，それを 50％溶血させる活性で測定する。

表6-5　補体価の増減と疾患との関連

CH_{50}	C3	C4	病態	疾患
↓	↓	↓	古典経路の活性化	全身性エリテマトーデス(SLE)，悪性関節リウマチなど
			補体の産生低下	肝硬変
↓	↓	→	第2経路の活性化	急性糸球体腎炎，膜性増殖性糸球体腎炎など
↑	↑	↑	補体の産生亢進	感染症，関節リウマチ(RA)，悪性腫瘍など

↑：上昇，→：停滞，↓：低下

37℃にあたためると溶解するタンパク質である。健康人では検出されない。クリオグロブリンには，①1種類のMタンパクによるもの(タイプⅠ)，②Mタンパクと多クローン性グロブリンとの混合型(タイプⅡ)，③多クローン性グロブリンによるもの(タイプⅢ)の3タイプがある。4℃で生じた白色沈殿を回収し，再溶解したのちに免疫電気泳動検査を行うことで，3つのタイプが区別できる。

● **検査の意義**　末梢循環障害によるレイノー症状，皮膚潰瘍，関節痛，腎障害など，クリオグロブリン血症の存在が疑われる場合に検査を行う。

● **検査結果の解釈**　クリオグロブリン陽性であれば，上記の症状がクリオグロブリン血症によるものと考えられる。クリオグロブリン血症は，基礎疾患を有する続発性クリオグロブリン血症と，基礎疾患のない本態性クリオグロブリン血症(おもにタイプⅢ)からなる。基礎疾患としては，骨髄腫や原発性マクログロブリン血症(おもにタイプⅠ)，C型肝炎(おもにタイプⅡ)，膠原病(タイプⅡまたはタイプⅢ)などがある。

● **注意事項と看護のポイント**　採血に用いる器具を37℃に保温し，血清分離も37℃で行う必要がある。クリオグロブリン血症の患者に対しては，冷水に触れないようにし，手袋や靴下により四肢末梢の保温をするように生活指導を行う。

5　寒冷凝集反応

低温で赤血球の凝集や溶血をおこす自己抗体は**寒冷凝集素**(ぎょうしゅう)とよばれ，多クローン性もしくは単クローン性のIgMである。**寒冷凝集反応**は，寒冷凝集素によって，4℃前後で自己赤血球やO型赤血球が凝集する現象である。

● **検査の意義**　寒冷凝集素は健康な人の血清にも多少はみとめられるが，マイコプラズマ肺炎症例の約半数や，自己免疫性溶血性貧血の一病型である寒冷凝集素症などで寒冷凝集素価が上昇する。これらが疑われるときに検査を行う。

● **検査結果の解釈**　寒冷凝集素価の基準範囲は256倍未満である。上記の疾患のほか，伝染性単核球症，悪性リンパ腫などでも上昇することがある。

● **注意事項と看護のポイント**　低温にすると寒冷凝集素が自己赤血球と結合するので，採血から血清分離までは20～37℃で行う。

C 細胞性免疫の検査としての血球細胞表面マーカー

　血液中のリンパ球は，B細胞・T細胞・ナチュラルキラー（NK）細胞からなる。T細胞はさらに，ヘルパーT細胞や細胞傷害性T細胞，制御性T細胞などに分けられる。これらを**リンパ球サブセット**という。獲得免疫系の液性免疫はB細胞，細胞性免疫はT細胞，自然免疫系はNK細胞が主役となる。

　リンパ球はその細胞形態によってほかの白血球と区別できるが，それぞれのサブセットは塗抹標本の鏡検では区別できない（▶103ページ，図4-6）。そのため，それぞれのサブセットのリンパ球の細胞表面に発現している種々の抗原に，標識された抗体を結合させて識別する。

　蛍光色素で標識された単クローン性抗体❶monoclonal antibody を結合させ，解析することにより，各サブセットの比率を測定することができる。この検査を**フローサイトメトリー**❷による**表面マーカー解析**もしくは**表面抗原解析**という。細胞表面抗原には，国際的に統一された**CD**(cluster of differentiation)**番号**がつけられている（▶表6-6）。

　また，サブセットと同様に，急性白血病患者の白血病細胞が骨髄性かリンパ性か，リンパ性ならB細胞性かT細胞性か，B細胞性ならどのような分化段階のB細胞に相当するかなどを解析するのにも，フローサイトメトリーによる表面マーカー解析が行われている。リンパ腫でも同様に，リンパ節生検検体をほぐして細胞浮遊液とし，表面マーカー解析を行う。

検査前の準備
- **検体の種類**　全血，骨髄穿刺液，リンパ節生検検体
- **検査に必要な器具**　採血セット，ヘパリン入り採血管，骨髄穿刺用器具，生検器具，検体に応じた保存液入り容器

▢NOTE

❶**単クローン性抗体**
　同一の抗体産生細胞が分泌する，均一な抗体。

❷**フローサイトメトリー**
　解析装置の中を流れる浮遊した細胞に対して，レーザー光の反射や蛍光標識を用いて，細胞の特性を解析する検査法。血球数の算定やリンパ球サブセットの解析などに用いられる。

▶表6-6　代表的な血球細胞表面マーカー

	CD番号	発現するおもな血球		CD番号	発現するおもな血球
T細胞系マーカー	CD3	成熟T細胞	NK細胞系マーカー	CD16	NK細胞
	CD4	ヘルパーT細胞	骨髄系マーカー	CD13	顆粒球，単球
	CD7	T細胞全般		CD14	単球，マクロファージ
	CD8	細胞傷害性T細胞		CD33	顆粒球，単球
B細胞系マーカー	CD10	幼若なB細胞		CD41	巨核球，血小板
	CD19	B細胞全般	幹細胞マーカー	CD34	造血幹細胞／前駆細胞
	CD20	比較的成熟したB細胞			

1 Ｔ細胞・Ｂ細胞の比率

　血液中のＴ細胞・Ｂ細胞の比率を，抗 CD3 抗体や抗 CD19 抗体などを用いてフローサイトメトリーで解析する。

● **検査の意義**　リンパ球のうちＴ細胞・Ｂ細胞のどちらが増加，減少しているのかを調べる。増加しているリンパ球が腫瘍性と考えられる場合には，後述の白血病・リンパ腫解析検査を行う。

● **検査結果の解釈**　健康な人では，おおよそＴ細胞が 60〜90％，Ｂ細胞が 5〜20％である。この割合にリンパ球数をかけ合わせて，絶対数で評価する。先天性疾患では重症複合免疫不全症で両者が減少，無 γ グロブリン血症でＢ細胞が減少，胸腺無形成症でＴ細胞が減少する。後天性疾患では，副腎皮質ステロイド治療中や全身性エリテマトーデス(SLE)でＴ細胞が減少し，伝染性単核球症でＴ細胞が増加する。

2 Ｔ細胞サブセット

● **検査の意義**　Ｔ細胞の種々のサブセットの比率をフローサイトメトリーを用いて測定する。実際には，エイズ(AIDS〔後天性免疫不全症候群 acquired immunodeficiency syndrome〕)の診断や病勢評価の目的で，CD4 陽性Ｔ細胞(ヘルパーＴ細胞)の数や CD4/CD8 比を測定することがほとんどである。

● **検査結果の解釈**　CD4 陽性Ｔ細胞の基準範囲は 700〜1,300/μL，CD4/CD8 比の基準範囲は 0.4〜2.3 である。HIV 感染が証明され，CD4 陽性Ｔ細胞が減少し，感染症合併がみられれば，エイズと診断される。抗ウイルス薬が奏効すれば，CD4 陽性Ｔ細胞数が回復してくる。

3 白血病・リンパ腫解析

● **検査の意義**　白血病やリンパ腫などの造血器腫瘍は WHO 分類によって，診断や病型分類がなされる。この分類は，①細胞や組織の形態，②細胞の免疫学的表現型，③染色体・遺伝子所見の３つの所見に基づいている。免疫学的表現型，すなわち腫瘍細胞がどのような抗原を発現しているのかを調べるために，フローサイトメトリーが必須の検査となっている。また治療後に，診断時にみられた発現パターンを呈する腫瘍細胞が消失しているかを調べることで，効果判定が行われる。

● **検査結果の解釈**　急性白血病にはリンパ性と骨髄性があり，前者はさらにＢ細胞性とＴ細胞性に分かれる。一方，急性骨髄性白血病は，急性単球性白血病や急性巨核芽球性白血病などに細かく分類される。これらの分類には種々の表面マーカーが用いられる(◐表 6-7)。

　成熟リンパ球の腫瘍である悪性リンパ腫や慢性リンパ性白血病の診断・分

○表6-7　急性白血病細胞に発現するおもな表面マーカー

分類		陽性となる表面マーカー
急性骨髄性白血病		CD13, CD33, CD117
	（単球性）	CD11b, CD11c, CD14
	（巨核芽球性）	CD41, CD61
急性リンパ性白血病	B 細胞性	CD19, CD79a, CD10
	T 細胞性	CD3

類にも，フローサイトメトリーが用いられる。B 細胞性腫瘍では，細胞表面に発現する免疫グロブリンの軽鎖が κ か λ かの・方にかたよっていれば，リンパ球増加が反応性ではなく，腫瘍性であることの根拠となる。

D　自己抗体の検査

　抗体は本来，体内に侵入した病原体などの外来性抗原を攻撃するために産生されるタンパク質である。したがって，自己の成分に対して抗体は産生されないように制御されている。しかし，この制御がなんらかの機序により異常をきたして，自己の成分を非自己と認識してしまい，自己の抗原に対して産生される抗体が**自己抗体** autoantibody である。自己抗体は自己の細胞や組織を傷害し，その結果，さまざまな**自己免疫疾患** autoimmune disease を発症する。

● **自己抗体の種類**　自己抗体は，①臓器非特異的自己抗体と，②臓器特異的自己抗体とに分けられる。①の例としては，関節リウマチや全身性エリテマトーデス（SLE）などの膠原病でみられるリウマトイド因子や抗核抗体がある。②の例としては，橋本病などをきたす抗甲状腺抗体や，溶血性貧血をきたす抗赤血球抗体がある。

● **検査の意義**　血清中の自己抗体は，自己免疫疾患の診断のために検査される。各疾患の診断基準に含まれている項目はとくに重要である。また，自己抗体のなかには，疾患の活動性と並行して抗体価が変化するものがある。これらは病勢の推移の評価や治療効果の判定にも用いられる。

> **検査前の準備**
> • **検体の種類**　血清
> • **検査に必要な器具**　採血セット，血清分離用採血管

1　リウマトイド因子（RF）

　リウマトイド因子 rheumatoid factor（**RF**）とは，変性した IgG の Fc 部分（○175 ページ，図 6-1）に対する IgM 型の自己抗体である。

▷表6-8 リウマチ関連検査のカットオフ値

検査項目		カットオフ値
RF	RA 試験	陰性
	RF 定量	15 IU/mL 以下
	RAPA	40 倍未満
抗 CCP 抗体		4.5 U/mL 未満

▷表6-9 抗核抗体の染色パターンとおもな自己抗体

染色パターン	自己抗体	関連する疾患
辺縁型	抗二本鎖 DNA 抗体	SLE
均質型	抗ヒストン抗体	薬剤誘発性ループスなど
斑紋型	抗 Sm 抗体	SLE
	抗 SS-B 抗体	シェーグレン症候群
	抗 Scl-70 抗体	強皮症
核小体型	抗 RNA ポリメラーゼⅢ抗体	強皮症
散在斑紋型	抗セントロメア抗体	CREST 症候群

● **検査の意義**　RF は関節リウマチ rheumatoid arthritis（RA）患者で陽性となるため，その診断に用いられる。検査法として，RA 試験，RF 定量，RAPA[1]などがあるが，RF 定量がよく用いられる。RA 試験は陽性か陰性かを判定する定性検査である。

● **検査結果の解釈**　関節リウマチに関連する検査のカットオフ値を▷表6-8に示す。関節リウマチの診断基準に RF は含まれているが，リウマチ患者のうち RF 陽性になるのは7〜8割である。すなわち，リウマチであっても陰性となる患者がいる。そのため，リウマチ患者の7〜8割で陽性になる抗 CCP[2]抗体を同時に測定することで感度を高め，見逃しを減らすことができる。

　一方，RF はリウマチ以外に，シェーグレン症候群・SLE・全身性強皮症などの膠原病や，慢性肝炎・肝硬変などの肝障害，結核などでも陽性になることがある。なお，健康な人でも陽性になることがあり，とくに高齢者では約1割が陽性となる。

2 抗核抗体

　抗核抗体 autonuclear antibody は，細胞の核内のさまざまなタンパク質や核酸に対する自己抗体の総称である。スライドガラスに固定されたヒト細胞に対して，種々の倍率で希釈した患者血清と蛍光標識抗免疫グロブリン抗体を反応させ，蛍光顕微鏡で染色パターンを観察する。染色パターンと，蛍光をみとめた最終希釈倍率をもとに抗体価が報告される。

● **検査の意義**　種々の膠原病の診断基準に，自己抗体陽性が含まれている。抗核抗体は，40倍以上の希釈血清で検出されれば陽性とされる。膠原病患者の95％以上で陽性になる。膠原病が疑われる患者のスクリーニングとして行い，陽性であれば，染色パターンから予想される自己抗体を測定する（▷表6-9）。

● **検査結果の解釈**　自己抗体によっては，疾患特異性が高いものとそうでないものがある。たとえば，抗二本鎖 DNA 抗体や抗 Sm 抗体は SLE に特異性が高い。一方，結核などの感染症や，ヒドララジン塩酸塩などの薬剤内

▭ NOTE

❶ **RAPA**
　rheumatoid arthritis particle agglutination の略。

❷ **CCP**
　cyclic citrullinated peptide（環状シトルリン化ペプチド）の略。

服でも抗核抗体は陽性となり，健康人でも約 3 割が 40 倍希釈で陽性となる。

3 抗甲状腺抗体

　甲状腺に対する自己抗体として，抗サイログロブリン抗体と，抗甲状腺ペルオキシダーゼ抗体がある（◑ 208 ページ）。サイログロブリンとは，甲状腺濾胞上皮細胞で合成されるタンパク質である。

● **検査の意義**　自己免疫性の甲状腺疾患である橋本病（慢性甲状腺炎）やバセドウ病において，血清中に抗甲状腺抗体が検出されるため，その診断に用いる。従来は，サイロイドテストとマイクロゾームテストという，簡便だが感度が低い検査法が用いられていた。

● **検査結果の解釈**　基準範囲は測定方法により異なる。陽性であれば橋本病やバセドウ病の可能性がある。バセドウ病の場合は，抗 TSH 受容体抗体や甲状腺刺激抗体の陽性とあわせて診断することが重要である。

4 抗赤血球抗体

　溶血をきたす疾患のなかで，**自己免疫性溶血性貧血**では自分の赤血球に対する自己抗体が，**血液型不適合妊娠**や**血液型不適合輸血後**では赤血球に対する同種抗体が産生される。

検査前の準備
- **検体の種類**　全血（直接クームス試験），血清（間接クームス試験）
- **検査に必要な器具**　EDTA 入り採血管（直接クームス試験）

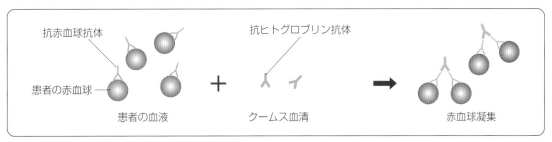

a. 直接クームス試験

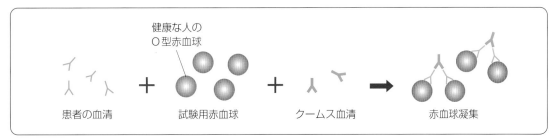

b. 間接クームス試験

◑**図 6-3　クームス試験の原理**

● **検査の意義**　**クームス試験**とは，①患者赤血球に結合している自己抗体や，②患者血清中の同種抗体を，抗ヒトグロブリン抗体を用いて凝集させ，その有無をみることにより検出する検査である。①を**直接クームス試験**，②を**間接クームス試験**という（● 183ページ，図6-3）。

● **検査結果の解釈**　直接クームス試験が陽性であれば，寒冷凝集素症（●178ページ）や発作性寒冷血色素尿症を含めた自己免疫性の溶血性貧血，もしくは薬剤によって抗体産生が誘発された溶血性貧血を考える。間接クームス試験が陽性であれば，血液型不適合妊娠や血液型不適合輸血後を考える。

E　アレルギー検査

　アレルギーとは，免疫反応が生体に病的な状態を引きおこす現象の総称である。反応の型によって種類が分けられるが，ここでは，気管支喘息・花粉症・蕁麻疹・アナフィラキシーなど，IgEによる**即時型アレルギー**に関する検査について解説する。

　アレルギーをおこす抗原を**アレルゲン**という。アレルゲンの同定には，大きく分けて①生体で行う検査と，②血液検体で行う検査の2種類の方法が用いられる。①の例は，皮内反応やパッチテスト，プリックテスト，スクラッチテスト，誘発試験などであり，②の例には血清IgE抗体測定などがある（●表6-10）。

　生体で行う検査は，体内にアレルゲンを入れてその反応をみるものである。臨床現場で実施でき，感度や特異性にすぐれる一方，アナフィラキシーショックをおこしたり，判定が困難な場合がある。そのため，血液検体を用いた検査が広く行われる。

血清 IgE 抗体

● **検査の意義**　血清中のアレルゲン特異的IgE抗体を測定することにより，アレルゲンの同定を行う。生活歴の聴取や皮膚テストなどでアレルゲンの同定は可能ではあるが，前述の理由で，アレルゲン特異的IgE抗体の測定が広く行われている。

●**表6-10　血清IgE抗体測定が行われる代表的なアレルゲン**

吸入性アレルゲン	花粉	スギ，ヒノキ，ブタクサなど
	室内塵	ハウスダスト，ヤケヒョウヒダニ，コナヒョウヒダニなど
	動物	ネコ皮屑，イヌ皮屑など
	真菌	ペニシリウム，クラドスポリウム，アスペルギルスなど
食物性アレルゲン	動物性	卵白，牛乳，カニ，エビなど
	植物性	小麦，ピーナッツ，ソバ，大豆など

　アレルゲンが同定されれば，それを生活環境中から排除することがアレルギーの予防となり，また，アレルゲンによっては減感作療法の対象となる。

検査前の準備
- **検体の種類**　血清
- **検査に必要な器具**　採血セット，血清分離用採血管

● **検査結果の解釈**　ある抗原に対する IgE が陽性であれば，それがアレルゲンである可能性が高い。また，複数の抗原がアレルゲンとなっていることもある。同時に血清総 IgE の測定も行われ，通常は高値を示すが，基準範囲内におさまっていることもある（◯ 174 ページ，表 6-3）。
● **注意事項と看護のポイント**　アレルゲン同定後は，患者の食事にアレルゲンが含まれないように注意したり，日常生活でアレルゲンを吸入しないように指導を行う。

F　免疫学的妊娠反応の検査

　妊娠したか否かを，受精卵の合胞体栄養膜細胞から分泌される**ヒト絨毛<ruby>絨毛<rt>じゅうもう</rt></ruby>性ゴナドトロピン** human chorionic gonadotropin（hCG）を検出することによって判定する検査である。尿を検体として，検査キットを用いて数分で検査することができる。

　検出原理は**イムノクロマトグラフィー法**である（◯図 6-4）。スティックの端（ここでは左）に尿を滴下すると，毛細管現象で尿が右へ進む。尿中にhCG がある場合は，途中で抗 hCG 抗体結合金コロイドに hCG が結合し，一緒に右へ進み，判定部で捕捉されて，赤い線としてあらわれるようになっている。

● **検査の意義**　妊娠後に増加してくる hCG を検出し，妊娠の判定の補助として利用する。医療機関用の検査キットは hCG 25 mIU/mL を検出でき，受精後 10〜12 日で陽性となる。なお，市販のキットは感度が低めである。
● **検査結果の解釈**　妊娠以外に，胞状奇胎や絨毛がん，hCG 産生腫瘍で陽性になる。また，妊娠していても尿が希釈されていると，陰性となることがある。

G　腫瘍マーカーの検査

　腫瘍マーカー検査とは，腫瘍細胞が産生する物質（おもにタンパク質）の血清中の濃度を，単クローン性抗体を用いた抗原抗体反応により測定する検査である。腫瘍マーカーは，がんの診断や治療効果の判定に広く用いられている（◯表 6-11）。

　腫瘍マーカーは正常細胞でも産生されており，炎症や組織の再生，良性腫

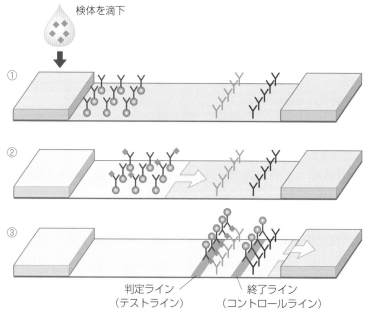

検体を滴下

①

②

③

判定ライン
（テストライン）

終了ライン
（コントロールライン）

◆　抗原（hCG）

Y　標識抗体
　　（抗hCG抗体金コロイド）

Y　捕捉抗体
　　（抗原特異的抗体）

Y　コントロール抗体
　　（標識抗体特異的抗体）

◉ **図6-4　イムノクロマトグラフィーの原理（免疫学的妊娠反応検査の場合）**

◉ **表6-11　おもな腫瘍マーカーとそのカットオフ値**

腫瘍		腫瘍マーカー	カットオフ値
悪性リンパ腫		sIL-2R	474 U/mL*
甲状腺髄様がん		CEA	5.0 ng/mL
		カルシトニン	100 pg/mL*
肺がん	扁平上皮がん	SCC	1.9 ng/mL
		CYFRA21-1	3.5 ng/mL
	腺がん	CEA	5.0 ng/mL
		SLX	38 U/mL
	小細胞がん	NSE	16.3 ng/mL
		ProGRP	46 pg/mL
乳がん		CA15-3	25 U/mL
		BCA225	160 U/mL
肝細胞がん		AFP	20 ng/mL
		PIVKA-Ⅱ	40 mAU/mL
膵がん・胆嚢がん		CA19-9	37 U/mL
神経芽腫		NSE	16.3 ng/mL
胃がん・大腸がん		CEA	5.0 ng/mL
卵巣がん・子宮がん		CA125	35 U/mL
前立腺がん		PSA	4.0 ng/mL

＊ カットオフ値が定まっていない

瘍でも増加することがある。一方，早期がんでは腫瘍マーカーの有意な増加はみられない。そのため，がんの早期発見のスクリーニングとしては適していない。腫瘍マーカーの解釈のためには，そのマーカーの**感度**と**特異度**が重要であり，カットオフ値を知っておく必要がある（⊙ 17ページ，19ページ）。

● **検査の意義**　腫瘍マーカーは，①発症時の数値でがんの補助診断・病勢評価，②経時的に減少するか否かで治療の効果判定，③治療終了後の定期的な観察，④数値の再上昇よる再発のモニタリングなどの目的で使われる。なお，慢性肝炎や肝硬変では肝細胞がんへ移行する確率が高いため，AFPを定期的に測定し，がん発症の早期発見に利用している。

● **注意事項と看護のポイント**　腫瘍マーカーの陽性を，そのまま「がん告知」と受けとってしまう患者も少なくない。大きな精神的ショックを受けるおそれもあるので，情報提供の仕方には十分注意し，状況に応じてアフターケアもできるようにしておく。

検査前の準備
- **検体の種類**　血清
- **検査に必要な器具**　採血セット，血清分離用採血管

1　αフェトプロテイン（AFP）

αフェトプロテイン *α-fetoprotein*（**AFP**）は，胎児期の肝臓と卵黄嚢で産生される糖タンパク質である。出生後は産生されなくなるが，原発性の肝細胞がんで産生される。

● **検査の意義**　原発性の肝細胞がんの6～9割で陽性になる。肝内の胆管細胞がんや転移性肝がんでは多くが陰性である。慢性肝炎や肝硬変では高率に肝細胞がんに移行するので，定期的に検査を行い，数値の推移を追う。また，肝細胞がんの治療効果や再発の指標としても用いられる。

● **検査結果の解釈**　肝細胞がんのほか，肝芽腫・卵黄嚢腫瘍・胚細胞腫瘍でも高度上昇がみられる。急性肝炎の回復期や慢性肝炎，肝硬変でも，肝細胞の再生により軽度の増加がみられるため，数値の推移を追う必要がある。

2　がん胎児性抗原（CEA）

がん胎児性抗原 *carcinoembryonic antigen*（**CEA**）は，大腸がんと胎児の腸管から検出されたことにその名が由来する糖タンパク質である。病理組織像が腺がんを呈するがんで高値となることが多い。

● **検査の意義**　大腸がん・膵がん・胆道がん・肺がん（腺がん）の5～7割で陽性になる。このほか，胃がん・乳がん・卵巣がん・甲状腺髄様がんなどでも陽性となることがある。病期の進行とともに陽性率は上昇する。がんの早期診断には有効ではなく，予後予測や治療後のモニタリングに用いられる。肝転移が生じると急速に増加する。

● **検査結果の解釈**　高度の喫煙や加齢，糖尿病，肺炎，潰瘍性大腸炎，肝炎，膵炎，閉塞性黄疸，腎不全，甲状腺機能低下症などでも軽度の増加がみられることがある。

3　CA19-9

● **検査の意義**　CA19-9(carbohydrate antigen 19-9)は膵がんで8割以上，胆管がんや胆囊がんでも高率に陽性となる。このほか，胃がん・大腸がん・卵巣がん・肝細胞がんなどでも陽性になることがある。

● **検査結果の解釈**　胆石による閉塞性黄疸や胆管炎，膵炎，卵巣囊腫，気管支拡張症などでも軽度の増加をみとめることがある。血液型の1つであるルイス式血液型が(a-b-)の人は，CA19-9がつねに陰性となることに注意する。これは，CA19-9がこの血液型物質に由来しているためである。

4　CYFRA21-1

　CYFRA21-1の「21-1」は測定に用いる抗体の番号であり，単にCYFRA[1](シフラ)とよぶこともある。病理組織像が扁平上皮がんを呈するがんで高値となることが多い。

● **検査の意義**　CYFRA21-1は肺扁平上皮がんのほか，頭頸部がん・食道がん・子宮頸がんなどで高率に陽性になる。扁平上皮がん以外でも，肺の腺がん・大細胞がん・小細胞がんで2~5割の陽性率を示す。胃がん・大腸がん・卵巣がんなどでも陽性になることがある。

● **検査結果の解釈**　偽陽性は少なく，後述のSCC抗原よりも検出感度は高い。

□ NOTE
❶ CYFRA
cytokeratin 19 fragment の略。

5　SCC 抗原

● **検査の意義**　SCC 抗原 squamous cell carcinoma related antigen は，扁平上皮がんの診断の補助，治療効果の判定，経過観察に有用である。

● **検査結果の解釈**　SCC 抗原は，肺扁平上皮がん・子宮頸がん・食道がん・皮膚がん・頭頸部がんなどの，扁平上皮がんで高値となる。また，乾癬や天疱瘡などの皮膚疾患でも高値となる。

● **注意事項と看護のポイント**　採血時に複数回の穿刺を行って，検体に皮膚組織が混入すると高値となってしまうため注意する。

6　CA15-3, BCA225

● **検査の意義**　CA15-3(carbohydrate antigen 15-3)と BCA225(breast carcinoma-associated antigen 225)は比較的，乳がんに特異的なマーカーである。

● **検査結果の解釈**　発症時の感度は高くないが，乳がん特異性が高く，転移を伴う進行乳がんや乳がん再発では陽性率が高い。乳腺の炎症性疾患でも増加することがある。

7　CA125

● **検査の意義**　CA125（carbohydrate antigen 125）は，卵巣がんで8割近い陽性率を示す。子宮体がん・子宮頸がん・膵がん・肝がん・胃がんなどでも陽性になることがある。

● **検査結果の解釈**　子宮内膜症・子宮筋腫・良性卵巣嚢腫や，胸膜炎・腹膜炎での胸腹水の貯留によっても増加することがある。月経期には高値となり，閉経後は加齢とともに低下してくる。

8　PSA

　PSA（前立腺特異抗原 prostate-specific antigen）は，前立腺の腺上皮が産生する糖タンパク質である。

● **検査の意義**　正常では腺腔内へ分泌されるが，前立腺がんでは基底膜や血管の破壊により，血液中に漏出する。前立腺がん患者では PSA が高値となるため，その診断の補助や治療効果の判定に用いられている。

● **検査結果の解釈**　前立腺肥大や前立腺炎でも増加するため，診断には経直腸前立腺触診や前立腺生検が必要になる。前立腺触診の直後に，一過性に PSA が増加することがある。

H　輸血に関する検査

　輸血はあらゆる診療現場で必要となる医療行為であるが，不適切な輸血，とくに **ABO 型不適合輸血**が行われると死につながりうるため，輸血に関する検査を正しく行う必要がある。検査としては，①血液型（ABO，Rh）判定，②不規則抗体スクリーニング，③交差適合試験がある。

● **検査の意義**　輸血を行うときは，ABO 血液型と Rh（D）抗原の陽性／陰性を判定し，不規則抗体がなければ，ABO と Rh（D）が同型の血液製剤を準備する。不規則抗体がある場合には，対応する抗原をもたない血液製剤を準備する。そして，交差適合試験により適合することを確認してから輸血を開始する。

　なお，出血性ショックで採血ができないような緊急時には，O 型赤血球液を使用する。

● **注意事項と看護のポイント**　不適合輸血の原因としては，検査の誤りよりも，患者・検体・製剤の取り違え，すなわち，A さん用の血液製剤を B さんに輸血した，もしくは A さんから採取した血液検体に B さんのラベル

をはった，という初歩的な誤りが多い。そのため，同一患者からの2検体を用い，2人の検査者による**二重チェック**を行う。

また，輸血開始後は，熱感・顔面紅潮・不穏状態・胸内苦悶・呼吸困難・腹痛・嘔吐・悪寒戦慄・血圧低下など，患者の訴えや状態に注意する。

検査前の準備
- **検体の種類**　全血
- **検査に必要な器具**　採血セット，EDTA入り採血管

1　ABO血液型

ABO血液型は，赤血球膜上の血液型抗原によって決定される。A，B，O，ABの4型に分けられ，日本人ではおよそ4:2:3:1の割合である。赤血球膜上にA型は**A抗原**を，B型は**B抗原**を，AB型はA抗原とB抗原をもち，O型はA抗原もB抗原ももたない❶。

一方で，血清(血漿)中には，抗原に対応しないかたちで，**抗A抗体・抗B抗体**が存在する(▶表6-12)。たとえば，A型の血清にはA抗原に対応する抗A抗体はなく，抗B抗体のみが含まれており，これを**規則抗体**という。規則抗体はIgM型であるため，抗原と結合すると強い溶血を引きおこす。

● **ABO血液型の判定**　判定には**オモテ検査**と**ウラ検査**を両方行い，結果が一致していることを確認する(▶表6-13)。

①**オモテ検査**　赤血球のA・B抗原の存在を，抗A・抗B血清を用いて調べる検査。

②**ウラ検査**　血清中の抗A・抗B抗体の存在を，A型・B型赤血球を用いて調べる検査。

試験方法には，①スライドガラス上で行う簡便なスライド法，②試験管を用いて行う試験管法，③自動判定装置を用いたカラム凝集法がある。スライド法でのオモテ検査の概略を示す(▶図6-5)。

いずれの試験法も赤血球の凝集の有無で判定するが，スライド法は判定が不確かなことがある。オモテ検査とウラ検査の結果が一致しない場合は，検査の技術的な不備のほか，ABO血液型の亜型や変異型，血液腫瘍による赤

NOTE

❶**赤血球膜上の抗原**

正確にいえば，A抗原とB抗原のもとになるH抗原は，O型の赤血球膜上に存在する。

▶表6-12　ABO血液型の抗原と抗体

血液型	赤血球膜上の A・B抗原	血清中の 抗A・抗B抗体
A型	A抗原	抗B抗体
B型	B抗原	抗A抗体
AB型	A抗原 B抗原	なし
O型	なし	抗A抗体 抗B抗体

▶表6-13　ABO血液型の判定

オモテ検査		ウラ検査		判定
抗A血清	抗B血清	A型赤血球	B型赤血球	
+	−	−	+	A型
−	+	+	−	B型
+	+	−	−	AB型
−	−	+	+	O型

＋：赤血球の凝集塊あり，－：均一な赤血球の浮遊

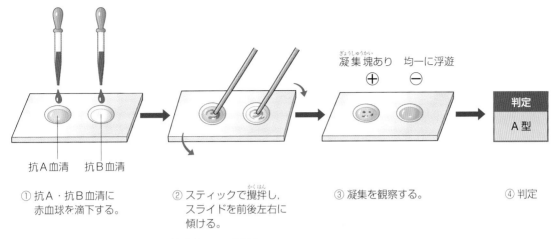

凝集塊あり　均一に浮遊
⊕　　　⊖

判定
A型

抗A血清　抗B血清

① 抗A・抗B血清に
　赤血球を滴下する。

② スティックで撹拌し，
　スライドを前後左右に
　傾ける。

③ 凝集を観察する。

④ 判定

○ **図6-5　ABO血液型のオモテ検査（スライド法）**

血球の抗原性の低下，免疫グロブリンの異常などの原因が考えられる。

2　Rh血液型

　Rhという名称は，アカゲザル rhesus monkey の赤血球に対する抗体が認識するヒト赤血球抗原として発見された，という経緯に由来する。Rh血液型抗原としてのC，c，D，E，e抗原のうち，とくに**D抗原**の抗原性が強く，それに対する抗体ができてしまうと溶血をおこすため，D抗原の有無のみが検査され，D抗原があればRh（＋），なければRh（－）と判定される。日本人はRh（＋）が99.5％，Rh（－）が0.5％の比率である。

　ABO血液型での抗体と異なり，Rh（－）の人はもともとは抗D抗体をもっていない。Rh（－）の人がRh（＋）の血液を輸血されたり，Rh（＋）の胎児を妊娠してD抗原陽性赤血球が母体へ移行したりすると，IgG型の抗D抗体が産生される。抗D抗体をもったのちにRh（＋）の血液が輸血されると，D抗原陽性赤血球の溶血をきたす。また，Rh（＋）の胎児を次に妊娠すると，抗D抗体が胎盤を経て胎児へ移行して，**新生児溶血性疾患**を引きおこす。

● **Rh血液型の判定**　ABO血液型と同様に行うが，ウラ検査はない。抗D抗体試薬とRhコントロール試薬（もしくはアルブミン液）をスライドガラス上にとり，赤血球を滴下して撹拌し，赤血球の凝集をみる。抗D抗体で凝集し，Rhコントロール試薬で凝集がなければ，Rh（＋）と判定する。

3　不規則抗体

　不規則抗体とは，抗A・抗B抗体以外の赤血球抗原に対する抗体の総称である。不規則抗体には抗原刺激なしで存在する自然抗体もあるが，臨床上意義がある，すなわち37℃で溶血をおこす抗体は，輸血や妊娠などによる抗原刺激に対して産生されたIgG型の免疫抗体である。

　血液型は ABO 式と Rh 式だけでなく，多数の血液型があり，その血液型抗原が赤血球膜に発現している。ある抗原に対する不規則抗体をもつ患者に，その抗原を発現する赤血球を輸血すると，溶血をおこす危険性があるため，その抗原のない血液製剤を準備する必要がある。

● **不規則抗体の同定**　なお，不規則抗体の同定には専門的知識と手技を要する。臨床上重要な不規則抗体として，抗 E，抗 c，抗 C，抗 e，抗 D（以上，Rh 式），抗 S，抗 s（MNS 式），抗 Fyᵃ，抗 Fyᵇ（ダッフィ Duffy 式），抗 Jkᵃ，抗 Jkᵇ（キッド Kidd 式），抗 Diᵃ，抗 Diᵇ（ディエゴ Diego 式）などがある。

4　交差適合試験

　交差適合試験 cross matching test（**クロスマッチングテスト**）は，患者と血液製剤の ABO 血液型が合致し，不規則抗体による不適合がないことを確認する**最終検査**である。輸血による溶血性副作用を可能な限り減らすことを目的とする。

● **試験方法と判定**　交差適合試験は，輸血製剤の赤血球と患者血清との反応をみる**主試験**と，輸血製剤の血清と患者赤血球の反応をみる**副試験**からなり，試験管法もしくはカラム凝集法を用いて，凝集や溶血の有無をみる。IgG 型不規則抗体による凝集を検出するために，ブロメリン，アルブミン，クームス血清を加えて試験を行う。重篤な溶血性副作用を反映する主試験が重要だが，原則として両試験とも陰性である場合を適合と判定する。

　なお，赤血球をほとんど含まない血小板濃厚液と新鮮凍結血漿の輸血では，交差適合試験は省略してよい。

5　HLA

　HLA（ヒト白血球抗原 human leukocyte antigen）は，臓器移植，とくに**造血幹細胞移植**において，患者と提供者の適合性の決定に重要な抗原である。

　HLA には赤血球以外のすべての細胞に発現するクラス I 抗原系（HLA-A，

| **plus** | **急性白血病患者の骨髄移植** |

　急性白血病の治療法というと，骨髄移植を思い浮かべる人も多いだろう。しかし現在では，提供者（ドナー）からの骨髄穿刺液よりも，静脈から血液（末梢血）を採取し，そこに含まれる末梢血幹細胞を移植することが多くなった。そのため「骨髄移植」よりも，「造血幹細胞移植」という言い方が適切である。

　造血幹細胞移植では，患者とドナーのもつ抗原のうち，HLA-A，B，DR の 3 座が重要であり，治療成績にはこれらができるだけ一致することが大きくかかわってくる。

　抗原は父と母から受け継ぐので，それぞれ 2 つずつもっており，あわせて 6 抗原となる。患者とドナー候補（兄弟姉妹などの血縁者，骨髄バンク登録者，臍帯血バンクの臍帯血）とでこれらを比べて，ドナーを決定する。非血縁ドナーでは，HLA-C も一致することが望ましい。

HLA-B, HLA-C）と，B細胞・マクロファージ・活性化T細胞などに発現するクラスⅡ抗原系（HLA-DR, HLA-DQ, HLA-DP）があり，それぞれの抗原の抗原型に数字をつけて，たとえば，HLA-A24, HLA-DR15のようにあらわす。従来は患者リンパ球とHLA抗血清を用いて調べていたが，現在ではDNAタイピングにより遺伝子型を検査する。

● **血小板輸血不応状態**　再生不良性貧血などで血小板輸血を繰り返し行うと，輸血をしても血小板数の増加がみられなくなることがある。これを**血小板輸血不応状態**という。この原因が抗HLA抗体の産生であれば，患者のHLAのクラスⅠ抗原を調べ，これに適合した血小板を輸血する必要がある。

第 **7** 章

内分泌学的検査

● **ホルモンとは** からだの機能の調節は，自律神経系などの神経性因子と，**ホルモン** hormone などの体液性因子によって行われている。生体内には，視床下部，下垂体，甲状腺，副甲状腺，膵臓，副腎，卵巣・精巣など，ホルモンを分泌する多くの内分泌器官がある。近年，心血管組織や脂肪組織，消化管組織などもさまざまな生理活性物質を分泌していることが明らかになり，これらを含めて，ホルモンは生体内における細胞間の情報伝達物質と定義される。ホルモンは局所で毛細血管内へ分泌されたあと，血流に乗って全身に運ばれて，標的細胞に**受容体** receptor を介して作用する（◑図 7-1）。

● **内分泌疾患とホルモンの検査** ホルモンは，産生→分泌→運搬→受容体→受容体以降という順に伝達されていき，この経路のいずれの部位の障害でも作用異常が生じうる。このホルモン作用の異常によってもたらされる病気が，内分泌疾患である。ホルモンは種類ごとに分泌器官が決まっているので，それらを調べることで異常のある器官や各種の疾患を把握できる。内分泌疾患は，ホルモン分泌が過剰か欠乏かのいずれかである場合が多い。

ホルモンは血液中だけでなく，その一部は尿中に排泄される。そのため内分泌疾患の検査は，血液や尿に含まれるホルモンの濃度を測定する。また，

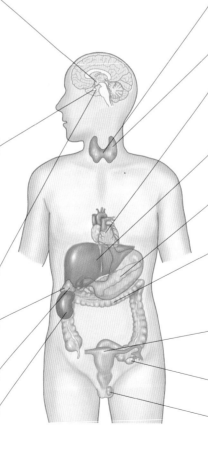

視床下部
成長ホルモン放出ホルモン（GHRH）
成長ホルモン抑制ホルモン（ソマトスタチン）
甲状腺刺激ホルモン放出ホルモン（TRH）
副腎皮質刺激ホルモン放出ホルモン（CRH）
性腺刺激ホルモン放出ホルモン（GnRH）

下垂体前葉
成長ホルモン（GH）
プロラクチン（PRL）
甲状腺刺激ホルモン（TSH）
副腎皮質刺激ホルモン（ACTH）
性腺刺激ホルモン（Gn）
　卵胞刺激ホルモン（FSH）
　黄体形成ホルモン（LH）

下垂体後葉
オキシトシン
抗利尿ホルモン（ADH）

副腎皮質
コルチゾール，アルドステロン，副腎性男性ホルモン

副腎髄質
カテコールアミン

腎臓
レニン，エリスロポエチン

甲状腺
サイロキシン（T₄），トリヨードサイロニン（T₃），カルシトニン

副甲状腺（上皮小体）
副甲状腺ホルモン（PTH）

心臓
心房性ナトリウム利尿ペプチド（ANP），脳性ナトリウム利尿ペプチド（BNP）

肝臓
インスリン様成長因子-Ⅰ（IGF-Ⅰ），アンギオテンシン

膵臓
インスリン，グルカゴン，ソマトスタチン

消化管
ガストリン，セクレチン，コレシストキニン，グルコース依存性インスリン分泌ポリペプチド（GIP），グルカゴン様ペプチド-1（GLP-1）

胎盤
ヒト絨毛性ゴナドトロピン（hcG），ヒト胎盤性ラクトゲン（hPL）

卵巣
エストロゲン，プロゲステロン

精巣
テストステロン

◑**図 7-1　産生部位からみたおもなホルモン**

内分泌器官は階層によって支配されており，上位器官が下位の器官を刺激したり，逆に下位器官から上位器官を抑制するしくみ（**フィードバック**）を有したりするため，上位と下位のホルモンをペアで測定することが必要となる。

　なお，おもなホルモンの基準値は巻末資料（▶ 353 ページ）に示した。

● **検査介助のポイント**　ホルモンのなかには，生体リズムに合わせて血中濃度が変動するものがある。そのため，患者の体調と測定のタイミングを把握しておくことが重要となる。変動パターンとしては，①日内変動（24 時間周期で分泌），②時間変動（1～3 時間周期で分泌〔脈動性分泌〕），③性周期変動（排卵など）などがある。

　ホルモン測定には，**基礎値**（原則は安静空腹状態における検査値）の測定と，薬物などを用いる**負荷試験**による測定がある。基礎値が低く分泌機能低下が疑われる場合には分泌を刺激する薬物を使用し，逆に基礎値が異常に高い場合には分泌を抑制する薬物を用いる。

　ホルモン負荷試験は時間がかかり，身体に薬物の影響も出るので，患者にとって負担になることもある。検査の目的やその内容，おこりうる副作用についてしっかりと理解し，検査前に医師とともに患者へ説明しておく必要がある。また，ストレスによって変動するホルモンも少なくないため，患者がリラックスした状態で検査を受けられるような心がけが必要である。

A　下垂体前葉ホルモンの検査

　間脳にある視床下部および下垂体は内分泌調節の中枢である。下垂体はトルコ鞍の中に存在し，視床下部とは下垂体茎を介して連絡している。下垂体は前葉と後葉に分かれており，前葉が 3/4 を占める。下垂体前葉には共通の

---

plus	**ホルモンの測定法**

　微量物質であるホルモンの測定法は，古くは動物やヒトの細胞などを用いて反応を評価する方法（生物活性測定；バイオアッセイ bioassay）が中心であった。そこから，抗原抗体反応を利用し，特定の分子にだけ結合する物質を用いた測定法（免疫活性測定；イムノアッセイ immunoassay）に移行した。

　イムノアッセイは当初，放射性同位元素を目印（標識物質）として使用する RIA（radioimmunoassay）が利用されていた。しかし，近年は試薬の有効期限や放射性廃棄物処理の問題を避けるために，標識物質に酵素を用いる EIA（enzyme immunoassay）や ELISA（enzyme-linked immunosorbent assay）が主流となっている。EIA や ELISA では試薬を用いると標識酵素が活性化し，発色したり光を放つようになる。

　ここから蛍光法や化学発光などのさらなる工夫によって，FEIA（fluorescence-enzyme immunoassay）や ECLIA（electro chemiluminescent immunoassay）といった方法が利用されるようになり，自動分析装置によってホルモンはより高感度・高精度かつ迅速に測定されるようになっている。

幹細胞から分化する 5 種類のホルモン産生細胞から，以下に述べる 6 種類の
ペプチドホルモンが分泌されている。

1 成長ホルモン（GH）

　成長ホルモン growth hormone（**GH**）は，視床下部の GH 放出ホルモン
（GHRH❶）と GH 抑制ホルモン（ソマトスタチン somatostatin）によって支配さ
れており，下垂体前葉 GH 産生細胞から分泌される。GH は標的細胞に直接，
あるいは肝臓や軟骨などにおけるインスリン様成長因子− I（IGF− I，ソマ
トメジン C〔● 221 ページ〕）の産生を介して，成長を促す作用と，タンパク質
の合成を促したり脂肪を分解したりする代謝作用を発揮する。

> **検査前の準備**
> ● **検体**　血清
> ● **必要な器具**　採血セット（採血ホルダー，採血針），採血管
> ● **負荷試験の用具**　注射器または点滴セット，試験用薬

● **検査の意義**　GH は低身長の場合や下垂体性巨人症，先端巨大症を疑う
ときに測定する。思春期以前に GH が欠乏すると，身長が低くからだは小さ
くなり，逆に GH が多いと高く，大きくなる。思春期以後の GH 過剰は，身
体の先端部分が異常に大きく突出し，独特の顔貌と体型になる（先端巨大症）。
また，GH 過剰の代謝作用への影響により，高血糖や脂質異常症，高血圧，
高リン血症をきたす。

● **疾患との関連**　GH が多い病態は，**下垂体腺腫**に伴う過剰分泌状態であ
る場合が多い。先端巨大症の画像検査としては下垂体 MRI にて下垂体腺腫
がみとめられる。そのほか，頭蓋骨単純 X 線写真ではトルコ鞍の拡大や破
壊，手部 X 線で手指末節骨のカリフラワー様変形，足部 X 線にて足底部軟
部組織の肥厚をみとめる。

　GH が低下すると**下垂体性低身長症**となり，釣合のとれた低身長をみとめ
る。GH 低下には原因が明確でない特発性と器質性（脳の腫瘍や外傷，髄膜
炎，下垂体形成不全など）がある。確認試験として GH 分泌刺激試験が行わ
れる。

● **注意事項と看護のポイント**　GH の分泌は脈動性を示し，睡眠初期に著
しく増加する。血中 GH 濃度は，食事や運動，精神的ストレスなどにも影響
を受けるため，早朝空腹時に 30 分安静後採血して測定した値を基礎値とす
る。

　GH 検査では単独の基礎値よりも負荷試験に対する反応が重要である。1
度の検査で判定することは困難で，1 日の総分泌量を示す尿中 GH や日内変
動の少ない IGF− I とあわせて評価する。IGF−I 値は年齢・性別基準範囲を
参考に評価する。なお，インスリンによる GH 分泌刺激試験は低血糖状態を
利用した検査であり，危険を伴うことがあるため注意が必要である。

● **GH の負荷試験**　GH の負荷試験には，GH 分泌刺激試験と GH 分泌抑制

> ▭ NOTE
> ❶ **GHRH**
> 　growth hormone-releasing hormone の略で，GRH とも略される。ホルモン名にしばしばみられる RH は「放出ホルモン releasing hormone」を意味する。

試験がある。

① GH 分泌刺激試験

インスリン低血糖試験や GHRH，レボドパ，アルギニン，GHRP-2❶による刺激試験が行われる。そのほか，グルカゴンや α_2 受容体刺激薬のクロニジン，ドパミン受容体作動薬のブロモクリプチンも，GH 分泌を刺激する。GH の基礎値のみでは機能不全の診断は困難であり，2 種類以上の刺激試験の結果により判定する。

先端巨大症では甲状腺刺激ホルモン放出ホルモン thyrotropin-RH（TRH）刺激で，健康人ではみとめられない奇異性上昇をみとめる。

② GH 分泌抑制試験

ブドウ糖（グルコース）の負荷によって，GH の分泌抑制能を調べる。先端巨大症では抑制がみられない。

■NOTE
❶ GHRP-2
　GH releasing peptide-2（成長ホルモン放出ペプチド）の略。

2　甲状腺刺激ホルモン（TSH）

甲状腺刺激ホルモン thyroid-stimulating hormone（**TSH**）は，視床下部の甲状腺刺激ホルモン放出ホルモン（TRH）により下垂体前葉の TSH 産生細胞から分泌される。しかし，その作用は甲状腺機能と密接に関係しているので，詳しくは「甲状腺ホルモンの検査」の項で述べる（● 203 ページ）。

3　プロラクチン（PRL）

プロラクチン prolactin（**PRL**）は，下垂体前葉の PRL 産生細胞から分泌される。TRH は TSH 以外に PRL の産生も刺激し，一方，ドパミンは PRL 産生を抑制する。生理的には妊娠とともに上昇し，乳腺の発育を促進する。出産後は乳頭吸引刺激により PRL 分泌は増加し，乳汁分泌を促進する。授乳中は性腺抑制作用により無排卵・無月経となる。男性での生理的意義は不明である。

● **検査の意義**　臨床的には，性腺機能低下（月経異常や性欲低下）や乳汁漏出症の際に測定する。血中 PRL 濃度の著明高値（300 ng/mL 以上）の場合は，**PRL 産生下垂体腺腫**（プロラクチノーマ）の可能性が高い。男性の場合は症

---

plus	成人成長ホルモン分泌不全症

　成長ホルモン（GH）には成長以外にもさまざまな代謝作用があり，成人期においても多様な役割を果たしている。成人において GH 分泌が不足する疾患が，成人成長ホルモン分泌不全症である。

　小児からの GH 分泌不全のほか，成人における器質性変化（脳腫瘍，外傷，炎症）などに伴い GH 分泌が低下すると，易疲労感やうつ状態，気力低下などの自覚症状が生じる。また，体脂肪の増加や耐糖能異常，脂質異常症をきたし，動脈硬化や骨粗鬆症の合併が高率に生じることが明らかになった。

　診断には，強力な GH 分泌刺激作用を有する GHRP-2 による GH 分泌刺激試験が有用である。

状が乏しいため，下垂体が腫大し，圧迫に伴う視野障害で発見されることも少なくない。

● **疾患との関連**　プロラクチン産生腫瘍や視床下部器質性疾患（ドパミンによる抑制減弱），ドパミン受容体遮断薬などの薬物性により高値となりうる。また，TSH の分泌を促すホルモンである TRH は PRL 分泌も刺激するため，TRH の増加する原発性甲状腺機能低下症でも高 PRL 血症となる。一方，汎下垂体機能低下症などでは PRL は低値を示し，TRH 刺激試験にも反応しない。

● **注意事項と看護のポイント**　採血は早朝を避け，午前11時ごろに行うのがよい。鑑別のために，PRL 異常をきたす可能性のある薬剤の服用，妊娠・授乳および甲状腺疾患の有無を確認する必要がある。そのあとに下垂体前葉機能検査や画像検査を行う。

4　副腎皮質刺激ホルモン（ACTH）

　視床下部から分泌される副腎皮質刺激ホルモン放出ホルモン corticotropin RH（CRH）の刺激によって，下垂体前葉では**副腎皮質刺激ホルモン** adrenocorticotropic hormone（**ACTH**）が産生・分泌される。一方，ACTH の分泌抑制は，副腎皮質ホルモンであるコルチゾールによって行われる。

　副腎皮質に作用した ACTH は，糖質コルチコイドの代表であるコルチゾールと鉱質コルチコイドであるアルドステロン，副腎性男性ホルモンの分泌を調整する。また副腎以外にも作用し，メラニン細胞を刺激して色素沈着をきたす。

> **検査前の準備**
> ・**検体**　血漿
> ・**必要な器具**　採血セット，EDTA 入り採血管

● **検査の意義**　副腎皮質ホルモンの分泌は，視床下部-下垂体-副腎皮質系によって調節されており，ACTH の測定はその機能判定の指標として重要である。

● **疾患との関連**　ACTH 高値には，そのおもな原因ごとに以下のような疾患が考えられる。

（1）下垂体腺腫からの ACTH 分泌増加：クッシング病など

（2）フィードバックによる二次的な ACTH 分泌増加：コルチゾール合成量の低下をきたす疾患（原発性副腎機能不全など）

（3）異所性 ACTH 産生腫瘍：肺の小細胞がんなど

　一方，ACTH が低値を示す原因および疾患には，以下のようなものがある。

（1）下垂体前葉機能低下症：汎下垂体機能低下症（シーハン症候群など）や ACTH 単独欠損症

（2）フィードバックによる二次的な ACTH 分泌低下：コルチゾール分泌量

の増加をきたす疾患(副腎腫瘍によるクッシング症候群など)

（3）医原性：ステロイドホルモン(副腎皮質ホルモン)薬の長期服用など

● **注意事項と看護のポイント**　検体は血漿を用いる。早朝空腹時，30 分安静臥床後の採血を基礎値とする。日内変動により覚醒時～午前中は高値で，夜間は低値を示す。ストレスにより増加するため，検査時に痛みや刺激を少なくする工夫が必要である。

5　黄体形成ホルモン(LH)，卵胞刺激ホルモン(FSH)

黄体形成(黄体化)ホルモン luteinizing hormone(**LH**)と**卵胞刺激ホルモン** follicle-stimulating hormone(**FSH**)は，視床下部の性腺刺激ホルモン放出ホルモン gonadotropin RH(GnRH または LH-RH)によって刺激され，下垂体前葉の LH/FSH 産生細胞から分泌される。女性では卵巣に作用して卵胞の成熟を促進し，LH はさらに排卵を促す。男性では，LH は精巣の間質細胞(ライディッヒ細胞)に作用してテストステロンの生成・分泌を促し，FSH は精細管のセルトリ細胞に作用して精子形成を促す。

> **検査前の準備**
> ・**検体**　血清
> ・**必要な器具**　採血セット，採血管
> ・**負荷試験の用具**　注射器または点滴セット，試験用薬

● **検査の意義**　性腺機能は，視床下部-下垂体-性腺系によって調整されている。そのため，月経異常や不妊症がある場合，どこに異常があるのかを調べるために測定される。LH と FSH の測定意義は，臨床的にはほぼ同じである。

● **GnRH 負荷試験(GnRH 分泌刺激試験)**　異常のある部位を特定するために GnRH 負荷試験が行われる。分泌器官である下垂体に異常がある場合，LH・FSH は負荷に対して無反応もしくは低値を示す。一方，標的器官である性腺に異常がある場合は，フィードバックにより高値を示す。また，視床下部の異常では正常に近い反応を示す。

● **疾患との関連**　LH・FSH が高値を示す場合には，原因として次の 2 つが考えられる。

①**原発性卵巣機能不全および原発性精巣機能不全**　ターナー症候群などでは卵巣ホルモンが，クラインフェルター症候群などでは精巣ホルモンが低下するため，フィードバックによって LH・FSH 分泌が亢進し，高値となる。

②**GnRH を介する過剰刺激**　中枢性思春期早発症や精巣性女性化症，多嚢胞性卵巣症候群で LH・FSH は高値となる。更年期や閉経後にも増加する。

　一方，LH・FSH が低値を示す場合，原因の多くは下垂体腫瘍や汎下垂体機能低下症などの下垂体機能不全である。それ以外の原因として，視床下部性性腺機能低下症や神経性食欲不振症が考えられる。

● **注意事項と看護のポイント**　LH・FSH は性差が明らかで，男性では低

値である。性周期によって変動し，女性では排卵期に高値を示す。とくに
LH は排卵期に LH サージとよばれる急上昇がみられ，これにより排卵が誘
発される。排卵期以外(卵胞期・黄体期)では低値となる(◐ 219 ページ，図
7-7)。また，閉経後は著しく高値となる。

　LH・FSH は，糖質コルチコイドや性ステロイドホルモン(経口避妊薬な
ど)，向精神薬などの薬物の影響を受けるため，患者への確認が必要である。
また，LH・FSH が著しく高値の場合には，排卵期の採血の可能性を考えて，
異なる時期に再検査を行う。

B　下垂体後葉ホルモンの検査

抗利尿ホルモン(ADH，バソプレシン)

　下垂体後葉ホルモンである**抗利尿ホルモン** antidiuretic hormone(**ADH**，バ
ソプレシン vasopressin)は，腎臓の集合管からの水の再吸収を促進する。「抗
利尿」というのは尿を出さないようにするという意味である。また ADH は，
血管を収縮させて血圧を上昇させる作用も有する。

　視床下部の浸透圧受容体は，血漿浸透圧の変化に敏感に反応して ADH を
産生するため，血漿の浸透圧は一定の狭い範囲に維持されている。ADH の
分泌は，血漿浸透圧が上昇すると促進され，低下すると抑制される。

> **検査前の準備**
> ・**検体**　血漿
> ・**必要な器具**　採血セット，EDTA 入り採血管

● **検査の意義**　ADH の分泌は血漿浸透圧によって調節されているので，血
漿浸透圧と ADH および尿量の関係に矛盾がある場合，異常所見となる。

　ADH の測定は，**尿崩症**などの多尿性疾患や **ADH 不適合分泌症候群**
(**SIADH**❶)の診断・評価のために行われる。

● **多尿性疾患の鑑別**　口渇や多飲，多尿(通常 5L/日以上)，低張尿，尿浸
透圧＜血清浸透圧などをみとめるとき，①中枢性尿崩症，②腎性尿崩症，③
心因性多飲症の 3 つの多尿性疾患が考えられる。

　これらの鑑別は，血漿 ADH，血漿浸透圧，尿浸透圧のほか，高張食塩水
負荷試験，水制限試験，外因性 ADH 試験の結果に基づいて行い，診断が下
される(◐表 7-1)。

● **SIADH**　SIADH は，ADH が持続的に不適切に分泌されることにより，
体内に水分が貯留する症候群である。その原因としては，以下の 4 つが考え
られる。

(1)中枢神経疾患(脳腫瘍，髄膜炎，頭部外傷など)

(2)胸腔内疾患(肺炎，COPD など)による容量受容体を介した迷走神経に

▢ NOTE
❶ SIADH
　syndrome of inappropriate secretion of ADH の略。ADH 分泌過剰症とも表現される。

○表7-1　多尿性疾患の鑑別

	正常	多尿性疾患		
		中枢性尿崩症	腎性尿崩症	心因性多飲症
病態		ADH 分泌不全	ADH に対する腎臓の反応性低下	多飲に基づく多尿
血漿 ADH	→	↓	↑	↓
血漿浸透圧	→	↑	↑	↓
尿浸透圧	→	↓	↓	↓
高張食塩水負荷試験	血漿 ADH ↑ 尿量↓ 尿浸透圧↑	反応なし	血漿 ADH ↑ 尿量, 尿浸透圧は反応なし	正常反応あり
水制限試験				
外因性 ADH 試験		正常反応あり	反応なし	

↑：上昇, →：基準値内, ↓：低下

よる抑制解除

（3）薬物性（ビンクリスチン，クロルプロパミドなど）

（4）異所性 ADH 産生腫瘍（肺小細胞がんなど）

　SIADH では，血漿浸透圧が低値にもかかわらず，ADH 値が低下しない。また，低ナトリウム（Na）血症，尿浸透圧高値もみとめられる。

● **注意事項と看護のポイント**　ADH を測定するときは，患者の飲水制限などの有無を確認しておく。体内の水分量が不足している場合，ADH は通常より高値をとる。

C　甲状腺ホルモンの検査

● **甲状腺ホルモンの調節機構**　甲状腺には多数の濾胞がある。下垂体前葉から分泌される**甲状腺刺激ホルモン（TSH）**の刺激を受けて，濾胞では**甲状腺ホルモン（T_3[1], T_4[2]）**が産生・分泌される（○図7-2）。TSH を分泌する下垂体前葉は，視床下部から分泌される甲状腺刺激ホルモン放出ホルモン thyrotropin-RH（TRH）の影響下にある。T_3 および T_4 は下垂体にはたらいて TSH の分泌を抑制し，また視床下部の TRH の分泌を抑制すること（長環ネガティブフィードバック）により，血中ホルモン濃度を一定に保っている。

● **T_4 と T_3**　濾胞では，**甲状腺ペルオキシダーゼ** thyroid peroxidase（**TPO**）という酵素のもと，ヨウ素と結合した**サイログロブリン** thyroglobulin（**Tg**）を原料にホルモンが産生され，血液中に分泌される。甲状腺から分泌されるのは，おもに T_4 である。T_4 は末梢組織で脱ヨード（ヨウ素を取り除く）反応を受け，作用の強い T_3 となる。これが T_3 全体の約80％に及ぶ。血液中に放出された甲状腺ホルモンのほとんどは，甲状腺ホルモン結合タンパク質（サイロキシン結合グロブリン thyroxine binding globulin〔TBG〕など）と結合している。

━ NOTE

❶ T_3
　トリヨードサイロニン（トリヨードチロニン）のこと。

❷ T_4
　サイロキシン（チロキシン）のこと。

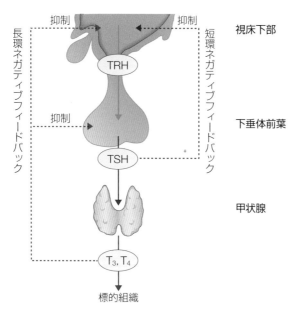

視床下部

下垂体前葉

甲状腺

標的組織

◎図 7-2　甲状腺ホルモンの分泌とフィードバック

● **甲状腺検査の種類**　甲状腺の検査には大きく分けて，①甲状腺機能の検査，②病態をみる検査としての自己抗体検査，③甲状腺腫瘍の検査がある。

検査前の準備
- **検体**　血清
- **必要な器具**　採血セット，採血管

1　甲状腺機能の検査

1　甲状腺ホルモン(FT_4，T_4，FT_3，T_3)

　甲状腺ホルモンのうち，細胞内に入り活性を示すのは結合タンパク質と分離した遊離型(free T_4〔FT_4〕，free T_3〔FT_3〕)である。しかし，これらはそれぞれ甲状腺ホルモン全体の約 0.033%，0.3% であり，きわめて少ない。一方，血中総 T_4，T_3 濃度は測定値の再現性はよいが，TBG などの結合タンパク質濃度の影響を受け，妊娠中などには上昇し，腎不全時などには低下する。

　遊離ホルモンは TBG の影響を受けないため，甲状腺ホルモンの検査では FT_4 と FT_3 を直接測定するのが一般的である。

● **検査の意義**　甲状腺機能を調べるうえで，FT_4・FT_3 と TSH の値は重要な指標となる。

　FT_4 と FT_3 が異常高値を示す場合は，甲状腺中毒状態(広義の機能亢進状態)である。このとき下垂体に異常があれば TSH もともに増加している。TSH が低下していれば甲状腺に原因があり，フィードバックによって TSH

が抑制されていることを示す。

　一方，FT_4 と FT_3 が低値の場合は甲状腺機能低下状態である。このとき，TSH が低値であれば下垂体機能不全，高値であれば原発性甲状腺機能低下症が考えられる。

　甲状腺からはおもに T_4 が分泌されるため，一般に甲状腺機能異常は TSH と FT_4 の2つを測定することで診断が可能である。しかし，バセドウ病のなかには FT_4 は基準値で，FT_3 のみ増加するもの（T_3 優位型バセドウ病）もあるため FT_3 も同時に測定される。

● **疾患との関連**　甲状腺中毒症は，血中甲状腺ホルモン過剰の状態が持続することにより生じる疾患で，甲状腺でのホルモン産生が増加する甲状腺機能亢進症と，甲状腺の破壊に伴う血中甲状腺ホルモン上昇に分けられる（◦表 7-2）。いずれも FT_4・FT_3 は上昇し，フィードバックにより TSH は抑制され低値となる。

　わが国では，甲状腺自己抗体により原発性甲状腺機能亢進症をきたす**バセドウ病**が最も多い。これとの鑑別を要する疾患には，自律性機能性甲状腺結節（プランマー病）や破壊性甲状腺中毒症をきたす亜急性甲状腺炎，無痛性甲状腺炎があげられる。診断にはシンチグラフィーが必要なこともある。

　一方，FT_4・FT_3 が低下するのは甲状腺機能低下症であるが，大部分が**慢**

◦表 7-2　甲状腺中毒症の鑑別と検査

甲状腺中毒症	疾患	抗 TSH 受容体抗体（TRAb，TSAb）	抗甲状腺抗体（TPOAb，TgAb）	炎症反応	シンチグラフィー（^{123}I）
機能亢進	バセドウ病	＋＋	＋（－のこともある）	－	びまん性取り込み亢進
	プランマー病	－	－	－	高摂取結節（hot nodule）
破壊性	亜急性甲状腺炎	－（まれに一過性に＋）	－（まれに一過性に＋）	＋	取り込みの著明低下
	無痛性甲状腺炎	－（まれに一過性に＋）	＋	－	取り込みの低下

＋：高値（上昇），－：低値（低下），＋＋：著明高値（高度上昇）

plus	**低トリヨードサイロニン症候群（low-T_3 症候群）**

　甲状腺機能検査で FT_3 が低値となるが，FT_4 および TSH は正常である病態を低トリヨードサイロニン症候群とよぶ。甲状腺疾患ではなく，T_3 を減らして全身の代謝を抑制し，体力の消耗を少なくするという生体の適応現象と考えられ，がんなどの全身消耗性疾患や神経性食欲不振症などによる絶食状態などでみられる。T_4 から T_3 へ変換する脱ヨード酵素が抑制され，生理活性をもたない rT_3（reverse triiodothyronine）への変換が増加している。

性甲状腺炎(**橋本病**)による原発性甲状腺機能低下症である。この場合には TSH が高値を示す。先天性甲状腺機能低下症(クレチン症)でも同様である。なお，下垂体性・視床下部性の甲状腺機能低下症では FT_4・FT_3 が低下するが，TSH は低下するか基準値内であることが多い。

● **注意事項と看護のポイント**　遊離ホルモンの本来の測定法である平衡透析法は煩雑なため，臨床的には免疫活性測定法が用いられる。抗体を使うので，ホルモンに対する自己抗体や抗マウス抗体の影響には注意が必要である。

2　甲状腺刺激ホルモン(TSH)

甲状腺刺激ホルモン(TSH)は α と β のサブユニットからなり，下垂体前葉の TSH 産生細胞から分泌される。TSH 分泌は視床下部からの TRH によって刺激され，甲状腺ホルモンにより抑制される。そのはたらきは，甲状腺ホルモンの合成と分泌，濾胞細胞の増生促進である。

● **検査の意義**　血中 TSH は甲状腺ホルモンの過不足を正確に反映する。多くの場合，TSH の低下は甲状腺機能亢進を示し，TSH の増加は慢性甲状腺炎などの原発性甲状腺機能低下症を意味する。とくに甲状腺機能低下の検出に最もすぐれた指標であり，新生児のマススクリーニングにも用いられている(◉ plus)。

● **疾患との関連**　TSH が低下する病態には，①バセドウ病などの甲状腺機能亢進症または破壊性甲状腺中毒症によるフィードバックの結果と，②下垂体機能不全による TSH 低下(下垂体性甲状腺機能低下症)がある。

一方，TSH 増加の原因にも，①原発性甲状腺機能低下症(甲状腺ホルモン低値)と，②TSH 産生下垂体腫瘍や甲状腺ホルモン不応症の2つがある(◉表7-3)。

● **注意事項と看護のポイント**　採血は，ほかの下垂体ホルモンと同様，原則として早朝空腹時が望ましいが，食事の影響はほとんど受けない。妊娠の初期ではヒト絨毛性ゴナドトロピン(hCG)が甲状腺刺激作用をもつので，TSH は若干抑制される。

また，TSH は薬物や測定方法による影響を受けやすいので，甲状腺機能を判断するためには，必ず甲状腺ホルモンを同時に測定する。

◉表7-3　甲状腺機能低下症の鑑別と検査値の変化

甲状腺機能低下症		FT_4	TSH	TRH 試験	おもな原因疾患など
原発性	潜在性	→	↑	過剰反応	ほとんどの場合が橋本病，抗甲状腺抗体陽性
	顕性	↓	↑		
中枢性	下垂体性	↓	↓	反応なし	下垂体腺腫，シーハン症候群
	視床下部性	↓	さまざま	遅延反応	視床下部腫瘍，浸潤性病変
甲状腺ホルモン不応性		↑	→または↑	過剰反応	甲状腺ホルモン受容体異常

↑：上昇，→：停滞，↓：低下

2 甲状腺自己抗体の検査

　自己免疫性甲状腺疾患にはバセドウ病と慢性甲状腺炎(橋本病)がある。バセドウ病の診断にはTSH受容体に対する抗体(抗TSH受容体抗体)の測定が有用である。橋本病では甲状腺細胞成分に対する抗体(抗TPO抗体や抗Tg抗体)は高率に陽性となるが，バセドウ病でもみとめられる。

1 抗TSH受容体抗体(TRAb，TBII)，甲状腺刺激抗体(TSAb)

　バセドウ病は，抗TSH受容体抗体が甲状腺を刺激して，過剰にホルモンを産生することによって引きおこされる。そこで，この抗体の測定が行われる。

　TSH受容体に対する自己抗体の測定には，①標識TSHの受容体への結合阻害作用を調べる方法と，②甲状腺細胞のcAMP(サイクリックAMP)放出量を測定する方法の2つがある。①の方法を用いて，**抗TSH受容体抗体(TRAb❶またはTBII❷)**が，②の方法で**甲状腺刺激抗体(TSAb❸)**が調べられている。

　臨床ではTRAb(TBII)が測定されることが多い。TRAbの測定は，RRA❹法により行われていたが，バセドウ病患者由来モノクローナル抗体(M22抗体)を用いた第3世代測定法(FEIA法，ECLIA法)が開発され，測定時間が短縮された。

● **検査の意義・疾患との関連**　抗TSH受容体抗体は，甲状腺ホルモンが増加する状態(おもにバセドウ病)の診断のために測定される。甲状腺中毒症の原因の90%はバセドウ病であり，バセドウ病患者の多くはTRAbまたは

▭ NOTE

❶ **TRAb**
　TSH receptor antibody(TSH受容体抗体)の略。抗体antibodyはAbと略されることが多い。

❷ **TBII**
　TSH binding inhibitory IgG(TSH結合阻害免疫グロブリン)の略。

❸ **TSAb**
　thyroid stimulating antibodyの略。

❹ **RRA**
　radioreceptor assay(放射受容体測定法)の略。

---

plus	新生児マススクリーニング

　フェニルケトン尿症をはじめとする先天性の代謝異常症や内分泌疾患の早期発見のために，新生児を対象に実施される検査が新生児マススクリーニングである。微量の血液を濾紙にしみ込ませて測定する。

　甲状腺欠損症や異所性甲状腺などの甲状腺発生異常と，ホルモン合成障害による先天性甲状腺機能低下は，先天性甲状腺機能低下症(クレチン症)とよばれ，知能障害や成長不良，遷延性黄疸などがみとめられる。クレチン症は，わが国ではTSH値測定による新生児マススクリーニングの対象となっており，発見の頻度が2,000～3,000人に1人と最も高い。しかし，早期に発見してホルモン補充療法を行うことで，その後は健康な人とかわらない生活を送ることができる。

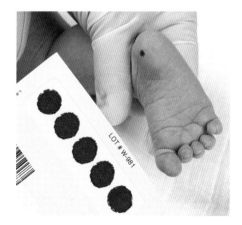

(写真提供：株式会社パーキンエルマージャパン)

TSAb が陽性を示す。陰性のときには無痛性甲状腺炎や亜急性甲状腺炎など，ほかの疾患の鑑別が必要になる（● 205 ページ，表 7-2）。

　抗 TSH 受容体抗体値は，バセドウ病の治療によって通常は徐々に低下するため，治療効果判定や抗甲状腺薬中止の目安に用いられる。また，再発時に上昇をみとめるため，治療後の再発の指標としても用いられる。

● **注意事項と看護のポイント**　甲状腺中毒症の逆の病態，すなわち甲状腺機能低下症のなかにも TRAb が陽性を示す症例が存在し，特発性粘液水腫とよばれる。この場合 TRAb として測定されているのは甲状腺を刺激する抗体ではなく，甲状腺刺激阻害型抗体（TSBAb❶）とよばれるものである。TSBAb は TSH 受容体と結合し，TSH の作用を阻害することによって甲状腺機能低下をおこす。

□ NOTE
❶ TSBAb
　thyroid stimulating-blocking antibody の略。

2 抗甲状腺ペルオキシダーゼ抗体（抗 TPO 抗体）

　甲状腺のマイクロゾーム分画のうち，甲状腺ペルオキシダーゼ（TPO）を抗原として認識する抗体が**抗 TPO 抗体**である。

● **検査の意義・疾患との関連**　自己免疫性甲状腺疾患であるバセドウ病や慢性甲状腺炎（橋本病）患者の血液中には，甲状腺組織に対するこの自己抗体がみとめられる❷。

　抗 TPO 抗体は，バセドウ病や慢性甲状腺炎の重要な診断指標であるだけでなく，潜在性自己免疫性甲状腺疾患の診断にも有用である。ただし，バセドウ病と橋本病の両者で陽性となるため，この検査による鑑別はできない。

● **注意事項と看護のポイント**　抗 TPO 抗体は，自覚症状のない人でも高値を呈する場合があり，潜在性自己免疫性甲状腺疾患が疑われる。とくに女性では年齢とともに出現率が高くなる。抗 TSH 受容体抗体や後述の抗 Tg 抗体と同時に測定されることが多い。

□ NOTE
❷ 従来，甲状腺の自己抗体測定法として，凝集法を用いたマイクロゾームテストやサイロイドテストが行われていた。近年は FEIA 法や ECLIA 法を用いて，より高感度に抗 TPO 抗体や抗 Tg 抗体が測定されるようになっている。

3 抗サイログロブリン抗体（抗 Tg 抗体）

● **検査の意義**　**抗サイログロブリン抗体（抗 Tg 抗体）**の検査は，自己免疫性甲状腺疾患，とくに慢性甲状腺炎（橋本病）やバセドウ病の診断に用いられる。

● **疾患との関連**　抗 Tg 抗体は自己免疫性甲状腺疾患の重要な診断指標であるが，抗 TPO 抗体の場合と同様に，慢性甲状腺炎・バセドウ病の両者で陽性となる。したがってこれらの鑑別には役だたないが，橋本病や無痛性甲状腺炎では抗 Tg 抗体が陽性となることが多い。

● **注意事項と看護のポイント**　抗 Tg 抗体高値は，健康人においては女性に多く出現し，年齢とともに出現率が高くなる。抗 Tg 抗体が陽性のときには Tg が偽低値を示すこともあり，注意を要する。

3　甲状腺腫瘍の検査

　甲状腺がんには，乳頭がんや濾胞がん，髄様がんなどがある。がん腫に

よって甲状腺機能が障害されると，分泌されるホルモンなどにも変化が生じる。甲状腺腫瘍の検査としては，サイログロブリンやカルシトニンなどが測定される。

1 サイログロブリン(Tg)

● **検査の意義・疾患との関連**　サイログロブリン(Tg)は甲状腺ホルモンのもととなるものであり，通常は濾胞内にたくわえられている。甲状腺機能亢進症のほかに甲状腺の破壊(炎症，腫瘍，外傷)で上昇するため，高値は甲状腺疾患の存在を示唆する。そのため，一部の甲状腺がんの診断・治療においては，腫瘍マーカーとして治療評価や再発の指標としても使用される。

● **注意事項と看護のポイント**　検体には血清を用いる。検査キットによっては，Tg自己抗体の干渉を受けるものもある。

2 カルシトニン

カルシトニン calcitonin は，甲状腺の間質細胞である甲状腺傍濾胞細胞で生成・分泌される。骨吸収を抑制し，血中カルシウム(Ca)濃度を低下させる。

● **検査の意義**　甲状腺腫瘍の一種である甲状腺髄様がんは，カルシトニンやCEA(◯187ページ)を分泌するため，腫瘍マーカーとして用いられる。

● **疾患との関連**　若年発症や家族性に甲状腺結節がみられるときに，カルシトニンを測定することがある。このとき高値であれば甲状腺髄様がんが考えられる。また，甲状腺髄様がんの術後の経過観察(再発の指標)にも用いられる。このほか，カルシトニンが高値となる病態としては，高Ca血症や腎不全がある。

一方，低Ca血症や高齢者では，カルシトニンは低値を示すことがある。

● **注意事項と看護のポイント**　血中カルシトニン値は食事の影響を受ける。早朝空腹時の採血が望ましい。

D　副甲状腺ホルモンの検査

 ## 副甲状腺ホルモン(PTH)

副甲状腺(上皮小体)は甲状腺の背側に計4個存在し，**副甲状腺**(上皮小体)**ホルモン** parathyroid hormone(**PTH**)を産生・分泌する。

PTHのおもなはたらきは，血中カルシウム(Ca)濃度の上昇である。血液に含まれるCaの量が少なくなると，PTHの分泌が促進される。PTHは，骨からCaを遊離させる骨吸収を促進し，尿細管ではCaの再吸収とリン(P)の排泄を促進する作用を有する。また，尿細管で活性型ビタミンDの合成を促進することで腸管からのCaの吸収を促進する(◯図7-3)。

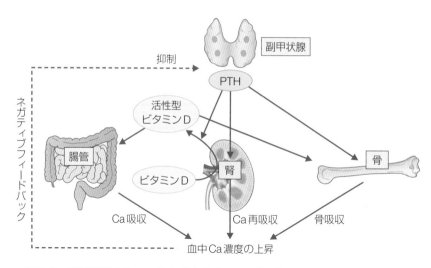

○図7-3　副甲状腺ホルモン(PTH)とカルシウム(Ca)調節機能

検査前の準備
- **検体**　血清または血漿
- **必要な器具**　採血セット，採血管

● **検査の意義**　PTH は副甲状腺から血液中へ分泌されたのち，すみやかに分解されるために血液中にはいくつかのフラグメント(断片)が混在している。このうち副甲状腺機能の評価としては，生物活性をもち，PTH の分泌を正確に反映する **intact PTH** がおもに測定される。PTH の測定は，Ca 代謝の異常をきたす疾患の診断や病態の評価に有用である。

● **疾患との関連**　PTH に関連する疾患は，血中 Ca と組み合わせて考えることが重要である。

　PTH 高値・Ca 高値は，副甲状腺の腫瘍などにより副甲状腺からの PTH の産生・分泌が亢進する場合(原発性副甲状腺機能亢進症)にみとめられる。一方，PTH 高値・Ca 低値は，続発性副甲状腺機能亢進症や偽性副甲状腺機能低下症など，副甲状腺以外に原因がある場合にみとめられる。続発性副甲状腺機能亢進症は，慢性腎不全などによる低 Ca 血症に刺激されて，二次的に PTH 分泌が亢進した病態である。PTH 受容体の異常を原因とする偽性副甲状腺機能低下症では，PTH 分泌は亢進するが血中 Ca は低値のままという病態が生じる。

　PTH 低値・Ca 低値は，副甲状腺からの PTH 分泌が低下する特発性および術後副甲状腺機能低下症でみとめられる。一方，PTH 低値・Ca 高値は，悪性腫瘍でみとめられることがある。腫瘍から PTH 関連タンパク質(PTHrP❶)が産生されることで高 Ca 血症をきたし，二次的に副甲状腺の PTH 産生が低下する。

● **注意事項と看護のポイント**　検体には血清または血漿を用いる。採血は早朝空腹時に行うことが望ましい。

□NOTE
❶ PTHrP
　PTH-related protein の略。

E　副腎皮質ホルモンの検査

　副腎の構造は外側の皮質と内側の髄質からなり，さらに皮質は外側から順に，球状層・束状層・網状層の3層に分けられる。球状層からは**鉱質コルチコイド**（アルドステロンなど），束状層からは**糖質コルチコイド**（コルチゾールなど），網状層からは**副腎性男性ホルモン**（アンドロゲン）がそれぞれ分泌される。

　副腎皮質ホルモンはコレステロールに由来するプレグネノロンの誘導体であり，ステロイド骨格を構造にもつことから**ステロイドホルモン** steroid hormone とよばれる（●図7-4）。

1　コルチゾール

　コルチゾール cortisol は副腎皮質の束状層から合成・分泌される，生体にとって重要なステロイドホルモンである。ストレスや運動などで分泌の増加した視床下部の副腎皮質刺激ホルモン放出ホルモン（CRH），下垂体前葉の副腎皮質刺激ホルモン（ACTH）を介して刺激を受け，合成・分泌が行われる（●図7-5）。また，ネガティブフィードバックにより CRH・ACTH の分泌を抑制する。分泌されたコルチゾールはさまざまな臓器で作用を発揮し，その作用は糖新生，タンパク質異化，抗炎症作用など多彩である（●表7-4）。

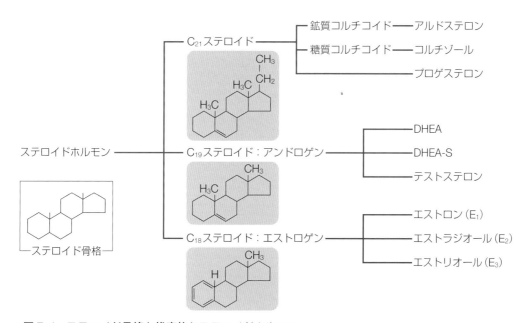

●図7-4　ステロイド骨格と代表的なステロイドホルモン

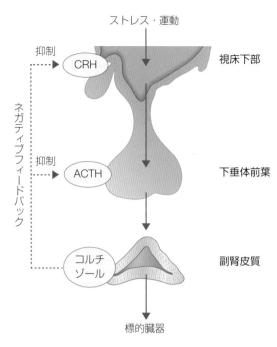

ストレス・運動

抑制

CRH　視床下部

ネガティブフィードバック

抑制

ACTH　下垂体前葉

コルチゾール　副腎皮質

標的臓器

◉図7-5　コルチゾールの分泌調節

◉表7-4　コルチゾールの作用

①**糖代謝**	糖新生の促進，肝臓でのグリコーゲンの合成
②**タンパク質代謝**	タンパク質の異化促進
③**脂質代謝**	脂肪の分解，体幹では脂肪の合成・沈着
④**骨代謝**	骨吸収の促進，骨新生の抑制
⑤**水・電解質代謝**	ナトリウムの再吸収，カリウムの排泄促進
⑥**循環機能**	水・電解質の保持による血圧維持
⑦**免疫機能**	免疫機能の抑制，抗炎症作用
⑧**精神・神経系への作用**	中枢神経細胞の興奮性の亢進

検査前の準備

- **検体**　尿検体：24時間蓄尿，血液検体：血漿または血清
- **必要な器具**　蓄尿時：蓄尿用容器・バッグ，トルエン，採血時：採血セット，EDTA入り採血管または採血管

● **検査の意義**　副腎皮質からのコルチゾールの分泌を反映する検査は，血中コルチゾールおよび尿中遊離コルチゾールである。コルチゾールの測定は，視床下部−下垂体−副腎皮質系に異常をきたす疾患の診断に有用である。

● **高値を示す疾患**　副腎皮質からコルチゾールが過剰に分泌される疾患を**クッシング症候群**という。血中コルチゾールの高値をきたす病因として，以下の3つがある。これらの鑑別は，血中ACTHや血清DHEA-S(◉215ページ)の測定のほか，デキサメタゾン抑制試験，CRH負荷試験により診断される(◉表7-5)。

(1)副腎皮質のコルチゾール産生亢進：副腎皮質腫瘍(腺腫・がん)・過形成

(2)下垂体性ACTH産生腺腫：クッシング病

(3)異所性ACTH産生腫瘍

● **低値を示す疾患**　コルチゾールが低値の場合，次の2つを考える。

①**原発性副腎機能低下症**　アジソン病などがある。副腎からのコルチゾールの生成量が低下し，二次的にACTHは高値を示す。

②**続発性副腎機能低下症**　視床下部，下垂体の障害によりACTHの分泌が低下するため，コルチゾールが低下する。

● **コルチゾールに関する負荷試験**　デキサメタゾン抑制試験は，強力な合

○**表7-5　クッシング症候群の分類と鑑別**

		正常	クッシング症候群		
			コルチゾール産生腫瘍	ACTH 産生腫瘍	
			副腎性	下垂体性	異所性
血中コルチゾール		→	↑	↑	↑↑
尿中遊離コルチゾール					
血漿 ACTH		→	↓	↑	↑↑
血清 DHEA-S	腺腫	→	↓	↑	↑
	がん		↑↑		
	過形成		→		
デキサメタゾン抑制試験	低用量	抑制される	抑制されない	抑制されない	抑制されない
	高用量		抑制されない	抑制される	抑制されない
CRH 負荷試験	負荷前	正常値	低値	高値	著明高値
	負荷後	増加	低値のまま（フィードバックのため）	過剰反応（より高値に）	著明高値のまま（無反応）

↑：上昇，→：停滞，↓：低下

成糖質コルチコイドであるデキサメタゾンの投与後に，コルチゾールの分泌がどの程度抑制されるかを評価する検査である。デキサメタゾンは低用量（0.5〜1 mg）または高用量（8 mg）を用い，服用後に血中 ACTH，血中コルチゾールを測定する。一方，CRH 負荷試験は，CRH 100 μg 投与後の ACTH の分泌の増加反応をみる検査である。

● **注意事項と看護のポイント**　コルチゾールの分泌は，朝方高く，夜間低いという日内変動があり，またストレスにより分泌が亢進する。このため，採血は早朝空腹時，安静臥床後に行うことが望ましい。血中コルチゾールの測定には，血清または血漿を用いる。

　一方，尿中遊離コルチゾールは，24 時間の蓄尿後の検体を用いるため，ストレスの影響を受けにくい。この際には，腐敗防止のためトルエンを加えた蓄尿容器を用いる。

2　アルドステロン

　副腎皮質の球状層から分泌される鉱質コルチコイドのなかでも，生体内で最も重要な役割を果たしているのが**アルドステロン** aldosterone である。そのおもな作用は遠位尿細管〜集合管での Na^+ の再吸収と K^+・H^+ の排泄の促進であり，これによって電解質の恒常性を維持するとともに，体液量の調節と血圧の維持を担っている（○図7-6）。アルドステロンの分泌は，レニン-アンギオテンシン系によりおもに調節される。このほか，高カリウム血症および ACTH によって副腎が刺激を受け，分泌が促進される。

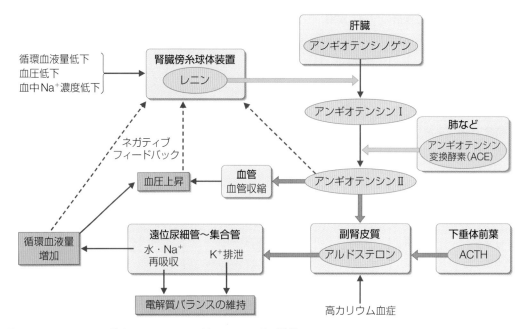

◉図7-6　レニン-アンギオテンシン-アルドステロン系の機能

> **検査前の準備**
> - **検体**　血漿または血清
> - **必要な器具**　採血セット，EDTA入り採血管または採血管

● **検査の意義**　副腎皮質からのアルドステロンの分泌は血中アルドステロンで評価されるが，同時に**血漿レニン活性** plasma renin activity（**PRA**）とあわせて評価することが重要である（◉221ページ）。アルドステロンの測定は，高血圧をきたす疾患の鑑別のほか，電解質異常の鑑別診断に有用である。

● **疾患との関連**　アルドステロンが過剰に分泌される疾患として，**原発性アルドステロン症**が重要である。原因としては，副腎皮質のアルドステロン産生腺腫が最も多く，ほかに両側副腎皮質過形成（特発性アルドステロン症）などがある。特徴的な所見として，高血圧症や低カリウム血症，代謝性アルカローシスがみられる。原発性アルドステロン症は高血圧患者の5〜10％を占めるともいわれ，二次性高血圧の原因診断には血中アルドステロンの測定が非常に有用である。

　アルドステロンおよびPRAが異常値を示す疾患を◉表7-6にまとめた。

● **注意事項と看護のポイント**　アルドステロンの分泌は体位の影響を受けやすく，臥位に比べて立位で高い。このため，30分ほどの安静臥床後に採血をする。血中アルドステロンの測定は血清でも血漿でも可能であるが，同一検体で血漿レニン活性（PRA）を測定する場合には血漿が用いられる。

3 副腎性男性ホルモン

副腎性男性ホルモンには，**硫酸デヒドロエピアンドロステロン** dehydroepi-

表 7-6　血中アルドステロン・血漿レニン活性（PRA）と関連疾患

アルドステロン	レニン	関連する疾患など
高値	低値	原発性アルドステロン症
高値	高値	腎血管性高血圧，レニン産生腫瘍，浮腫性疾患（ネフローゼ症候群，肝硬変，うっ血性心不全など），循環血液量の減少（脱水，出血など），バーター症候群
低値	低値	アルドステロン様作用をもつグリチルリチンの服用による偽性アルドステロン症
低値	高値	アジソン病などの原発性副腎皮質低下症

androsterone-sulfate（**DHEA-S**），デヒドロエピアンドロステロン（**DHEA**），アンドロステンジオン androstenedione（**AD**）の 3 つがある。これらは副腎皮質の網状層から分泌され，最も多く分泌されるのは DHEA-S である。

　血中の男性ホルモンは，女性ではそのほとんどが副腎由来であるのに対し，男性では 2/3 が副腎から，残りは精巣から分泌される。副腎性男性ホルモンは下垂体の ACTH により分泌が促進され，肝臓で**17-ケトステロイド**17-ketosteroid（**17-KS**）に代謝され尿中に排泄される。

> **検査前の準備**
> ● **検体**　血漿または血清
> ● **必要な器具**　採血セット，EDTA 入り採血管または採血管

● **検査の意義**　副腎性男性ホルモンの分泌は，血中 DHEA-S で評価される。視床下部-下垂体-副腎皮質系に異常をきたす疾患の診断に有用である。
● **疾患との関連**　DHEA-S の増加は，副腎がん，クッシング病・異所性 ACTH 産生腫瘍などで ACTH が増加している病態，先天性副腎皮質過形成などでみとめられる。一方，DHEA-S の低下は，原発性副腎皮質機能低下症（アジソン病）や下垂体性副腎皮質機能低下症など，副腎の機能が低下した場合にみとめられる。
● **注意事項と看護のポイント**　血中 DHEA-S は，女性に比べ男性で高い。また年齢による変化が大きく，小児で低値，10 歳代で最高値となり，その後は徐々に低下する。血中 DHEA-S は血液中での半減期が 10 時間程度と長いため，血中レベルが安定している。測定には血清または血漿が用いられる。

F　副腎髄質ホルモンの検査

　副腎髄質や交感神経節は，発生学的に同一のクロム親和性細胞からなり，ここで合成される生理アミンを**カテコールアミン** catecholamine とよぶ。カテコールアミンには，**ドパミン** dopamine，**ノルアドレナリン** noradrenaline（ノルエピネフリン norepinephrine），**アドレナリン** adrenaline（エピネフリン

epinephrine）の3種類が含まれる。

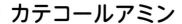 カテコールアミン

　アドレナリンは副腎髄質から血液中へ分泌され，ホルモンとして作用する。一方，ノルアドレナリンは交感神経末端から大部分が分泌され，おもに神経伝達物質として作用し，一部は血液中へ移行する。

　カテコールアミンの作用は，標的臓器に発現する受容体の種類により，α作用とβ作用とに分けられる。アドレナリンはα作用とβ作用を有するが，ノルアドレナリンはおもにα作用を有する。α作用には血管収縮作用などがあり，β作用には心拍数増加，心収縮力増加，気管支拡張作用などがある。

> **検査前の準備**
> ・**検体**　血漿，24時間蓄尿
> ・**必要な器具など**　採血セット，EDTA入り採血管，蓄尿用容器・バッグ，6N塩酸

● **検査の意義**　副腎髄質からのアドレナリン・ノルアドレナリンの分泌を反映する検査は，血中および尿中カテコールアミンである。交感神経および副腎髄質の機能を評価するのに有用である。

● **疾患との関連**　カテコールアミンが過剰に産生・分泌される腫瘍として，**褐色細胞腫**が重要である。褐色細胞腫では，血中および尿中カテコールアミンの高値のほか，カテコールアミンの代謝産物であるメタネフリンmethanephrine，ノルメタネフリンnormethanephrine，バニリルマンデル酸（VMA）の高値をみとめる。このほか，小児腫瘍の代表である神経芽腫（神経芽細胞腫）でもカテコールアミンの過剰産生がみとめられる。

● **注意事項と看護のポイント**　血中カテコールアミンの測定には血漿を用いる。カテコールアミンの分泌は，立位，運動，精神的ストレスなどですぐに増加するため，安静臥床後に採血をすることが望ましい。

　一方，尿中カテコールアミンは，24時間の蓄尿後の検体を用いるため，これらの影響を受けにくい。この際には，6N塩酸をあらかじめ加えた蓄尿容器を用いる（● 41ページ）。ただし，尿中カテコールアミンは，バナナやチョコレートなどの摂取により高値となるため，測定の際には注意が必要である。

G　男性性腺ホルモンの検査

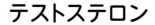 テストステロン

　男性の性腺である精巣で合成・分泌されるホルモンが**テストステロン**

testosterone である。男性ホルモンには，ほかに副腎の DHEA-S，DHEA などがあるが，最も強力な男性ホルモンはテストステロンである。

精巣のライディッヒ細胞が下垂体からの黄体形成ホルモン（LH）の刺激を受けると，テストステロンの合成・分泌が促進される。性器発育や精子形成などの性器への作用と，骨格筋のタンパク質同化や体毛発育の促進など性器外への作用があり，男性の第二次性徴に重要なホルモンである。

検査前の準備
- **検体**　血清
- **必要な器具**　採血セット，採血管

● **検査の意義**　テストステロンの分泌を反映する検査は，血中総テストステロンおよび遊離テストステロンである。男性性腺の機能異常の診断に有用である。

● **疾患との関連**　テストステロンが高値をきたす疾患にはテストステロン産生腫瘍があり，副腎がんのほか，男性では精巣腫瘍，女性では卵巣腫瘍がある。このほかに，先天性副腎皮質過形成でもテストステロンが高値となり，女児の男性化や男児の思春期早発がおこる。

テストステロンが低下する疾患には次の2つの場合があり，同時に LH・FSH も変化を示す。

（1）原発性性腺機能不全：LH・FSH 高値

性染色体異常のクラインフェルター症候群，加齢性腺機能低下症（LOH 症候群）がある。

（2）下垂体性性腺機能不全：LH・FSH 低値

● **注意事項と看護のポイント**　テストステロンの分泌は，朝に高値，夜に低値となるため，早朝に採血をすることが望ましい。また年齢による変化が大きく，小児で低値，思春期から成人にかけて高値となり，60歳以降は低下する。測定には血清が用いられる。また，男性更年期障害である LOH 症候群に対するホルモン補充療法の指標には遊離テストステロンの測定が用いられる。

H　女性性腺ホルモンの検査

女性の性腺である卵巣で合成・分泌されるホルモンには，**エストロゲン** estrogen と**プロゲステロン** progesterone がある。これらのホルモンは，下垂体からの性腺刺激ホルモンである LH や FSH の刺激によって分泌される。エストロゲンは卵胞発育，子宮内膜・筋・頸管腺の増殖，乳腺発育などの作用を有し，プロゲステロンは子宮の分泌内膜への変化，乳腺発育，体温上昇などの作用を有する。また，妊娠時に胎盤より分泌される女性ホルモンとして，**ヒト絨毛性ゴナドトロピン** human chorionic gonadotropine（**hCG**）および**ヒト胎盤性ラクトーゲン** human placental lactogen（**hPL**）がある（● 185 ページ）。

> **検査前の準備**
> - **検体**　血清，24 時間蓄尿
> - **必要な器具など**　採血セット，採血管，蓄尿用容器・バッグ，トルエン

1 エストロゲン

エストロゲンには，**エストロン** estrone（**E₁**），**エストラジオール** estradiol（**E₂**），**エストリオール** estriol（**E₃**）があり，おもに卵胞の顆粒膜細胞から分泌される。エストロゲンのなかで，最も強い活性をもつのは E₂ である。妊娠時では，胎盤からの E₃ の分泌が増加し，血中エストロゲンの大部分を占めるようになる。

● **検査の意義**　E₂ の分泌は血中 E₂ として測定される。E₂ の測定は，不妊症の原因となる排卵障害，無月経における卵巣機能の指標に用いられる。また，排卵誘発療法の際の卵胞発育のモニタリングに重要である。また，妊娠時の胎児・胎盤機能の指標には尿中 E₃ が測定される。

● **疾患との関連**　E₂ が高値をきたす疾患には，エストロゲン産生卵巣腫瘍，先天性副腎皮質過形成，卵巣過剰刺激症候群などがある。E₂ が低値をきたす疾患には，①ターナー症候群などの原発性性腺機能不全（LH・FSH 高値），②下垂体性性腺機能不全（LH・FSH 低値）がある。このほか，卵胞機能の減退によって E₂ 低値，LH・FSH 高値を呈する疾患に**更年期障害**がある。更年期障害は，閉経期への移行期間に，のぼせ・ほてり・抑うつなどの自律神経失調を中心とした症状を示す症候群である。

妊娠時の尿中 E₃ 高値は，多胎妊娠でみられる。妊娠時の尿中 E₃ 低値は，子宮内胎児発育遅延や重症妊娠高血圧症候群などでみられる。

● **注意事項と看護のポイント**　エストロゲンは，月経周期により大きく変動する（●図 7-7）。また，年齢による変化が大きく，小児で低値，思春期から成人にかけて高値となり，閉経期以降は低下する。また妊娠で高値となり，とくに E₃ は妊娠週数に応じて著明に増加する。

血中 E₂ の測定には血清を用いる。尿中 E₃ の測定は，半定量の場合は随時尿を用いるが，1 日量の評価の場合はトルエンを加えた蓄尿容器を用いる。

2 プロゲステロン

非妊娠時において，卵胞期に徐々に増加していたエストロゲンが急激に増加すると，ポジティブフィードバックにより下垂体から **LH サージ**とよばれる急激な LH の分泌がおこり，排卵が誘発される（●図 7-7）。排卵後の黄体期では，黄体からのプロゲステロンの分泌が徐々に増加する。妊娠が成立しなければ黄体の退化とともにプロゲステロンが減少し，月経となる。一方，妊娠時は週数が進むにつれて胎盤からプロゲステロンが分泌されるようになる。

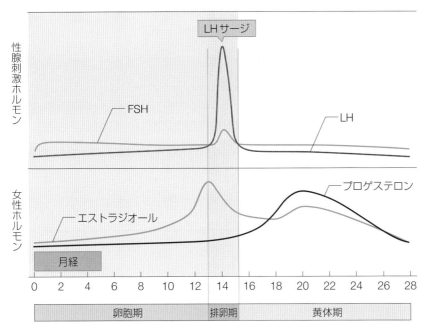

◉図7-7　女性の性周期におけるホルモンの変化

● **検査の意義**　プロゲステロンの分泌は，血中プロゲステロンで評価される。プロゲステロンは，黄体機能・胎盤機能の指標に用いられる。

● **疾患との関連**　プロゲステロンが高値をきたす疾患には，先天性副腎皮質過形成，副腎性男性化腫瘍がある。一方，プロゲステロンが低値をきたす疾患には，黄体機能不全，妊娠時の胎盤機能不全のほか，副腎皮質機能低下症がある。

● **注意事項と看護のポイント**　プロゲステロンもエストロゲンと同様に，月経周期により大きく変動し，黄体期に増加する。また，妊娠週数に応じて増加する。血中プロゲステロンの測定には血清が用いられる。

I　膵臓ホルモンの検査

　膵臓からはインスリンやグルカゴンなどのホルモンが分泌される。第5章「化学検査」のC「糖代謝の検査」を参照（◉ 131ページ，137ページ）。

J　消化管ホルモンの検査

　消化管ホルモンには，ガストリン，コレシストキニン，セクレチン，グルコース依存性インスリン分泌刺激ポリペプチド glucose-dependent insulinotropic polypeptide（GIP），グルカゴン様ペプチド-1 glucagon-like peptide-1（GLP-1）な

▶表7-7　消化管ホルモンの産生部位と作用

ホルモンの名称	産生部位・細胞	おもな作用
ガストリン	胃幽門部，十二指腸 G細胞	胃酸分泌促進
セクレチン	十二指腸 S細胞	膵酵素分泌促進 胃酸分泌抑制
コレシストキニン	十二指腸 I細胞	膵酵素分泌促進 胆嚢収縮
グルコース依存性インスリン分泌刺激ポリペプチド（GIP）	上部小腸 K細胞	インスリン分泌促進（インクレチン作用） 膵β細胞保護 脂肪合成促進
グルカゴン様ペプチド-1（GLP-1）	下部小腸 L細胞	インスリン分泌促進（インクレチン作用） 膵β細胞保護 食欲抑制

どがある。それぞれのホルモンの産生部位・細胞と，その作用を▶表7-7にまとめる。この項ではガストリンを取り上げる。

ガストリン

　消化管のうち，胃の幽門部に存在するG細胞からは，**ガストリン** gastrin というホルモンが血中に分泌される。ガストリンは胃粘膜の刺激や胃壁の伸展などによって分泌が促進され，そのおもな作用として胃酸の分泌を促す。

> **検査前の準備**
> ● **検体**　血漿または血清
> ● **必要な器具**　採血セット，EDTA入り採血管または採血管

● **検査の意義**　ガストリンの分泌は，血中ガストリンで評価される。ガストリン分泌の増加をきたす疾患の診断に有用である。
● **疾患との関連**　ガストリン増加の原因は，胃酸分泌の状態により次の2つに分けられる。
(1) 胃酸分泌低下による二次的増加：萎縮性胃炎，胃がん，胃潰瘍，悪性貧血，胃酸分泌抑制薬内服中など
(2) 胃酸分泌亢進（ガストリン産生過剰）：ガストリン産生腫瘍（ゾリンジャー-エリソン症候群）
● **注意事項と看護のポイント**　ガストリンの分泌は食事により増加するので，早朝空腹時に採血するのが望ましい。血中ガストリンの測定には血清または血漿を用いる。

K　その他のホルモンの検査

1　IGF-I(ソマトメジン C)

　インスリン様成長因子-I insulin-like growth factor I (**IGF-I：ソマトメジ
ン C**)は，肝臓・腎臓・軟骨などで合成されるペプチドである。IGF-I は，
下垂体からの成長ホルモン(GH)の刺激を受けて産生され，GH と協調して
軟骨細胞などの増殖を刺激し，成長を促進させる作用を有する。

　検査前の準備
　• **検体**　血清
　• **必要な器具**　採血セット，採血管

●**検査の意義**　血中 IGF-I は，GH の分泌状態をあらわす指標として用い
られる。とくに高身長や低身長などの GH 分泌障害をきたす疾患の鑑別に有
用で，血中 GH とともに評価される。
●**疾患との関連**　IGF-I の高値をきたす疾患には，下垂体の GH 産生腫瘍
である先端巨大症，下垂体性巨人症がある。一方，低値をきたす疾患には，
下垂体機能低下症があり，小児の低身長の場合では GH 分泌不全性低身長症
を考える。ほかに，肝疾患，低栄養状態，甲状腺機能低下症で低値となる。
●**注意事項と看護のポイント**　IGF-I は，GH と異なり日内変動はみられ
ない。年齢による変化が大きく，生下時は低いが徐々に増加し，10 歳をこ
えるころから成長期にかけて最高値となり，その後は低下する。男女差はほ
とんどない。

2　血漿レニン活性(PRA)，血漿レニン濃度(PRC)

　レニン renin は，腎臓の傍糸球体細胞から分泌される酵素で，アンギオテ
ンシノゲンをアンギオテンシン I に分解する。レニン-アンギオテンシン-
アルドステロン系として，体液量および血圧の維持に重要な役割を果たして
いる(◯ 214 ページ，図 7-6)。レニンの分泌は，体液量の減少や血圧の低下な
どで促進される。

　検査前の準備
　• **検体**　血漿
　• **必要な器具**　採血セット，EDTA 入り採血管

●**検査の意義**　レニンの分泌を評価する検査には，**血漿レニン活性** plasma
renin activity (**PRA**)と**血漿レニン濃度** plasma renin concentration (**PRC**)がある。
PRA は酵素反応により単位時間あたりに産生されるアンギオテンシン I 濃
度を測定することで評価され，一方，PRC は活性型レニンを測定すること

で求められる。PRC の測定には免疫学的方法が用いられる。健康な人では，レニン活性とレニン濃度は相関を示す。

●**疾患との関連**　レニンはアルドステロンとあわせて評価することで，体液量や血圧に異常をきたす疾患の診断に有用である。レニン・アルドステロンの異常をきたす疾患は，アルドステロンの項を参照のこと（● 213 ページ）。

●**注意事項と看護のポイント**　レニンの分泌は体位の影響を受けやすく，臥位に比べて立位で高い。このため，30 分ほどの安静臥床後に採血をする。またレニンは，利尿薬やアンギオテンシン変換酵素（ACE）阻害薬などの降圧薬の内服で増加し，食塩過剰摂取で低下する。レニン活性，レニン濃度ともに測定には血漿を用いる。

3　ナトリウム利尿ペプチド

ナトリウム利尿ペプチドは 3 種類のペプチドホルモンからなるが，とくに**心房性ナトリウム利尿ペプチド** atrial natriuretic peptide（**ANP**），**脳性ナトリウム利尿ペプチド** brain natriuretic peptide（**BNP**）が重要である。

ANP はおもに心房から分泌され，心房筋の伸展により刺激を受けて分泌が促進される。BNP はブタの脳から分離されて発見されたが，おもに心筋から分泌され，心不全，心筋障害などで分泌が促進される。ANP と BNP はともに，ナトリウム利尿や血管拡張作用などを有し，体液貯留の抑制に重要な役割を果たしている。

検査前の準備
- **検体**　血漿または血清
- **必要な器具**　採血セット，アプロチニン入り EDTA 採血管，冷却用具

●**検査の意義**　ナトリウム利尿ペプチドの分泌を反映する検査は，血中 ANP，BNP および NT-proBNP である（● 126 ページ）。ANP は心不全，腎不全などの体液量が増加する疾患の重症度の指標として用いられる。また，ANP は心不全治療の薬物として用いられ，投与時の血中 ANP 濃度のモニターとしても測定される。BNP と NT-proBNP は心不全の診断，重症度判定に用いられる。

●**疾患との関連**　ANP が高値となる疾患には，心不全・腎不全・高血圧がある。BNP や NT-proBNP が高値となる疾患には，心不全・腎不全・高血圧・急性心筋梗塞などがある。

●**注意事項と看護のポイント**　ANP および BNP の分泌は，体位の影響を受けやすく，立位から臥位への変換で増加する。また，食塩摂取でも増加する。このため，測定の際は早朝空腹時に安静臥床後に採血を行う。

ANP，BNP の測定はともに血漿を用いるが，とくに ANP ではタンパク質分解阻害薬である**アプロチニン**入り EDTA 採血管を用いる。NT-proBNP の測定には，血清または血漿が用いられる。

4　エリスロポエチン(EPO)

　エリスロポエチン erythropoietin(**EPO**)は，腎臓で分泌される糖タンパク質である。各組織の低酸素状態が刺激となって，分泌が促進される。分泌後は骨髄で赤芽球系前駆細胞に作用し，赤血球の産生を促進させる。

検査前の準備
- **検体**　血清または血漿
- **必要な器具**　採血セット，採血管または EDTA-2Na 入り採血管

● **検査の意義・疾患との関連**　EPO の測定は，**貧血**および**多血症**の鑑別診断に有用である。血中 EPO の高値をきたす疾患には，再生不良性貧血などの貧血性疾患があり，またエリスロポエチン産生腫瘍でも高値を示す。低値をきたす疾患には，腎性貧血や真性多血症がある。

● **注意事項と看護のポイント**　EPO は低酸素状態でも増加する。呼吸器・循環器系疾患の場合や高地などで測定を行う場合は注意する。測定には血清または血漿が用いられる。

第 **8** 章

微生物学的検査

● **微生物学的検査と感染症の診断**　検体から細菌やウイルスなどを検出❶する**微生物学的検査**は、病原微生物の感染が疑われる場合に行われる。感染症の診断がほかの疾患の診断と大きく異なるのは、疾患名の確定だけで終わらず、起因病原体の診断まで必要なことである。感染症の診断は大きく3つの段階に分けることができる（◯図8-1）。

　まずは症状や基本的検査の所見をもとに、感染症かそれ以外かの疾患の判別をする。次に症状や診察所見、検査結果などに基づいて感染部位（臓器・器官）を判定し、感染症名の診断を行う。さらに適切な治療を行うために、微生物学的検査が実施され、起因病原体の推定や診断が行われる。

● **検査を省略する場合**　上記の過程を経て感染症の診断が行われるのが基本であるが、一部にはその過程が省略される場合がある。たとえば、かぜ（感冒）すなわち「急性上気道炎」では、おもな原因であるウイルスに対して有効な抗ウイルス薬は存在していない。コストや手間をかけて原因となるウイルスを確定しても治療に反映されないため、通常、起因病原体の検索は行われず、対症療法がとられる。

　また、感染症の可能性が高いと判断された場合は、疾患名や起因病原体が確定していなくても、抗菌薬の投与などの治療が行われる場合がある。それは後述するように起因病原体の検査には時間を要するものが多く、結果が判明するまで治療を先のばしにすることはできないからである。

● **検査補助時の注意**　微生物の検査では、検体からさまざまな微生物を検出する。そのため採取や輸送、保存の方法を誤って微生物が死滅すると、培養❷などができなくなることがある。また、検体に起因病原体以外の菌などが混入すると、目的とする病原体が検出されなくなるおそれがある。検体の取り扱いには十分な知識と注意が必要になる。

NOTE
❶検出
　検体を調べて、対象物を探すことを検出という。方法にかかわらず、検体中に微生物の存在を証明できることを検出という言葉であらわしている。

NOTE
❷培養
　微生物などを栄養・温度などを管理した人工的な環境下で育てること。対象を増殖させて試験や観察を行う。検体に複数の微生物が存在する場合は、目的の微生物のみを分離する（分離培養）。

①感染症か否かの判別	②感染部位・感染症名の診断	③起因病原体の推定・診断
・関連症状の確認　発熱、悪寒、倦怠感、疼痛、熱感など　・炎症所見の有無　白血球増加、CRP高値、赤沈亢進など	・臨床症状・診察所見に基づく判断　咳、痰、肺雑音 → 呼吸器　腹痛、下痢、嘔吐 → 消化器など　・検査に基づく判断　喀痰検査、尿検査、便検査、画像診断（X線、CT、超音波など）	・病原体が推定可能な検査の実施　塗抹染色、β-D-グルカン（真菌）、プロカルシトニン（細菌）など　・各種検査による病原体の確定　培養、抗原検査、血清診断、遺伝子増幅法

◯図8-1　感染症の診断にいたるまでの段階

A 感染症の診断と検査

1 起因病原体の診断法

　起因病原体の診断には，①塗抹・鏡検，②培養・同定，③血清診断，④抗原検出，および⑤遺伝子増幅法がおもに用いられている（●表 8-1）。病原体の種類や目的によって用いられる検査法が異なる。

　①塗抹・鏡検　検体を塗抹した標本を作製し，染色・鏡検することで，その染色性や形態から起因病原体の推定を行う。染色法には，**グラム染色**や**抗酸性染色**（抗酸染色）がおもに用いられる。病原体を確定するためには，引きつづき培養などの検査が必要である。

　②培養・同定　培養や同定は，おもに一般細菌，真菌，結核菌を対象に広く用いられている方法である。菌を培養するため，一般細菌の場合は同定結果が判明するまでに最低 2〜3 日を要する。しかし，生きた病原体を得ることができ，そこからさらに薬剤感受性の検査を行えるという利点がある。

　③血清診断　血清診断は，培養や同定が困難なウイルスなどの病原体を対象に用いられる。血清から各種病原体に固有の抗原に反応する特異的な抗体を検出することで，起因病原体を特定する。しかし，抗体価❶が上昇するまでに時間を要することから，迅速性という点では問題がある。

　④抗原検出法　抗原検出法は迅速性にすぐれており，操作も簡便なキットが多く市販されるようになってきている。まだ検出可能な病原体の種類が限られているが，ベッドサイドや外来でも実施できる検査として有用である。詳しくは「迅速検査法」の項で述べる（● 230 ページ）。

　⑤遺伝子増幅法　遺伝子増幅法は，**PCR**❷法などを主体とした，感度が高く迅速性にすぐれた検査である。結核菌などの検出では広く使用されるようになってきた。ただしコストや設備面の問題もあり，自施設で検査を実施

NOTE
❶抗体価
　血清や髄液などの体液中に含まれる抗体量の値。特定の抗原に対して反応を生じる抗体の量を最終希釈倍数の逆数であらわす。

NOTE
❷ PCR
　polymerase chain reaction（ポリメラーゼ連鎖反応）の略。

●表 8-1　起因病原体の検査法のおもな特徴

検査法	おもな対象	特徴
塗抹・鏡検	細菌，真菌，結核菌（抗酸菌）	色や形態によっておおまかな菌の推定が可能。
培養・同定	一般細菌，結核菌，一部の真菌	検査に数日を要する（結核菌は 4〜8 週間）。耐性菌の確認をするためには必須。
血清診断	ウイルス，クラミジア，マイコプラズマなど	ペア血清（● 235 ページ）による診断が必要。結果の判定がむずかしい場合がある。
抗原検出	各種病原体	操作が簡便で迅速な診断が可能。特定の病原体のみを検査可能。
遺伝子増幅法	結核菌，ヒト免疫不全ウイルス（HIV），肝炎ウイルス，新型コロナウイルスなど	高い感度と迅速性を有する。検査可能な施設が限られている。

する施設はまだ限られている。

● **その他の検査**　上記の各種検査のように病原体を特定できる検査ではないが，推定を行うのに参考となる検査項目がある。たとえば，血中のβ-D-グルカンは真菌感染症の多くで上昇がみとめられ，エンドトキシンはグラム陰性菌による菌血症などで上昇する場合がある。

2　検体の採取と取り扱い

1　検体の選択

　感染症の起因病原体の検索に用いる検体は，通常，呼吸器感染症の場合は痰，尿路感染症であれば尿，髄膜炎であれば髄液のように，各部位からの検体が用いられる。ただし，呼吸器感染症でも小児の場合は，痰をみずから排出することが困難なため，咽頭ぬぐい液を用いることが多い（●図8-2-a）。さらに，インフルエンザの抗原検出用には一般的に鼻咽頭ぬぐい液を用いる（●図8-2-b）。一方，検査キットによっては鼻腔ぬぐい液で認可を受けたものもある。

　肺炎球菌やレジオネラ属の抗原検出には尿を検体として用いる。また，肺炎球菌は咽頭ぬぐい液や痰の中の抗原検出も可能である。

　そのほか，痰がうまく採取できない肺炎の患者では気管支吸引液や肺胞洗浄液を用いたり，口腔内の常在菌による汚染を防いで感染部位を反映した検体を採取するために，経皮的肺穿刺や経気管吸引法（TTA❶）などで検体を採取することがある。このように呼吸器感染症だけでも，目的に応じてさまざまな検体が用いられることを知っておく必要がある。

　なお，体内に膿がたまる脳膿瘍や腹腔内膿瘍のように，深部の感染をおこしている場合は，感染部位を直接穿刺して採取する必要がある。しかし，深部穿刺には危険が伴うため，検査の実施が困難な場合もある。

NOTE

❶ TTA
　transtracheal aspiration の略。

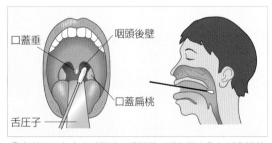

①患者の口を大きく開け，舌圧子で舌を押さえながら綿棒を挿入する。
②ほかの口腔粘膜に触れないように注意しながら，咽頭後壁の部分を擦過する。

a. 咽頭ぬぐい液の採取

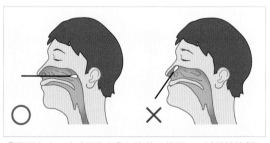

①正面をまっすぐ見るような姿勢の状態で，滅菌綿棒（鼻腔用）を鼻腔から地面とほぼ平行な角度でゆっくり挿入する。奥にぶつかる抵抗を感じたらとめる。
②綿棒を数回，回転させるようにして鼻咽頭奥の粘膜をこすり，挿入したのと同じ角度で静かに引き抜く。

b. 鼻咽頭ぬぐい液の採取

●図8-2　咽頭ぬぐいと鼻咽頭ぬぐい

2 検体採取上の注意点

● **常在菌による汚染の防止**　ヒトは体内に多くの種類の**常在菌**を有している。そのため，検体採取時には起因菌以外の常在菌が入り込みやすい。たとえば尿路感染症の際に用いる検体は尿であるが，尿を採取する際に陰部に付着している常在菌が混入することがある。このような常在菌の検体への混入を**汚染**（コンタミネーション contamination）とよび，微生物検査の妨げになる場合がある。

　検体はそれが本来無菌，または菌の混入が少ないものであるならば，培養で菌が検出された場合，起因菌である可能性が高い。しかし，採取時に汚染があると検査に支障をきたすことになる。とくに血液培養のように，少数の菌でも陽性となって報告される検査の場合は，無菌操作を徹底し，常在菌による汚染に注意すべきである（●表8-2）。

● **抗菌薬と検体採取**　抗菌薬を投与すると，その影響で起因菌も死滅する可能性が高くなる。そうなると本来は検出可能であった起因菌が抗菌薬の影響で培養困難となり，偽陰性の結果をまねきかねない。そこで，培養などを目的とする検体は抗菌薬を投与する前に採取しておく必要がある。

● **採取時機の判断**　検体の採取においては，そのタイミングも重要である。一般的に感染症では発症早期の検体を用いると検出率が高いため，感染症が疑われた時点で検体を積極的に採取して提出することが望ましい。

　また血液培養の際に，血液を採取するタイミングとしては，患者が悪寒戦慄を伴って体温が上がりかけているときが，最も陽性率が高いといわれている。ただし，実際には，最もよいタイミングをねらって採血ができるのはまれであり，しばしば時機を逸してしまいがちである。そのため，良好なタイミングを待って血液培養を行うよりも，多少陽性率が下がったとしても積極的に検査を実施するほうが，診断学的に意義が高いと考えられている。

● 表8-2　常在菌の汚染と検体

検体の種類		採取・保存の注意事項
本来無菌の検体	血液	・無菌操作で採取・分注を行う ・できれば採血部位をかえて2セット採取する ・すみやかに検査，もしくは孵卵器で保存
	髄液	・無菌操作で採取・分注を行う ・すみやかに検査 ・冷蔵保存は行わない
	関節液，骨髄液，胸水，腹水，心膜液，膀胱穿刺尿など	・無菌操作で採取する ・すみやかに検査，もしくは冷蔵保存
常在菌によって汚染しやすい検体	中間尿，カテーテル尿，胃液，胆汁など	・新鮮な検体を用いる（蓄尿などは不可） ・すみやかに検査，もしくは冷蔵保存
常在菌の多い検体	喀痰，開放性分泌物（膿など），咽頭ぬぐい液，便など	・炎症部位から採取する ・乾燥を防ぎ，すみやかに提出 ・やむをえず保存する場合は冷蔵（ただし，赤痢アメーバの場合は保温）

● **採取量と容器**　正確な検査を行うためには，起因菌をできる限り多く含む検体を，十分な量採取する必要がある。また，検体はそれぞれ採取後に保存しておくべき容器の種類が決められており，それを誤ると菌の検出率は低下する。たとえば検体の保存容器は必ずしもすべてが無菌状態にあるとは限らない。そのため，髄液などの本来無菌的な検体を採取して提出する場合は，**滅菌済みの容器**を用いて検体を提出する必要がある。そのほか，検体に応じて，輸送用培地や**嫌気性菌提出容器**などを用いる。

③ 検体の取り扱い

● **検体のすみやかな移送・提出**　検体を採取後にそのまま長時間放置しておくと，検体中の菌の状況が変化してしまい，採取時と異なる結果を示すことがある。たとえば検体中に含まれていた雑菌が増殖すると，本来検出すべき菌がそれによって隠されてしまい，検出できなくなるおそれがある。また，死滅しやすい菌の場合は，検体採取後に長い時間を経過すると，菌量が減少することもある。

● **検体に適した管理**　検体のなかには乾燥や温度変化に弱いものがある。それぞれ適した管理条件があり，とくに温度の影響を受けやすい検体では注意が必要である（● 229ページ，表8-2）。検体は冷やしたほうがよいと考えがちであるが，たとえば淋菌や髄膜炎菌は寒冷に弱く，検体を冷蔵しておくと死滅しやすい。淋病が疑われる患者の尿道分泌物や，髄膜炎菌感染の可能性がある患者から採取した髄液は，検査を実施するまでの間は室温で管理する。

　一方，喀痰や尿，便などの場合は，常在菌を含めて検体中の増殖を抑制するため，原則的に冷蔵庫で保管する。血液培養に用いるカルチャーボトルは，迅速に培養結果を得るために，一般的に専用の孵卵器（インキュベーター）を用いる。37℃程度の環境ですぐに培養が開始される。

③ 迅速検査法

　起因病原体をより迅速に検査するための方法として，病原体の抗原や遺伝子を高感度に検出する方法が用いられるようになってきた。検査可能な病原体は限られているが，臨床の現場で活用されるようになっている。

● **抗原検出**　抗原の検出は病原体の菌体成分の一部などを検出して，病原体の存在を証明する方法である。最近ではとくに**イムノクロマトグラフィー法**（● 185ページ）を活用した抗原検出キットが数多く市販されている。特別な設備を必要とせず，操作も簡便である。反応時間も10〜20分程度と迅速性にすぐれているため，とくにインフルエンザなどの場合に，外来やベッドサイドでも使用可能な検査法として使用頻度が高まっている（●表8-3および253ページ，図8-8）。

　新型コロナウイルスの抗原検出法は定性検査と定量検査に分けることができる。定性検査は体外診断用医薬品として承認を受けた検査キットが薬局などでも購入でき，自分で検査を実施することが可能となっている。ただし，

◎表 8-3　抗原検出が利用可能な感染症と病原体

疾患	対象病原体
インフルエンザ	インフルエンザウイルス
肺炎	肺炎球菌, レジオネラ属, 肺炎マイコプラズマ, RS ウイルス
髄膜炎	髄膜炎菌, 肺炎球菌, 大腸菌, インフルエンザ菌
咽頭炎, 扁桃炎	A 群 β 溶血性レンサ球菌
咽頭結膜熱	アデノウイルス科
腸炎(下痢症)	腸管出血性大腸菌 O157, クロストリジオイデス-ディフィシレ, ロタウイルス, ノロウイルス
胃潰瘍, 胃炎など	ヘリコバクター-ピロリ
HIV 感染症	ヒト免疫不全ウイルス
性感染症	トラコーマクラミジア
真菌感染症	クリプトコックス属, カンジダ属, アスペルギルス属
新型コロナウイルス感染症	新型コロナウイルス(SARS-CoV-2)

ウイルス量が一定量に達しないと陽性と判定できないため, 無症状者の診断には向いておらず, 陰性と判定された場合でも感染を否定することはできない。なお, ウイルス量が検出可能なレベルに達していない場合は, 周囲に感染させるリスクも低いと考えられるため, 救急等で対応した患者に対して迅速性を優先して抗原定性検査を利用する場合もある。抗原定量検査の感度はPCR と同等と評価され検体の処理も簡便であるが, 大型の機器が必要なため, 特定の施設においてのみ実施されている。

● **遺伝子増幅法**　PCR 法や LAMP❶法に代表される遺伝子増幅検査は, 検体中にある病原体特有の遺伝子を検出する方法である。検査の感度が高く, 短時間で結果を得ることができるため, 培養が困難あるいは時間を要する結核菌や, ヒト免疫不全ウイルス(HIV), B 型および C 型肝炎ウイルス, 新型コロナウイルスなどの病原体を対象に, 臨床の現場で使用されている。ただし, 遺伝子増幅法は専用の機器を用いる必要があるため, ベッドサイドでの検査には向いていない。

□ NOTE
❶ LAMP
　loop-mediated iso-thermal amplification の略。

4　薬剤感受性検査

　薬剤感受性検査は, 患者から分離された菌を用いて, その各種抗菌薬に対する感受性を測定する検査である。治療に有効な抗菌薬を選定するための重要な指標となる。さらに耐性の有無も確認できるため, 感染対策上注意すべき耐性菌であることが判明した場合, 患者に対して感染予防策を実施し, 院内における耐性菌の伝播を防ぐ対策がとられる。

　薬剤感受性の検査には培養で得られた菌を用いるため, 培養検査の結果が陽性となったあとで引きつづき検査が行われる。そのため, 検体を提出してから結果を得るまでおよそ 3〜4 日以上の期間を要する。

● **感受性検査の種類**　薬剤感受性の検査法には, 大きく分けて 4 種類の検査法がある。一般の検査室で用いられている検査法としては, **ディスク拡散法**や**微量液体希釈法**があり, 状況に応じて **Etest**®が用いられる場合もある

▶表8-4　薬剤感受性検査法の種類と特徴

検査法	検査結果	原理	特徴
ディスク拡散法	S・I・R	菌を接種した培地上に抗菌薬を含有したディスクを設置する。培養後，ディスク周囲に形成した発育阻止円の直径で評価する。	操作が簡便だが，MICは測定できない。ディスクを組み合わせて薬剤の相互作用を確認可能。
微量液体希釈法	MIC	段階希釈した抗菌薬を入れたくぼみ（ウェル）に，菌液を一定の濃度で接種する。培養後，菌が発育してできた混濁を肉眼的に観察し，MICを調べる。	細菌検査室で広く使用されている。薬剤の種類と濃度があらかじめ決められている。
Etest®	MIC	培地上に菌を接種し，抗菌薬の濃度勾配のついたシートを配置する。培養後，シート周囲の発育阻止帯とシートの交点の濃度を判読する。	1薬剤だけでも簡易的にMICを測定可能。多薬剤の測定にはコストがかかる。
寒天平板希釈法	MIC	あらかじめ段階希釈した濃度の抗菌薬を含む寒天培地を作成する。各培地上に一定濃度の菌を接種し，培養後，菌の発育を観察してMICを判定する。	日常の検査には用いられない。

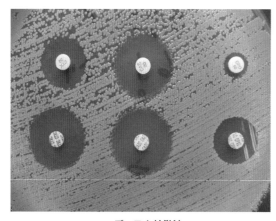

a. ディスク拡散法　　　　　　　　　　　　b. 微量液体希釈法

▶図8-3　薬剤感受性検査

（▶表8-4，図8-3）。寒天平板希釈法は研究レベルで実施される場合はあるが，検査室において通常行われる検査法ではない。

　薬剤感受性結果の表現方法は検査法に依存しており，①**最小発育阻止濃度** minimum inhibitory concentration（**MIC**）で示す場合と，②S・I・Rの3つのカテゴリーのどれかに分けて示す場合がある。

　MICを用いる場合は，濃度の異なる抗菌薬を含んだ培地などに菌を接種して培養し，菌が発育できなかった濃度がMICとなる。MICが低い抗菌薬ほど臨床での効果が高いと考えられがちであるが，実際にはそうとは限らないため注意を要する。一方，S・I・Rの分類には**ブレイクポイント**とよばれる薬剤感受性の基準が用いられる（▶表8-5）。

5　耐性菌の検査

　耐性菌の検査は，上記の薬剤感受性検査が基本になっている。すなわち抗

◎表8-5　ブレイクポイントの分類とその意味

S：感性 （susceptible）	・基準濃度以下の低い MIC を示す。 ・その抗菌薬による治療効果が期待できる。
I：中等度耐性 （intermediate-resistant）	・耐性のレベルには達しないが，MIC はやや高め。 ・治療効果が不十分で，投与量の増量などの工夫が必要。
R：耐性 （resistant）	・基準濃度以上の MIC を示す。 ・その抗菌薬投与による治療効果が期待できない。

菌薬に耐性であることが確認できれば，耐性菌であることの判定は可能である。たとえば，黄色ブドウ球菌の薬剤感受性を測定して，オキサシリンの MIC が $4\,\mu\text{g/mL}$ 以上（またはセフォキシチンの MIC が $8\,\mu\text{g/mL}$ 以上）であれば**メチシリン耐性黄色ブドウ球菌（MRSA❶）**と判定できる。

　ただし，耐性のメカニズムを含めた判定は，さらに専門の検査を追加する必要がある。たとえば，基質特異性拡張型 β ラクタマーゼ（ESBL❷）という酵素を産生する菌であるかどうかは，それを確認するための検査を別に実施することで明らかとなる。

□NOTE
❶ MRSA
methicillin-resistant *Staphylococcus aureus* の略。
❷ ESBL
extended spectrum β -lactamase の略。

6　検査結果の告知

　感染症で外来を訪れる患者は，咳が出る，腹痛がある，なんとなくだるい，といった症状で受診することも多い。そのため，感冒のような一般的な疾患を想定していた患者には，もし耳なれない病原体に感染していた場合，疾患のことだけでなく病原体の特徴についてもていねいに説明しなければならない。

　検査結果の告知は医師によって行われるが，不安をいだいた患者から看護師が直接質問を受けることもある。そのような場合は，看護の面における質問にはみずから答えて患者の疑問の解決に努める。ただし，治療や検査などに関する専門的な知識が必要な質問に対しては，医師への相談を促すようにする。なかでも潜伏期間が長い病原体や，治療に時間を要したりする場合は，告知の際にていねいに説明がなされる必要がある。

B　各種感染症と検査

　感染症の診断は，感染部位に基づく感染症名の決定と，原因となっている起因病原体の確認が必要である。感染症ごとに診断に結びつく考え方や検査のアプローチは異なるため，以下に，一部に症例を提示するかたちで，感染症の診断と検査の手続きについて解説を行う。

1 呼吸器感染症

　呼吸器感染症は，感染部位をもとにした分類として，上気道炎・気管支炎・肺炎などがあり，経過から急性と慢性に分けられる。

　肺炎は，通常の社会生活を営む健康な人が罹患する市中肺炎と，入院中の患者が罹患する院内肺炎に分けられる。病原体としては，一般細菌・真菌・ウイルス・マイコプラズマ・クラミジアなど，さまざまな病原体が原因となりうる。

> **症例**
>
> **患者**：32歳，男性，会社員。既往歴はなく，喫煙はしない。飲酒は機会がある場合のみ。
>
> **現病歴**：5日前より37℃台の発熱と咳・痰があり，薬局で購入した総合感冒薬を内服したが改善しなかった。2日前より熱が38〜39℃台になり，さらに胸痛と呼吸困難が生じ，倦怠感も強いため来院した。
>
> **診察所見**：胸部の聴診所見で，肺の呼吸性雑音を聴取する。

● **疾患の鑑別と検査**　5日前からの咳・痰などより，急性の呼吸器感染症が考えられる。感冒薬で改善せず，胸痛や呼吸困難などの症状に加えて，肺の雑音の所見もあるため，市中肺炎の可能性を考える。強い倦怠感を訴えているため，中等症〜重症の状態に陥っていることも推定される。

　肺炎を疑った場合は，診断を確定するために，まず胸部X線の検査を行う。さらに，必要に応じて胸部CTを行う。なお，肺に陰影をみとめないにもかかわらず，咳や痰など明らかな呼吸器症状を伴い，聴診上雑音を聴取する場合は気管支炎の場合もある。

　つづいて，末梢血**白血球数**や**CRP**などの炎症マーカーを調べることで，炎症の程度を知ることができる。ただし，ウイルスやマイコプラズマなど一部の病原体は白血球やCRPの上昇をみとめないか，あっても軽度の場合が多い。さらに各種臓器の状態を知るために，生化学検査などを実施する。

● **起因病原体診断のための検査**　画像所見などをもとに肺炎と診断された場合は，次に起因病原体の検索が行われる。検体としては基本的に**喀痰**を用いるが，小児の場合などでは喀痰の採取が困難であり，**咽頭ぬぐい液**を用いる。通常，一般細菌による感染が疑われる場合は，得られた検体のグラム染色，および培養検査が行われる。

　肺炎を含む呼吸器感染症では，起因病原体の種類に応じて検査が選択される（●表8-6）。細菌性の市中肺炎では，喀痰のグラム染色で病原体の推定が可能であり，肺炎球菌やインフルエンザ菌などが鑑別可能である。マイコプラズマやクラミジアなどによる非定型肺炎では，グラム染色による観察は困難であり，通常の細菌検査に用いる培地には発育しないため，個別の検査が必要である。

　肺炎球菌とレジオネラ属については**尿中抗原検査**が可能であり，迅速な診

断が求められる場合にはあわせて実施される。さらに肺炎では菌血症を合併する頻度が比較的高いので，**血液培養**を実施する。血清抗体価による検査は，発症早期と発症1~2週間後の2回の血清を比較する**ペア血清**の検査が基本である。

● **注意事項と看護のポイント**　喀痰を採取する場合は，口腔内常在菌による汚染の可能性が高いので，うがいなどで口腔内をきれいにしてから採取することが望ましい。血液培養を実施する場合は，2セットの採取が推奨される（● 240ページ）。血液培養の検体採取の際は，皮膚の常在菌による汚染を防ぐためにきちんと消毒を行い，採取した血液はカルチャーボトルに注入後，

◎ 表8-6　呼吸器感染症の病原体別にみた検査の適応

	培養・同定	血清抗体価	抗原検出	遺伝子増幅法
一般細菌	◎	×	△*1	×
マイコプラズマ	△	○	○	○*2
クラミジア	×	○	×	×
レジオネラ属	○	△	○	△
結核菌	○*3	×	×	◎
新型コロナウイルス	×	△*4	◎	◎

適応が高い順に，◎，○，△，×。
*1 検査可能な対象は一部の細菌のみに限定されている。
*2 現在は LAMP 法が保険適用となっている。
*3 培養は可能だが，通常 4~8 週間を要する。
*4 現在の感染の有無を診断するには不向きだが，ワクチン接種後の抗体価の評価などに利用されている。

---

plus	**検査結果は診療にどのように反映されるか**

　一般的に肺炎などの治療は，下図に示すような経過に従って行われる。グラム染色で起因菌が推定できれば，その菌に有効な抗菌薬が選択される。培養や薬剤感受性の検査結果の判明までには3~4日を要してしまう。そのため，患者背景や疫学的情報などをもとに，起因菌を推定し，有効と思われる抗菌薬が投与される。

このような治療をエンピリック（経験的）治療という。
　血液培養が陽性であれば，起因菌の可能性が高くなり，さらに菌血症として慎重に治療を行う必要が出てくる。薬剤感受性の結果が判明して，投与された薬剤が無効な菌が検出された場合は，抗菌薬の変更を行う。

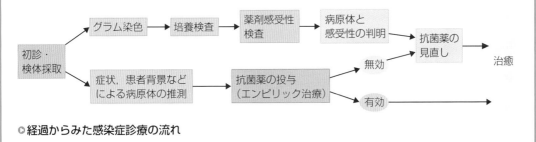

◎ 経過からみた感染症診療の流れ

すぐに培養を開始する。

■ その他の呼吸器感染症

● **院内肺炎**　院内肺炎は通常，入院後 48 時間以降に発症した肺炎と定義されている。易感染状態の患者は，常在菌を含めて，さまざまな日和見病原体(ひよりみ)で感染をおこしうる。そのため，特定の菌が単独で分離された場合は起因菌の可能性が高くなるが，複数の菌が同時に分離されたり，常在菌が混入するなどして，起因菌の確定がむずかしい場合も多い。

● **誤嚥性肺炎**　誤嚥性肺炎の場合は，おもに口腔内の常在菌，とくに嫌気性菌の関与が大きく，単独の菌による感染例は少ない。そのため，培養検査を行って菌を同定することはあまり意味がない。ただし，痰などのグラム染色は多くの種類の菌が混在しているなどの情報が得られ，誤嚥性肺炎としての診断には有用である。

● **肺結核**　肺結核は結核菌による肺の炎症である。喀痰の抗酸性染色によって菌が確認されれば，菌量を評価して少数(＋)，中等度(2＋)，多数(3＋)といった表現で結果が報告される(●表 8-7)。抗酸性染色で塗抹陽性となっただけでは，非結核性抗酸菌の可能性もあるため，結核と断定することはできない。結核菌の培養には 4〜8 週間を要するため，現在では PCR 法や LAMP 法など，遺伝子増幅法による迅速診断が用いられている。

● **新型コロナウイルス感染症**　新型コロナウイルス感染症の診断において，最も感度が高い検査法は PCR などの遺伝子増幅法であり，検査への信頼度は高い。ただし，ウイルス量が検出可能なレベルまで上昇している必要があるため，ウイルスに曝露後，すぐに検査を実施しても陽性とならない場合もある。たとえば，感染者と濃厚接触の機会があった場合，その翌日に PCR を実施してもウイルスはまだ十分に増殖していないため検査結果は陰性となる。その際に感染していないと誤って判断してしまうと，偽陰性となり検査をすり抜けてしまう。そのため，一度検査が陰性であったとしても，臨床的

● 表 8-7　抗酸性染色による菌量の評価

検出菌数	簡便な記載法	ガフキー号数*
全視野に 0	陰性(−)	0 号
全視野に 1〜4 数視野に 1	少数(＋)	1 号 2 号
1 視野に平均 1 1 視野に平均 2〜3 1 視野に平均 4〜6 1 視野に平均 7〜12	中等度(2＋)	3 号 4 号 5 号 6 号
1 視野に平均 13〜25 1 視野に平均 26〜50 1 視野に平均 51〜100 1 視野に平均 101 以上	多数(3＋)	7 号 8 号 9 号 10 号

＊ガフキー号数による菌量の報告は，最近ではあまり推奨されていないが，従来から用いられ，なじみが深いために，現在でも一部で用いられている。

に新型コロナウイルス感染症が否定できないと判断されれば，念のため適切な感染対策を実施しながら再度検査を実施し，より的確に診断できるように心がける必要がある。なお，患者は回復しても PCR 検査自体は数週間程度，陽性のまま持続することがある。ただし隔離が必要な期間を過ぎれば PCR 陽性であっても感染性は有しないと判断されるため，PCR の検査結果を隔離解除などの判断基準に用いるのは適切ではない。

　抗原検査（● 230 ページ）は定性検査と定量検査があり，異なる特徴を有している。抗原定性検査の感度は低いが迅速性に優れており，市販のキットを購入して患者自身が検査をすることも可能であり，また，診療所などの外来でその場で診断するのに広く使用されるようになっている。

　抗体価の測定は陽性であったとしても，過去の感染を反映している可能性があり，現時点での感染の有無を判断することはできない。

② 尿路感染症

　尿路感染症の代表的な疾患として，膀胱炎や腎盂腎炎があげられる。尿路系に感染をおこしやすい要因がない場合を「単純性」，尿路カテーテルや結石，腫瘍など，感染をおこしやすい要因がある場合を「複雑性」と分類している。さらに，尿道炎や前立腺炎なども尿路感染症に含める場合もある。

症例

　患者：28 歳，女性，会社員。既往歴はない。
　現病歴：3 日前より下腹部の不快感と頻尿があり，昨日から排尿時痛も感じるようになってきたため来院。発熱はないが，これまでも同じような症状で受診したことがある。
　診察所見：下腹部（膀胱部位）に軽度の圧痛をみとめる。

● **疾患の鑑別と検査**　患者は健康な女性で，頻尿や排尿時痛などがあることから，単純性膀胱炎の典型的な症例と考えられる。

　膀胱炎の診断を確定するためには，まず尿沈渣を含む**尿検査**を実施する。1 視野（/hpf）に 5 個以上の白血球をみとめる場合を**膿尿**とよび，尿路感染が疑われる。膿尿では，菌が多数観察されることが多い。膀胱の炎症が高度な場合は，**血尿**を伴うこともある。

● **起因病原体診断のための検査**　単純性膀胱炎の場合は，起因菌の 8 割を**大腸菌**が占める（● 246 ページ）。尿の培養を行って菌の培養結果を得られるのは通常 3 日目以降であり，初診時に有効と思われる抗菌薬が投与されれば，患者の症状は培養結果が判明した時点ではすでに改善している場合が多い。

　そのため，単純性膀胱炎の場合は培養検査を行わず，大腸菌に有効な抗菌薬を第一選択として投与される場合が多い。ただし，最近では大腸菌も耐性化が進んできており，尿路感染を繰り返しているような症例では，過去の抗菌薬治療によって耐性化のリスクもあるため，培養と薬剤感受性検査を実施することもある。

● **注意事項と看護のポイント**　尿培養を目的に尿検体を採取する場合は，陰部の常在菌の混入を防ぐために**中間尿**の採取が推奨される。また，尿中の細菌は増殖しやすいため，検体は採取後放置せず，早めに検査を実施する必要がある。

■ **その他の尿路感染症**

● **複雑性膀胱炎**　尿道内にカテーテルを留置されているような膀胱炎は，複雑性尿路感染症として扱われる。大腸菌以外の腸内細菌科の細菌や，腸球菌，緑膿菌などが分離されることも多くなるため，培養検査が必要である。

● **腎盂腎炎**　単純性の急性腎盂腎炎は，おもに女性におこりやすい。複雑性の腎盂腎炎は，前立腺肥大症や尿路結石などの基礎疾患がある場合は，男性にもみられる。

　診断は，症状や診察上の所見に加えて，検尿による膿尿や細菌尿の確認，さらに尿沈渣で白血球円柱をみとめることなどで行われる。

3 消化管感染症

　消化管感染症には，カンピロバクター *Campylobacter* 属・サルモネラ *Salmonella* 属・腸管出血性大腸菌などによる細菌性の腸炎，ノロウイルス *Norovirus* やロタウイルス *Rotavirus* によるウイルス性の腸炎，さらにクロストリジオイデス‐ディフィシレ *Clostridioides difficile* などによる抗菌薬関連下痢症などが含まれる。細菌あるいはウイルス性の腸炎の場合は，食中毒としておこる頻度も高い。

症例

患者：13歳，男性。既往歴なし。

現病歴：焼肉を食べた3日後に，腹痛・下痢・嘔吐と38℃台の発熱を訴えた。薬局で整腸剤を購入し内服したが改善せず，翌日，血性の下痢を伴ったため来院した。

診察所見：腹部の広範囲圧痛をみとめ，蠕動（ぜんどう）の亢進をみとめる。

● **疾患の鑑別と検査**　腹痛・下痢・嘔吐などの症状から，腸管感染症がまず疑われる。重要な症状は血性の下痢であり，ウイルス性の胃腸炎は下痢はあっても血性になることはまれである。細菌性の腸炎のなかでも，カンピロバクターや腸管出血性大腸菌などの可能性が高くなってくる。

● **起因病原体診断のための検査**　ノロウイルスによる胃腸炎の場合は，症状は発症後数日以内に軽快する場合が多いが，この症例は改善傾向をみとめていないため否定的である。腸炎の診断は，臨床症状によるものが主であるが，さらに**CT**や**超音波検査**で腸管壁の肥厚などの所見をみとめる場合がある。

　細菌性腸炎の場合は，**便培養**による菌の分離と同定が重要である。便中には多数の細菌が存在するため，各種選択培地を用いて目的とする細菌を検出する。さらに迅速検査として，一部の菌やウイルスについては，**抗原検出用**

のキットも市販されている。

▌ その他の消化管感染症

● **抗菌薬関連下痢症**　各種抗菌薬を使用すると，常在菌が抑制され，逆にクロストリジオイデス–ディフィシレなどが増殖して菌交代をおこすことがある。そこで産生された毒素は，腸管粘膜の障害を惹<ruby>惹<rt>じゃっ</rt></ruby>起して腸炎をおこす。

　このような症例では，便を検体としてクロストリジオイデス–ディフィシレが産生する毒素を検出する診断法が広く用いられている。ただし，本菌は無症状の保菌者もいるため，検査結果が陽性でも本菌による感染症と断言することはできない。

4 中枢神経系感染症

　中枢神経系の感染症として重要なのは髄膜炎，脳炎，および脳膿瘍である。いずれの疾患も予後不良で中枢神経に障害をもたらすおそれがあるため，早期の診断が必要である。また，治療内容が起因病原体の種類によって大きく左右されるため，積極的な診断のアプローチが必要である。

● **疾患の鑑別と検査**　髄膜炎は原因別にみると，①細菌（一般細菌）性，②結核性，③ウイルス性，④真菌性などに分類される。経過が急激な場合は，まず細菌性の髄膜炎を考慮し，さらにウイルス性の可能性も検討する。真菌や結核菌によるものは，1～2週間をかけて亜急性の経過をたどることが多い。

　確定診断には**髄液**の採取を行い，鏡検や生化学検査により，髄膜炎の存在と病原体の種類を推定する。CTやMRIで髄膜炎を疑う所見がみとめられる例は多くはないが，脳圧亢進の所見などを確認するために行う場合がある。

● **起因病原体診断のための検査**　細菌性髄膜炎の場合は，髄液の培養による菌の分離と同定が重要である。ただし主要な菌については，抗原検出による迅速診断も行われる。

　真菌では**クリプトコックス–ネオフォルマンス** *Cryptococcus neoformans* が重要であり，墨汁染色による診断や，血液や髄液での抗原検出が有用である（● 249ページ）。結核菌は抗酸性染色およびPCR法，培養などが用いられ，アデノシンデアミナーゼ（ADA）が高値を示しやすい（● 88ページ）。

　ウイルスは各種のウイルスが原因になりうるため，髄液の抗体価や病原体の遺伝子増幅などが行われるが，診断がむずかしい場合も多い。

▌ その他の中枢神経系感染症

● **脳炎**　脳炎は脳実質の炎症が主体の疾患であり，多くの症例では髄膜炎を伴う。頭痛・発熱・嘔吐のほか，痙攣<ruby>痙攣<rt>けいれん</rt></ruby>や意識障害をみとめる。単純ヘルペスウイルスや日本脳炎ウイルスによるものが代表的である。

　検査では，CTやMRIによる異常所見の確認や，脳波の異常などが診断上，参考になる。血清や髄液中のウイルスに対する抗体測定や，PCR法などが診断に有用である。

5 菌血症・敗血症

　全身をめぐる血液の中に，病原体やそれが産生する毒素が存在する状態が菌血症であり，敗血症は感染に伴って全身性の炎症をみとめる状態である。

● 鑑別と検査

　1 菌血症　菌血症の症状は，その原因となる感染症の症状が主体となる。診断は**血液培養**によって行う。なお，血液中に菌が侵入するような感染症の多くは中等症から重症の場合が多く，どの疾患においても，菌血症の可能性がある場合は血液培養の適応となる（●表8-8）。

　2 敗血症　敗血症は従来の診断基準では，体温・脈拍数・呼吸数・白血球数の4項目を評価して診断されていた。しかし2016（平成28）年に定められた敗血症の診断基準では，**SOFA スコア**（呼吸器・凝固系・肝機能・心血管系・中枢神経系・腎機能の6項目）の評価が用いられるようになった。すなわち，感染症が疑われて臓器障害があると判断されれば敗血症と診断される。なお，敗血症のスクリーニングの簡易的な基準として **quick SOFA スコア**（qSOFA スコア，●表8-9）が用いられ，2項目以上該当すれば敗血症が疑われる。敗血症の診断のために血液培養は必要ないが，起因病原体を確認するためには血液培養が行われる。

● 起因病原体診断のための検査　血液培養は専用の孵卵器で行われる。培養開始後，菌が増殖した場合はカルチャーボトル内の炭酸ガス濃度の上昇などを検知して，すぐに陽性を知らせるようになっている。このようなしくみをわざわざ用いている理由は，菌血症はほかの感染症と異なり，その結果を早く知る必要があるためである。

　血液培養は成人の場合，通常，16～20 mL の血液を採取し，好気および嫌気のカルチャーボトルにそれぞれ8～10 mL ずつ血液を注入する。1か所から採血して2本のカルチャーボトルに注入して提出することを1セットとよぶ。検査の精度を高めるためには，2か所から採血して2セット，すなわち4本の検体の提出が望ましい。もし，一部のカルチャーボトルだけが陽性となった場合には，その割合に応じて汚染の可能性を考慮する。

● 注意事項と看護のポイント　本来，血液は無菌であるため，血液から菌が分離されることは，そのまま菌血症の起因菌であることを示唆している。

▷表8-8　血液培養を実施すべき状態

菌血症	好中球減少性発熱 カテーテル感染疑い 各種感染症（膿瘍，肺炎など）
敗血症	高熱・低体温 頻脈・頻呼吸 白血球増加・白血球減少
重症敗血症	血圧低下・ショック 多臓器不全（意識障害，乏尿）

▷表8-9　quick SOFA スコア（qSOFA スコア）

1. 呼吸数：22 回 / 分以上
2. 意識変容＊
3. 収縮期血圧：100 mmHg 以下

＊厳密にはグラスゴー-コーマ-スケール（GCS）が 15 未満。
（Singer, M. Deutschman, C.S. Seymour, C.W, et al.: The Third International Consensus Definitions for Sepsis and Septic Shock (Sepsis-3). *The Journal of the American Medical Association*, 315：801-810, 2016.）

◐表 8-10　血液培養における起因菌と汚染菌の鑑別のポイント

1. 疾患との関連性：その感染症の原因となりやすい菌種かどうか。
2. 複数の検査結果の比較：2 セットとも同じ菌が検出されているか。
3. 臨床経過をふまえた評価：抗菌薬を考慮し, 起因菌と考えられるか。
4. 採血の手技の見直し：採血時の消毒などは適切に行われたか。

したがって, 消毒・無菌操作は必須であるが, 採血時の皮膚の常在菌の混入を完全に避けることはむずかしい。そのため, 血液培養の検査結果をふまえて, 常在菌の汚染か本当の起因菌かを慎重に判断する必要がある（◐表 8-10）。

6　外科領域感染症

　外科領域の感染症は, 手術に伴っておこる創部の感染症と, 手術後の合併症としておこる感染症に大別される。

　脳や心臓など, 本来無菌な臓器の手術を行う場合は, 皮膚などに常在している菌の混入が感染の原因となって, 術後の創部の感染をおこしうる。その一方で, 手術後の長期臥床や人工呼吸器管理, カテーテル留置などによって感染症を引きおこしやすい状態となるため, これも術後の感染症に含めて考える。

● **起因病原体診断のための検査**　創部の感染症の診断は, 発赤や排膿など, 局所の所見や発熱などの症状をもとに行われる。起因病原体の診断は, 創部組織の培養によって行われることが多い。術後の創部以外の感染については, 感染部位に応じた検体が採取されて診断が行われる。

plus	菌血症と敗血症

　菌血症と敗血症は類似した疾患ととらえられがちである。確かにいずれも重症の感染症であるが, 疾患の定義が異なっているため注意が必要である。

　菌血症は"血液中に菌が存在する状態"を示しており, 血液培養が陽性であれば菌血症と診断することができる。血液中にウイルスや真菌が存在すれば「ウイルス血症」や「真菌血症」, 菌体の一部であるエンドトキシンが存在すれば「エンドトキシン血症」という表現がなされ, 厳密には菌血症とは区別して用いられている。

　血液中に菌が侵入したとしても, 通常は肝臓や脾臓などの網内系でとらえられて処理されるため, ずっと循環血液中を菌がめぐっていくわけではない。たとえば抜歯などの処置でも菌血症の状態になりうるが, 血液中の菌は短時間で処理されるため, 一過性の菌血症となる。さらに, 肺炎などではときおり血液中に菌が侵入し, 間欠的な菌血症をおこし, 感染性心内膜炎などでは, 心臓の弁の感染部位から頻回に菌が播種されるため, 持続性の菌血症をおこしうる。

　敗血症は以前, 「感染症が原因となって全身性炎症反応症候群を伴った状態」と定義されていたが, 2016 年に変更された新しい定義（Sepsis-3）では「感染症に対する制御不能な宿主反応に起因した生命をおびやかす臓器障害」と定められた。この変更は, 炎症よりも臓器障害が予後を左右する重要な因子であるという考えに基づいている。

7　整形外科領域感染症

　整形外科領域の感染症として重要なものには，上記の外科領域感染症と同様，術後の創部の感染症とともに，**骨髄炎**と**関節炎**がある。

　骨髄炎・関節炎ともに，急性の感染の場合は，局所の発赤・腫脹・疼痛・熱感などを訴え，さらに発熱や倦怠感をみとめる。関節炎の場合はさらに，可動域の制限や運動障害を伴うことが多い。

●**起因病原体診断のための検査**　骨髄炎と関節炎のいずれの場合でも，診断には画像所見が重要である。起因病原体の確定には，骨髄や関節液などを採取して培養を行う。検体が採取しにくいときは，血液培養などが参考になる場合がある。

8　産婦人科領域感染症

　骨盤内臓器におこる感染症を総称して**骨盤内炎症性疾患**とよぶ。子宮内膜炎や卵管炎などから続発することが多く，下腹部痛や発熱などをみとめる。炎症部位などの診断には，超音波やCTなどが有用である。

●**起因病原体診断のための検査**　病原体の同定には，子宮腔内から採取した検体などを用いて，トラコーマクラミジアや淋菌を視野に入れて検査を行う。骨盤腹膜炎が疑われる場合は，ダグラス窩穿刺によって検体を採取し，嫌気性菌を含めて検査を行う。

9　性行為感染症

　性行為感染症（性感染症）sexually transmitted diseases（**STD**）は，性行為によって病原体が伝播しておこる感染症であり，さまざまな病原体が原因となる（●表8-11）。各疾患によってあらわれる症状は異なり，診断法も異なっている。

●**起因病原体診断のための検査**　淋菌やクラミジアによる尿道炎のように，性器から分泌物が得られる場合はそこから，アメーバ赤痢などの場合は便を採取し，その検体中の抗原や遺伝子を検出する。なお，淋菌の場合はグラム染色や培養によっても診断が可能である。

　一方，HIV感染症の場合は，感染早期は感冒様の症状はみとめるものの非特異的である。感染後期の症状も免疫不全が主体となりHIVを想定できるかどうかが診断上，重要なポイントとなる。HIV感染症の診断は，採取した血液中のHIV抗体やHIV遺伝子の存在を確認することによってなされる。

10　渡航者と感染症

　感染症には，国内に存在しないか，またはまれであるにもかかわらず，海

○表 8-11　性行為感染症をおこす病原体と疾患

分類	病原体	性行為感染症
ウイルス	HIV（ヒト免疫不全ウイルス）	エイズ（AIDS）
	HSV（単純ヘルペスウイルス）	性器ヘルペス
	HPV（ヒトパピローマウイルス）	尖圭コンジローマ
	HBV（B 型肝炎ウイルス）	肝炎
細菌	淋菌	淋病
	軟性下疳菌	軟性下疳
スピロヘータ	梅毒トレポネーマ	梅毒
クラミジア	トラコーマクラミジア，ウレアプラズマなど	非淋菌性尿道炎
	トラコーマクラミジア	鼠径リンパ肉芽腫
寄生虫・原虫	トリコモナス原虫	腟トリコモナス症
	赤痢アメーバ	アメーバ赤痢
	ケジラミ	毛じらみ症

外では流行がみられる疾患がある。たとえば**マラリアやデング熱**などは，熱帯・亜熱帯地域では高い頻度でみられる疾患であり，また各種の病原体を含む**渡航者下痢症**も世界各地でおこりうる疾患である。

● **起因病原体診断のための検査**　診断には，まず最近の**海外渡航歴**を確認する必要がある。渡航歴などから感染が疑われれば，マラリアは末梢血の塗抹標本を検査して病原体を確認し，デング熱は抗体価の測定などで診断を確定する。渡航者下痢症は便の培養によって診断される場合が多い。ただし，**腸チフス**は菌血症の状態であることを確認するために，血液培養が必要である。

C　各種病原体と検査

　問診や身体診察などによって起因病原体の推測ができれば，それに合わせた検査が行われる。ここでは，病原微生物ごとの検査法について述べる。

1　一般細菌

1　グラム陽性球菌

● **ブドウ球菌属**　ブドウ球菌属はグラム陽性球菌で，ブドウの房状の形態を示す（○図 8-4）。

　黄色ブドウ球菌 *Staphylococcus aureus* は，ヒトの皮膚や粘膜などに常在し，なんらかのきっかけがあると感染症をおこす（○表 8-12）。メチシリン耐性黄

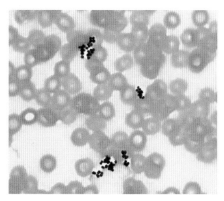

a. 血液培養で陽性となったブドウ球菌

赤血球にまじって，ブドウ状に集簇したグラム陽性球菌がみとめられる。この段階では黄色ブドウ球菌か CNS かを判別することは困難である。

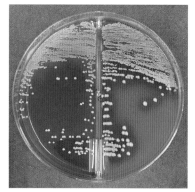

b. 黄色ブドウ球菌のコロニー

BTB 寒天培地（左）と血液寒天培地（右）を組み合わせた培地に発育した黄色ブドウ球菌のコロニーである。コロニー周囲の黒っぽい部分は溶血によるもの。

▶図 8-4　ブドウ球菌の培養所見

▶表 8-12　黄色ブドウ球菌の感染症

皮膚軟部組織感染症	癤，癰，膿痂疹（とびひ）や傷口の化膿をおこす。まれに熱傷様皮膚症候群がみられる。
深部感染症	肺炎，骨髄炎，関節炎，菌血症，敗血症，トキシックショック症候群（TSST）などの原因となる。
その他	エンテロトキシンを産生し，食中毒として胃腸炎をおこす。

▶表 8-13　院内感染型・市中感染型 MRSA のおもな特徴

	院内感染型	市中感染型
薬剤感受性	多剤耐性	比較的多くの抗菌薬に感受性を示す
流行の場所	院内	学校，保育施設，家庭
感染者（保菌者）の年齢	おもに高齢者	おもに若年者，小児
感染部位	各種臓器	おもに皮膚，軟部組織
治療経過	難治性	反応良好（ただし肺炎は重症化）

色ブドウ球菌（**MRSA**）は代表的な耐性菌の 1 つであり，院内感染の主要な起因菌として知られている。ただし，最近では従来の院内感染型 MRSA とは別に，市中の健康な人を中心に市中感染型 MRSA とよばれる別のタイプの MRSA が広がってきている（▶表 8-13）。

　ブドウ球菌属のなかで黄色ブドウ球菌以外の菌は，まとめて**コアグラーゼ陰性ブドウ球菌（CNS❶）**とよばれている。CNS は通常は感染症をおこすことはないが，免疫機能低下患者では菌血症などをおこすことがある。なお，皮膚の常在菌であるため，血液培養で分離されてもすぐに起因菌と判定することはできない。

●**レンサ球菌属**　レンサ球菌属には化膿レンサ球菌や肺炎球菌などが含まれ，菌がつながった連鎖状の形態を示す（▶表 8-14，図 8-5）。血液寒天培地上でみられる溶血性によって，α 溶血，β 溶血，γ 溶血の 3 種類に分類される。

●**腸球菌属**　腸球菌はヒトの腸管内に常在し，健康な人では感染症の原因

NOTE
❶ CNS
coagulase-negative staphylococci の略。

● 表8-14　レンサ球菌属の特徴

分類	特徴
化膿レンサ球菌 （A群溶血性レンサ球菌） *Streptococcus pyogenes*	皮膚感染症として膿痂疹や丹毒，上気道感染症として咽頭炎や扁桃炎などをおこす。扁桃炎のあとでリウマチ熱や急性糸球体腎炎などの続発症をおこす可能性があり，さらに壊死性筋膜炎や劇症型A群溶レン菌感染症といった，重症感染症をおこすこともある。
ストレプトコッカス-アガラクティエ （B群溶血性レンサ球菌） *Streptococcus agalactiae*	腟などの女性生殖器に常在化し，出産の際に産道感染をおこして新生児の敗血症や肺炎，髄膜炎などの原因となる。
肺炎球菌 *Streptococcus pneumoniae*	市中肺炎の最も主要な起因菌。さらに中耳炎や副鼻腔炎などの上気道感染症や，髄膜炎，菌血症および敗血症などをおこす。培養以外にも，尿中抗原や咽頭ぬぐい液などで抗原検出が可能となっている。
緑色レンサ球菌 *Streptococcus viridans*	口腔内の主要な常在菌としてみられるグループの菌。齲歯（むし歯）の原因となったり，感染性心内膜炎を引きおこすことがある。

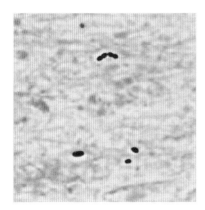

● 図8-5　肺炎患者の喀痰の
　　　　グラム染色所見（肺炎球菌）
グラム陽性球菌が散在している。その多くは2個が連なっているように観察され，菌周囲の白く見える部分（透亮像）は莢膜によるものである。これらの所見より肺炎球菌が疑われる。

になることはまれである。しかし免疫不全患者では，尿路感染症や感染性心膜炎，胆道感染症，腹腔内膿瘍，菌血症および敗血症などの原因となることがある。臨床的にエンテロコッカス-フェカーリス *Enterococcus faecalis* とエンテロコッカス-フェシウム *E. faecium* の2つの菌種が重要であり，耐性菌としてバンコマイシン耐性腸球菌（**VRE❶**）がある。

⎅ NOTE

❶ VRE
vancomycin-resistant enterococci の略。

2　グラム陽性桿菌

● **好気性菌**　セレウス菌 *Bacillus cereus* は食中毒として胃腸炎や，まれに菌血症をおこす。ジフテリア菌 *Corynebacterium diphtheriae* はジフテリアの原因となり，扁桃部の偽膜を形成し，さらに気道狭窄，心筋炎などを引きおこす。リステリア-モノサイトゲネス *Listeria monocytogenes* は乳製品を介して感染することが多く，髄膜炎や敗血症の原因となる。

● **嫌気性菌**　クロストリジウム *Clostridium* 属の菌は，酸素存在下では発育が困難な**偏性嫌気性菌**で，芽胞を形成し消毒薬にも抵抗性を示す（● 表8-15）。

3　グラム陰性球菌

● **淋菌**　淋菌 *Neisseria gonorrhoeae* は性行為によって伝播し，男性では尿道炎，

● 表8-15　クロストリジウム属・クロストリジオイデス属の特徴

分類	特徴
ウェルシュ菌 *Clostridium perfringens*	蜂巣炎(蜂窩織炎)やガス壊疽および食中毒をおこす。
ボツリヌス菌 *Clostridium botulinum*	神経毒によって弛緩性麻痺をおこす。乳児では本菌に汚染されたはちみつなどを摂取すると,乳幼児ボツリヌス症の原因となる。
破傷風菌 *Clostridium tetani*	土壌などに存在し,傷口から侵入して,全身の筋肉の痙攣をきたす。予防はワクチンが有効であり,治療には抗毒素血清の投与が必要となる。
クロストリジオイデス-ディフィシレ *Clostridioides difficile*	抗菌薬投与後の下痢(抗菌薬関連下痢症)の原因となり,重症化すると偽膜性大腸炎をおこす。診断はおもに便中の毒素(トキシン)の検出が利用されている。

女性では子宮頸管炎をおこしやすい。さらに男性は前立腺炎,精巣上体炎,女性は子宮内膜炎・卵巣炎・骨盤内腹膜炎などを発症することがある。尿道分泌物などの検体をグラム染色し,白血球に貪食されたグラム陰性双球菌が確認できれば,ほぼ診断を確定できる。なお淋菌感染症の場合,クラミジアの混合感染がおこりやすく,クラミジアの検出もあわせて行う必要がある。

● **髄膜炎菌**　髄膜炎菌 *Neisseria meningitidis* は髄膜炎や菌血症の原因となるが,国内では発生例はまれであり,アフリカなどで流行がみられる。本菌による感染症は進行が早く,予後不良である。確定診断は血液,または髄液の培養で行われる。本菌と淋菌は低温で死滅しやすいため,検体は冷温で保存してはいけない。

● **モラクセラ-カタラーリス**　モラクセラ-カタラーリス *Moraxella catarrhalis* は健康人の上気道に常在しているが,市中肺炎や中耳炎や副鼻腔炎の起因菌となりうる。喀痰などのグラム染色で好中球に貪食されたグラム陰性双球菌が確認できれば,本菌感染症が推定される。

4　グラム陰性桿菌

◆ 腸内細菌科

　腸内細菌科❶*Enterobacteriaeceae* に属する菌の多くは,常在菌として腸管内に生息しているが,一部の菌は常在せず,なかには強い病原性を示す菌も含まれている(●表8-16)。腸内細菌科の菌の同定は,生化学的性状以外に血清型が必要な場合がある。

● **大腸菌**　大腸菌 *Escherichia coli* は,腸管内に常在する主要な菌の1つである。腸管外で増殖した場合には,さまざまな感染症の起因菌となる。なかには腸管内で病原性を示す菌があり,これらは**下痢原性大腸菌**と総称される(●表8-17)。

　検査では,患者から分離された大腸菌の血清型の検査がおもに用いられる。腸管出血性大腸菌は **O157** が最も多いが,O26, O104, O111 などの血清型が存在する。

□ NOTE
❶**腸内細菌科**
　腸内に通常存在している各種の細菌を総称して,腸内細菌とよぶことがあるが,腸内細菌科はそれとは区別して用いられている用語である。

○表8-16　代表的な腸内細菌科の菌と培養の検体

	代表的な菌	感染部位・感染症など	培養の検体
腸管内に常在	大腸菌 *Escherichia coli*	腸管（下痢原性菌），尿路，胆道，腹腔，髄膜炎，敗血症など	感染部位からの検体
	肺炎桿菌 *Klebsiella pneumoniae*	肺炎，尿路，胆道，菌血症，敗血症など	
	セラチア-マルセッセンス *Serratia marcescens*	尿路，呼吸器，創部，敗血症など	
	エンテロバクター-クロアカ *Enterobacter cloacae*	呼吸器，尿路，創傷，敗血症など	
	シトロバクター-フロインディイ *Citrobacter freundii*	尿路，呼吸器，腹腔，敗血症など	
	プロテウス-ミラビリス *Proteus mirabilis* プロテウス-ブルガリス *Proteus vulgaris*	尿路，腹腔，肺炎，敗血症など	
腸管内に常在しない	赤痢菌 *Shigella dysenteriae*	細菌性赤痢	便
	チフス菌 *Salmonella Typhi*	腸チフス，菌血症	便または血液
	パラチフス菌 *Salmonella Paratyphi* A	パラチフス，菌血症	
	ネズミチフス菌 *Salmonella* Typhimurium	胃腸炎，菌血症（まれ）	便（ときに血液）
	エルシニア *Yersinia* 属	ペスト，胃腸炎	便または血液

○表8-17　下痢原性大腸菌の分類とおもな特徴

菌名	おもな発生地域	おもな患者	症状
腸管出血性大腸菌（EHEC，enterohemorrhagic *E. coli*）	世界各地	全年齢	血便，下痢，腹痛，溶血性尿毒素症候群（HUS）の合併
毒素原性大腸菌（ETEC，enterotoxigenic *E. coli*）	開発途上国	小児，流行地への旅行者	中等度水様性下痢，腹痛
腸管病原性大腸菌（EPEC，enteropathogenic *E. coli*）	開発途上国	小児，新生児	水様性下痢，腹痛，嘔吐，発熱
腸管組織侵入性大腸菌（EIEC，enteroinvasive *E. coli*）	開発途上国	小児，流行地への旅行者	出血性下痢（赤痢）
腸管凝集性大腸菌（EAEC，enteroaggrigative *E. coli*）	世界各地	全年齢	水様性下痢，持続性下痢

　なお，O157は，ソルビトールの分解能が低下していることを利用して，培地のコロニーの色調で簡易的に検出する方法も用いられている（○図8-6）。ただし，病原性の確認においては**ベロ毒素**の検出が必要である。

◆ 腸内細菌科以外の腸管病原菌

● カンピロバクター属　カンピロバクター属は微好気性の菌であり，カンピロバクター-ジェジュニ *Campylobacter jejuni* が代表的な菌である。食中毒の原因となり，腹痛・下痢に血便を伴うことがある。検査には便検体を用いて，PCR法などでの検出が行われている。

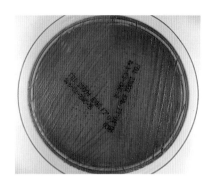

⊳**図8-6　培地を用いた腸管出血性大腸菌 O157の鑑別**
左半側：腸管出血性大腸菌 O157
右半側：非病原性大腸菌。
ソルビトールを分解可能な非病原性大腸菌は，培地に含まれているソルビトールを分解することで菌のコロニーが赤色に変化する。一方，ソルビトールの分解能が低下している腸管出血性大腸菌 O157 は，赤色への色調の変化をみとめない。

●**ヘリコバクター属**　ヘリコバクター-ピロリ *Helicobacter pylori* は胃炎や胃潰瘍，十二指腸潰瘍などの起因菌である。また胃がんや MALT リンパ腫，特発性血小板減少性紫斑病などの原因となることが明らかになっている。検査は血中抗体価の測定，尿素呼気試験，便中抗原検出，内視鏡による胃粘膜の生検組織の鏡検，培養，およびウレアーゼテストなどを行う。保菌者は抗菌薬を含めた内服によって除菌の適応となる。

●**ビブリオ属**　コレラ菌 *Vibrio cholerae* はコレラの起因菌である。わが国ではおもに海外渡航者の感染例が多く，典型例では激しい水様性下痢によって脱水をきたす。コレラ菌でヒトに病原性を有するのは，O1型とO139である。腸炎ビブリオ *Vibrio parahaemolyticus* は高い塩分濃度でも発育が可能であり，魚介類によって食中毒がおこる。コレラ菌と腸炎ビブリオの検査には便を採取し，分離選択培地として TCBS 寒天培地が用いられる。

◆ ブドウ糖非発酵グラム陰性桿菌

　グラム陰性桿菌のなかで，嫌気状態でグルコース（ブドウ糖）を分解しない菌のグループを**ブドウ糖非発酵グラム陰性桿菌（NFGNR❶）**とよんでいる。

●**緑膿菌**　緑膿菌 *Pseudomonas aeruginosa* は，おもに感染防御能が低下した患者に日和見感染症をおこし，院内感染の起因菌として分離頻度が高い。緑膿菌はピオシアニンなどの色素を産生し，緑色のコロニーを形成する。NAC 寒天培地上に発育することで鑑別が可能である。

　外来患者では慢性閉塞性肺疾患（COPD）患者における慢性気道感染や角膜炎などの原因となり，入院患者では人工呼吸器関連肺炎を含む肺炎，尿路感染症，菌血症や敗血症などをおこす。本菌は各種抗菌薬に耐性を示しやすいが，キノロン系，カルバペネム系，およびアミノグリコシド系の3系統の抗菌薬すべてに耐性を示す**多剤耐性緑膿菌（MDRP❷）**は，コリスチンメタンスルホン酸ナトリウムなど，特定の抗菌薬のみが有効である。

●**その他**　緑膿菌以外のブドウ糖非発酵グラム陰性桿菌として，アシネトバクター *Acinetobacter* 属，バークホルデリア *Burkholderia* 属などが含まれる。これらは土壌などに広く存在し，ヒトの体内にも常在している。日和見感染の原因菌として重要であり，肺炎などの呼吸器感染や尿路感染，菌血症などをおこす。耐性度が高い**多剤耐性アシネトバクター（MDRA❸）**は，院内感染の原因として重要である。

▭NOTE
❶ NFGNR
　non-fermenting gram-negative rod の略。

▭NOTE
❷ MDRP
　multidrug-resistant *P. aeruginosa* の略。

▭NOTE
❸ MDRA
　multidrug-resistant *Acinetobacter* の略。

◆ 呼吸器関連のグラム陰性菌

● **インフルエンザ菌**　インフルエンザ菌 *Haemophilus influenzae* は気管支炎や肺炎などの呼吸器感染，中耳炎，髄膜炎などの原因となる。a〜fおよび nontypable の血清型に分類され，莢膜タイプ b（Hib）の株は髄膜炎をおこしやすく，ワクチンが用いられている。また，nontypable の菌は呼吸器感染をおこしやすい。本菌はチョコレート寒天培地に発育する。

● **レジオネラ属**　レジオネラ属の菌は**レジオネラ-ニューモフィラ** *Legionella pneumophila* が重要な菌であり，重篤な肺炎をおこす。本菌はグラム染色では染まりにくく，さらに通常の検査に用いられる血液寒天培地などにも発育しないため，BCYE 培地など専用の培地が用いられる。培養以外の検査法として尿中抗原の検出や，血清抗体価の確認，PCR 法などが用いられている。

● **Q熱コクシエラ**　Q熱コクシエラ *Coxiella burnetii* はQ熱をおこし，家畜やペットから感染する例が多い。上気道炎や肺炎，肝炎，不明熱など多彩な病像を呈する。診断には抗体価の検査が有用である。

● **百日咳菌**　百日咳菌 *Bordetella pertussis* は百日咳をおこす。培養にはボルデ-ジャング培地が用いられ，血清診断も行われる。

◆ 嫌気性グラム陰性桿菌

● **バクテロイデス属**　代表的な嫌気性菌の菌の1つであるバクテロイデス属の菌は，ヒトの腸管内にも常在している。バクテロイデス-フラジリス *Bacteroides fragilis* が臨床上重要であり，腸管の損傷などに伴って腹膜炎や腹腔内膿瘍をおこす。本菌は嫌気的条件下でのみ培養が可能である。

2 真菌

● **白癬菌属**　白癬菌 *Trichophyton* 属の菌は，足白癬（いわゆる水虫）や体部白癬，股部白癬など皮膚の感染症をおこす。検査は病変部の角質片を採取して，顕微鏡で観察する。

● **カンジダ属**　カンジダ-アルビカンス *Candida albicans* に代表されるカンジダ属の菌は，ヒトの皮膚・口腔・腟・腸管などに常在している。健康人には表在性カンジダ症として皮膚カンジダ症や性器カンジダ症をおこし，免疫不全患者では深在性真菌症として，口腔カンジダ症（鵞口瘡）や食道カンジダ症などをおこしやすい。血管内留置カテーテルが原因となってカテーテル菌血症をおこすこともある。

● **クリプトコックス属**　クリプトコックス-ネオフォルマンス *Cryptococcus neoformans* は，免疫不全患者に限らず，健康人にも呼吸器感染や髄膜炎などをおこす。髄膜炎の場合は髄液の**墨汁染色**が有用である（●図8-7）。さらに，血清あるいは髄液中の莢膜多糖抗原の検出も診断に用いられる。

● **アスペルギルス属**　アスペルギルス-フミガーツス *Aspergillus fumigatus* に

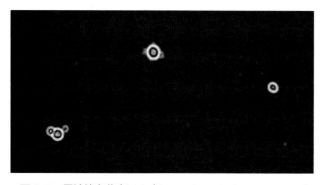

◉図8-7　墨汁染色像（クリプトコックス-ネオフォルマンス）

代表されるアスペルギルス属の菌は，肺アスペルギルス症を引きおこし，免疫不全患者の肺炎の起因菌として重要である。培養や血清診断，アスペルギルス抗原（ガラクトマンナン抗原）の検出などが行われるが，早期からの的確な診断はむずかしい。

● **ニューモシスチス属**　ニューモシスチス-イロベチー *Pneumocystis jirovecii* は，エイズ患者をはじめ，免疫不全患者に肺炎をおこす。検査として喀痰などのグロコット染色やPCR法が行われ，血中β-D-グルカンも有用である。

3　抗酸菌

● **結核菌**　結核菌 *Mycobacterium tuberculosis* は，肺結核以外に骨髄炎・髄膜炎・腸結核・脊椎炎・粟粒結核などの原因となる。チール-ニールセン染色で塗抹陽性となるが，染色結果だけでは非結核性抗酸菌との鑑別は困難である（◉表8-18）。培養も可能であるが，菌が発育するまでに通常，4〜8週間を要する。そこで，結核菌の迅速診断としてPCR法やLAMP法などの遺伝子増幅法が用いられており，非結核性抗酸菌との鑑別も可能である。

　なお，患者や医療従事者などが結核菌に曝露された場合，抗原特異的インターフェロンγ遊離検査（interferon-gamma release assay；IGRA）を実施して結核菌に感染したかどうかの確認が通常行われる。この検査は全血または精製リンパ球を結核菌特異抗原で刺激後，産生されたインターフェロン-γを測定し，結核感染の有無を診断する方法であり，クォンティフェロン®やTスポット®という検査法が用いられている。IGRAはBCG接種者や非結核性抗酸菌感染例で陽性になることはなく，検査の精度がツベルクリン反応よりも高い。

　通常，結核菌に曝露された後に最初の検査を実施し，陰性であれば2〜3か月後に再度実施して，陽転化していれば，結核菌に感染したものと判定する。この場合，結核を発症していなくても潜在性結核感染症 latent tuberculosis infection（LTBI）として，抗結核薬による治療の対象となる。

　なお，IGRAはあくまでも結核に関する免疫の有無を判定する検査法であり，結核を発症していることを診断する検査法ではない点に注意が必要であ

◘表8-18　結核の診断法

検査方法	検査材料	備考
塗抹検査	喀痰などの呼吸器検体，胃液，髄液，その他	非定型との鑑別困難
培養・同定		4～8週間必要
遺伝子増幅法		迅速で感度が良好
病理検査	病理組織	乾酪壊死を確認
ツベルクリン反応	皮膚所見	補助的診断
リンパ球刺激試験	血液	曝露後検診に有用
画像検査	胸部X線，CT	石灰化や空洞を確認

る。そのため，もともと結核菌に感染している率の高い高齢者ではIGRAが陽性と判定される割合が高いため，結核を発症していなくても誤って治療対象にしてしまう可能性がある。

● **非結核性抗酸菌**　非結核性抗酸菌は，結核菌や後述のらい菌以外の抗酸菌を総称したものである。マイコバクテリウム-アビウム-コンプレックス *Mycobacterium avium* complex（MAC）とよばれる菌が代表的な菌であり，おもに呼吸器系の感染をおこす。ヒトからヒトへの感染はおこさないため，感染対策における管理上はあまり問題にならないが，チール-ニールセン染色では陽性となるため，結核との鑑別が必要である。

● **らい菌**　らい菌 *Mycobacterium leprae* はハンセン病の原因となり，WHO分類では多菌型と少菌型の2つの病型がある。人工培地では培養不可能なため，診断は皮膚所見や神経症状，鼻粘膜検体の抗酸菌染色，生検組織の病理像によって総合的になされる。

4 マイコプラズマ

● **肺炎マイコプラズマ**　肺炎マイコプラズマ *Mycoplasma pneumoniae* は，非定型肺炎の主要な病原体である。症状としては，痰は少ないが咳がしつこく続く点が特徴的である。なお，末梢血の白血球数は正常か軽度の増加にとどまる。

マイコプラズマはグラム染色では染まらず，特殊な培地にしか発育しないため，従来から血清抗体価の測定が診断に用いられてきた。しかし，最近ではLAMP法による遺伝子検出や抗原検出が可能となっている。

5 クラミジア（クラミドフィラ）

クラミジア *Chlamydia*（一部はクラミドフィラ *Chlamydophila*）は，培養を行うために培地ではなく細胞を用いる必要があるため，日常の検査では培養以外の検査法が用いられる。

● **肺炎クラミドフィラ**　肺炎クラミドフィラ *Chlamydophila pneumoniae* は，

上気道感染や気管支炎，肺炎をおこす。痰が少ない乾性咳嗽が続き，マイコプラズマ肺炎と似た症状がみとめられる。おもに血清診断が行われる。

● **オウム病クラミドフィラ**　オウム病クラミドフィラ *Chlamydophila psittaci* は，感染した鳥類が感染源となり肺炎を発症する。そのため感染症はオウム病ともよばれる。診断には，血清診断が行われる。

● **トラコーマクラミジア**　トラコーマクラミジア（クラミジア-トラコマチス）*Chlamydia trachomatis* は，性行為によって感染し，男性では尿道炎，女性では骨盤内炎症性疾患の原因となる。眼科領域では角結膜炎（トラコーマ）をおこす。確定診断には，FISH 法や遺伝子増幅法を用いて検出する。

6　ウイルス

　ウイルスの培養には細胞培養が必須であるため，微生物検査室でウイルスを培養して検査を行うことは困難である。そのため，ウイルス感染症の診断の多くは**血清抗体価**の測定によって行われるが，発症初期と回復期の**ペア血清**による診断は時間を要するため，一部のウイルスについては迅速診断を目的として**抗原検出法**や**遺伝子検出法**が実用化されている。

● **インフルエンザウイルス**　インフルエンザウイルスによる感染症は，咳・咽頭痛・鼻水などの上気道症状に加えて，悪寒・発熱（高熱）・頭痛・筋肉痛・関節痛・倦怠感などの全身症状を伴う。診断には，イムノクロマトグラフィー法による迅速診断キットが用いられる（○図 8-8）。鼻腔あるいは鼻咽頭ぬぐい液などを用いて 5～15 分で判定ができ，A 型および B 型の鑑別も可能である。オセルタミビルリン酸塩などの抗インフルエンザ薬は，発症48 時間以内に投与を開始すれば症状の改善を早めることができる。

● **新型コロナウイルス**　SARS コロナウイルス 2 severe acute respiratory syndrome coronavirus 2（SARS-CoV-2）による感染症（COVID-19）は中国に端を発し，2020 年に入って世界中に感染が拡大し，同年 3 月 11 日に WHO はパンデミックの状況であることを表明した。その後も感染の流行は収まらず，2023 年 3 月に世界全体の感染者数は累計約 7 億人，死者は約 700 万人となった。WHO は 2023 年 5 月に緊急事態の宣言を終了したが，感染そのものが収束を迎えたわけではない。

　このウイルスの潜伏期間は 2～14 日間であるが，オミクロン株は平均 2～3 日間と短い。おもな症状として発熱，咽頭痛，咳，倦怠感，頭痛，味覚障害，嗅覚障害などをみとめる。通常はこれらの症状が 1 週間程度続き，その後，肺炎を発症し重症化すると人工呼吸器による管理が必要となる。また，重症例では血栓症やサイトカインストームを合併しやすく，60 歳以上の高齢者，肥満，糖尿病，高血圧，COPD など各種の基礎疾患が重症化のリスクとしてあげられる。オミクロン株では肺炎の合併率は低いが，高齢者では基礎疾患が悪化して死亡する例が多い。

　診断は基本的に PCR などの遺伝子検査や抗原検査によって確定する❶。治療には抗ウイルス薬として注射薬のレムデシビル，内服薬のモルヌピラビ

NOTE
❶ PCR などの遺伝子検査，および抗原定量検査は，感度は良好であるが専用の機器が必要である。一方で抗原定性検査は市販のキットで実施でき，患者自ら検査を実施することが可能となっている。ただし抗原定性検査は感度が PCR などに比べて劣るため，感染していたとしてもウイルス量が少なければ偽陰性の結果が出る可能性がある。

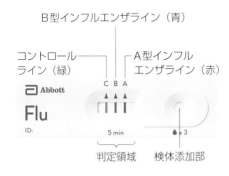

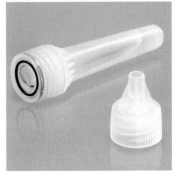

a. テストデバイス　　　　　b. 抽出容器

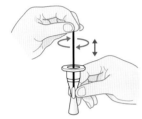

①検体抽出液に鼻咽頭や鼻腔，咽頭を
　ぬぐった綿棒を浸し，綿球を押さえ
　ながら回転させて，検体液をしぼる。

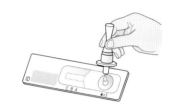

②検体抽出液を検体添加部に滴下する。
　5分ほど静置すると判定結果が出る。

c. 検査手順

◉**図 8-8　インフルエンザ迅速診断キット**
（写真提供：〔a・b〕アボット ダイアグノスティクス メディカル株式会社）
イムノクロマトグラフィーの原理を用いて検体を検出する。緑色(C)のラインに加え，赤
色(A)または青色(B)いずれかのラインが浮き出れば陽性と判定する。

ル，ニルマトレルビル / リトナビル，エンシトレルビルがあり，免疫抑制薬
としてデキサメタゾンなど，抗体薬としてソトロビマブなどが使用される。

　ワクチンは感染や重症化の予防効果が期待でき，とくに mRNA ワクチン
が高い効果を示し，国内でも最も多い人で 7 回目まで接種が行われている。
ただし，ワクチン接種後であっても感染してしまうことがある(ブレイクス
ルー感染)。

　なお，新型コロナウイルスに感染しても無症状のまま経過する場合もある。
また，発熱はみとめず，鼻水や咽頭部の不快感など軽度のかぜ症状だけの場
合もあり，本人が自覚しないまま感染源となっている可能性も否定できない。

　さらに，症状軽快後，あるいは無症状であっても後遺症を伴うことがあり，
味覚・嗅覚障害，倦怠感や息切れ，思考力や集中力の低下，身体の痛みなど
が数か月から 1 年以上継続する例がある。

●**ノロウイルス**　ノロウイルス *Norovirus*(ノーウォークウイルス)は食中毒
の最も多い原因となっており，さらに院内においても，患者だけでなく医療
スタッフも含めたアウトブレイクをおこしうる。嘔吐・下痢(水様便)・腹痛
を訴え，発熱を伴うこともある。現在では PCR 法や抗原検出キットによる
検査が可能となっている。

●**ヘルペスウイルス科**　ヒトヘルペスウイルス *Human herpesvirus* のうち，

主要なものをあげる。

　単純ヘルペスウイルスは，おもに口や手指などの上半身に，疼痛を伴う水疱性の病変をみとめる1型(herpes simplex virus 1〔HSV-1〕)と，性器などの下半身に感染する2型(HSV-2)に分類される。ウイルスの直接的な検査は通常行わず，診断は臨床所見をもとに行われる。

　水痘-帯状疱疹ウイルスは，初感染の場合は水痘を発症し，その後，神経節に潜伏感染していたウイルスが宿主の免疫能の低下に伴って増殖し，帯状疱疹をおこす。診断は皮膚所見のほか，血清抗体価の上昇によって判定する。

　サイトメガロウイルスは，おもに小児期に不顕性感染をおこす。思春期に初感染をおこすと伝染性単核症を発症し，発熱や全身のリンパ節腫脹，肝脾腫などを伴う。潜伏感染していたウイルスは患者が免疫不全状態に陥ると増殖し，肺炎や肝炎，腸炎などをおこすことがある。また，母親から胎児に胎盤を通じて感染すると，肝脾腫・小頭症・脳内石灰化などの**先天性巨細胞封入体病**を発症する。検査はPCR法による遺伝子を検出する。

● **麻疹ウイルス**　麻疹ウイルス *Measles virus* はおもに小児期に感染し，発熱や結膜充血，コプリック斑，全身性の発疹を生じる麻疹を発症させる。まれに遅発性感染症として**亜急性硬化性全脳炎**を発症することがある。診断は臨床所見をもとに行われる場合も多いが，血清診断やPCR法による遺伝子の検出が行われている。

● **風疹ウイルス**　風疹ウイルス *Rubella virus* は風疹の原因ウイルスであり，発疹や頸部・耳介後部のリンパ節腫脹を伴う。妊婦が初感染をおこすと，経胎盤感染によって胎児に**先天性風疹症候群**を引きおこす。風疹の診断には，抗体価の上昇の確認や，PCR法による遺伝子の検出が行われる。

● **ムンプスウイルス**　ムンプスウイルス *Mumps virus* は流行性耳下腺炎(いわゆるおたふくかぜ)をおこす。発熱や有痛性の耳下腺の腫大をみとめ，合併症としては無菌性髄膜炎や睾丸炎，膵炎などがある。診断は臨床症状や抗体価の上昇をもとに行われる。

● **肝炎ウイルス**　肝炎ウイルスにはA・B・C・D・E型があり，それぞれ感染経路や臨床経過は異なっている(◯表8-19)。肝炎ウイルスのなかでは，

◯表8-19　肝炎ウイルスの分類と特徴

種類	感染経路	臨床経過	おもな検査項目	備考
A型肝炎ウイルス	経口感染	急性感染	HA-IgM抗体	二枚貝の生食や，感染者の便を介する
B型肝炎ウイルス	血液媒介感染，性行為感染	急性感染，持続性感染	HBs抗原，HBs抗体，HBe抗原，HBe抗体，HBV-DNA	針刺し事故による感染がおこりうる
C型肝炎ウイルス	血液媒介感染	急性感染，持続性感染	HCV抗体，HCV-RNA	
D型肝炎ウイルス	血液媒介感染	急性感染，持続性感染	HDV抗体，HDV-PCR	B型肝炎患者に重感染する
E型肝炎ウイルス	経口感染	急性感染	HEV抗体，HEV-PCR	イノシシ肉などの摂取で経口的に感染する

無症候性キャリアを含めた持続性感染が存在する B 型と C 型が臨床的に重要である。慢性肝炎に加えて肝硬変や肝がんに進展する可能性があることなどから，血清 AST や ALT などによる肝機能の観察や，腹部エコーなどによる精査を行う。

　ウイルスの状態については，血液中のウイルス量を HBV-DNA 定量や HCV-RNA 定量を測定して評価する。C 型肝炎に対しては抗ウイルス薬による治療が可能となっている。

●ヒト免疫不全ウイルス　ヒト免疫不全ウイルス *Human immunodeficiency virus*(**HIV**)は，おもに性行為によって伝播するが，母子感染や薬物使用，過去には凝固因子製剤による感染もみとめられた。

　HIV 感染の診断にはスクリーニング検査(血清 HIV 抗体の ELISA 法など)と確認検査(血清 HIV 抗体のウエスタンブロット法，PCR 法による遺伝子検出など)が用いられる。血中 HIV-RNA ウイルス量によって HIV 感染の状態が評価される。CD4 陽性 T 細胞数は患者の免疫能を反映する。

●アデノウイルス科　アデノウイルス *Adenoviridae* 科のウイルスは，急性熱性咽頭炎や咽頭結膜熱，流行性角結膜炎，肺炎，急性出血性膀胱炎，小児下痢症などの疾患を引きおこす。各疾患をおこしやすいウイルスの型が異なっている(○表 8-20)。

　乳幼児下痢症・咽頭結膜熱・流行性角結膜炎の診断には，それぞれ便・咽頭ぬぐい液・角結膜ぬぐい液を用いて，アデノウイルス抗原を検出する方法が一般的である。さらに必要に応じて抗体価の検査が行われる場合がある。

●RS ウイルス　RS ウイルス *Human respiratory syncytial virus*(**RSV**)は，おもに乳幼児に急性細気管支炎をおこすが，さらに上気道炎などの原因にもなりうる。また，高齢者でも下気道感染をおこし，免疫不全患者の場合は重症化しやすい。診断には鼻腔ぬぐい液，鼻腔吸引液，咽頭ぬぐい液などを用いた抗原検出が可能である。

●ロタウイルス　ロタウイルス *Rotavirus* はおもに冬季に乳幼児を中心に胃腸炎をおこす。水様白色便を頻回にみとめるため，白色便性下痢症，仮性小児コレラとよばれることもある。診断には便を用いて，便中ロタウイルス抗原を検出する。

○表 8-20　アデノウイルス感染症の分類と診断法

疾患	おもな患者	おもなタイプ	おもな診断法
急性熱性咽頭炎	乳幼児	1，2，3，5，6 型	咽頭ぬぐい液の抗原検出
咽頭結膜熱	小児	3，4，7 型	咽頭ぬぐい液の抗原検出
肺炎	乳幼児	3，4，7，21 型	血清抗体価
流行性角結膜炎	全年齢	8，19，37 型	角結膜ぬぐい液の抗原検出
肝炎	肝移植後	1，2，5 型	血清抗体価
急性出血性膀胱炎	幼児	2，11，21 型	血清抗体価
小児下痢症	乳幼児	31，40，41 型	便中抗原検出

▶表 8-21　STS 法と TP 抗原法の結果に基づく梅毒の判定

STS 法	TP 抗原法	判定
陰性	陰性	非感染
陰性	陽性	治療後の梅毒
陽性	陰性	梅毒の初期，生物学的偽陽性（BFP）
陽性	陽性	未治療の梅毒，非治癒症例

7　スピロヘータ

　スピロヘータは細長いらせん状の形態を有する細菌であり，トレポネーマ Treponema 属，ボレリア Borrelia 属，およびレプトスピラ Leptospira 属が含まれる。ボレリア属はライム病，レプトスピラ属はワイル病の原因となる。

●**梅毒トレポネーマ**　梅毒トレポネーマ Treponema pallidum（**TP**）は梅毒の原因となり，性行為によって伝播する。国内では 2013 年頃より梅毒患者の増加傾向がみとめられ，患者の増加に歯止めがかからない状況である。明確な原因は不明であるが，男性は 20〜40 歳代に多く，女性は 20 歳代をピークに患者が増加している。梅毒に感染している母親から胎盤を通じて胎児が先天梅毒をおこすこともある。人工的に培養することが困難であるため，診断には病巣部位の検体をパーカー–インク法，あるいは間接蛍光抗体法（IFA❶）を用いて鏡検する。さらに血清学的な診断法として，**梅毒血清反応**❷serologic test for syphilis（**STS**）が用いられる。**TP 抗原法**は梅毒トレポネーマを抗原として用いる検査法であり特異性にすぐれるが，治療後も陽性が続き，治療効果の判定には使うことができない（▶表 8-21）。

8　リケッチア

　リケッチア Rickettsia はグラム陰性の球桿菌様の形態を示す細菌で，発疹チフスやロッキー山紅斑熱，日本紅斑熱，ツツガムシ病などの原因となる。山間部などでダニやツツガムシなどの昆虫に媒介されて感染する機会が多く，発疹や発熱をみとめる。

　診断は問診や刺し口などの所見を参考にし，検査には血清診断や PCR 法などが用いられる。

9　寄生虫

1　原虫

●**マラリア原虫**　マラリア原虫（プラスモジウム Plasmodium 属）は，ハマダラカによって媒介される。アフリカなどの熱帯，亜熱帯地域で流行している

NOTE

❶ IFA
　indirect fluorescent antibody technique の略。

❷ 梅毒血清反応
　TP そのものではなく，血液中のリン脂質であるカルジオリピンに対する抗体を調べる。梅毒でない場合にも陽性になることがあり，生物学的偽陽性 biological false positive reaction（BFP）とよばれる。

が，国内では渡航者が感染する。診断には血液塗抹標本の鏡検が行われ，抗原検出キットも利用可能である。

● **赤痢アメーバ**　赤痢アメーバ *Entamoeba histolytica* は，アメーバ赤痢および肝膿瘍をおこす。診断には糞便あるいは肝膿瘍の穿刺液を鏡検し，アメーバ原虫を確認するか，または血清診断が行われる。本疾患は男性同性愛者間で広がりやすい傾向にあるため，HIV 感染の有無を確認する必要がある。

● **ランブル鞭毛虫**　ランブル鞭毛虫 *Giardia lamblia* は，糞口感染によって十二指腸から小腸上部に定着する。無症状の保菌者も多いが，発症すると頻回の下痢を訴える。診断は患者の便あるいは十二指腸液などを鏡検し，原虫を確認する。

● **腟トリコモナス**　腟トリコモナス *Trichomonas vaginalis* は，おもに性行為によって伝播し，女性では腟炎・子宮頸管炎・尿道炎，男性では尿道炎の原因となる。診断は綿棒などで腟粘膜を採取し，鏡検して原虫を確認する。

● **トキソプラズマ**　トキソプラズマ-ゴンディイ *Toxoplasma gondii* は，食肉などの摂取で感染し，感染した母体からの先天性感染もおこる。健康人は無症状のまま終わる場合が多いが，免疫不全患者では中枢神経系障害や肺炎，心筋炎などの重症な感染症をおこすことがある。診断はおもにトキソプラズマ抗体価の測定によって行われる。

2 蠕虫

ヒトに寄生する蠕虫はおもに条虫類，吸虫類，線虫類に分けられる（◉表8-22）。

● **条虫類**　条虫類は，魚類や牛肉，豚肉などの摂取で感染する。成虫は腸管に生息し，腹部不快感・腹痛・下痢などの症状を訴え，幼虫が臓器に侵入すると移動性の皮下結節などをおこす。

◉表 8-22　ヒトに寄生するおもな蠕虫

条虫類	日本海裂頭条虫 *Diphyllobothrium nihonkaiense* 大複殖門条虫 *Diplogonoporus grandis* 無鉤条虫 *Taenia saginata* 有鉤条虫 *Taenia solium* エキノコックス *Echinococcosis* 属
吸虫類	日本住血吸虫 *Schistosoma japonicum* ウェステルマン肺吸虫 *Paragonimus westermani* 肝蛭 *Fasciola hepatica* 横川吸虫 *Metagonimus yokogawai* 肝吸虫 *Clonorchis sinensis*
線虫類	回虫 *Ascaris lumbricoides* 蟯虫 *Enterobius vermicularis* 糞線虫 *Strongyloides stercoralis* 鉤虫 *hookworms* アニサキス *Anisakis* spp.

　診断には検便による虫卵や虫体の確認を行う。さらに，エキノコックス属は北海道で流行がみられ，キツネなどを終宿主とし，ヒトではおもに肝臓に寄生して腫瘍性病変を形成する。

● **吸虫類**　吸虫類は，魚類や甲殻類などの摂取によって感染することが多い。肝臓に感染すると肝炎や肝硬変をおこし，呼吸器に感染すると咳・痰・胸痛を伴って気胸などをおこす。診断は糞便などに含まれる虫卵の確認によって行われる。

● **線虫類**　線虫類は，おもにヒトの腸管に寄生し，腹痛や腹部不快感などを伴う。線虫の一種である蟯虫は肛門周囲の瘙痒感などをみとめる。診断には，検便などによる虫卵の検出が有用である。

⑩　プリオン

　プリオンは異常構造を有するタンパク質であり，中枢神経系に蓄積して神経細胞を破壊し，プリオン病の原因となる。**クロイツフェルト-ヤコブ病** Creutzfeldt-Jakob disease（**CJD**）が代表的であり，認知症様症状が進行し，発症後1~2年で死亡する。

　CJD の診断はおもに臨床症状と検査所見を組み合わせて行われる。脳波による周期性同期性放電（◎ 307ページ），MRI の異常所見，髄液中の 14-3-3 タンパク質の検出や神経特異性エノラーゼ neuron-specific enolase（NSE）の上昇などが参考となる。

第 **9** 章

病理学的検査

● **病理学的検査とは**　**病理学的検査（病理検査）**は，患者から採取した臓器・組織や，尿，喀痰（かくたん），体腔内貯留液（胸水・腹水など）などの中に含まれる細胞の標本を作製し，適切な染色を行って形態学的な診断を行うための検査である。診断には，顕微鏡による組織学的な細胞の観察（鏡検）に加えて，最新の分子生物学的な手法を用いることにより，医科学の進歩に対応した情報も取り入れられている。

　病理検査では，おもに①**細胞診**，②**病理組織検査**，③**剖検**が行われる。とくに腫瘍の診療においては，早期発見と良性・悪性の判断が非常に重要であり，いずれも診断・治療・病態の把握に欠かすことができない。なかでも病理組織検査は，ほかの検査成績のように臨床診断を補完するものではなく，病理医が最終診断として診断を確定するためのきわめて重要な検査である❶（●図9-1）。

□ NOTE
❶診断と病理検査
　診断とは，検査所見や問診などをもとに病名を確定あるいは病態を判断することであるが，病理検査，とくに病理組織検査においては，検査結果がそのまま診断に直結することが多いので，診断と検査とが同じ意味合いで用いられることがある。

A　細胞診

● **細胞診とは**　組織や排泄物・体腔液などから採取した細胞を顕微鏡で観察して，その形状などから診断を行う検査法を**細胞診（細胞診検査）**という。細胞診は，後述する病理組織検査に比べて，生体の一部を切除することなく，比較的侵襲の少ない材料採取が可能なことも多い。そのため，がんの集団検診やスクリーニング検査，治療の効果判定と経過観察などに用いられる。

　細胞診は，検体の採取方法により次の3種類に分けられる。

　①**剝離（はくり）ないし擦過（さっか）細胞診**　胸水・腹水・脳脊髄液（髄液）などに含まれる細胞や，気管支・膀胱・腟などから体液へ脱落した細胞，もしくはブラシなどでこすり取った細胞を検体とする。

　②**穿刺吸引細胞診**　穿刺針（せんししん）を用いて乳腺・甲状腺・リンパ節などの深部の組織を採取し，そこに含まれる細胞を対象とする。

　③**スタンプ（捺印（なついん））細胞診**　生検・手術などで採取された組織片を用いる。

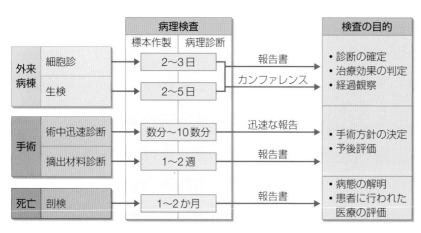

●図9-1　病理検査の流れとその意義

● **検査の方法**　細胞診では，スライドガラスに細胞を塗抹・固定・染色して**標本❶**がつくられ，細胞検査士がスクリーニングを行う。異常な細胞や悪性を疑われる細胞が存在するときには，病理医（細胞診指導医）の確認を受けたのち，結果が報告される。

　比較的短時間で検査結果を報告できるのも細胞診検査の長所の1つである。ただし，病理組織検査に比べて得られる情報量は限られており，確定診断をつけるためには細胞だけではなく，組織の採取が必要なことも少なくない。

● **検査の意義と目的**　細胞診の検体材料は，病変局所から採取されるものだけに限らない。肺からの喀痰や子宮頸部材料，子宮内容物，尿，体腔液など，さまざまなものを検体とすることが可能であり，おもに身体の広い範囲からの腫瘍細胞の発見に威力を発揮する（◉表9-1）。

　たとえば，腹腔内にがん（腫瘍）があるかどうかを調べたいとしよう。これを病理組織検査で調べる場合は，どこにあるのかがわかりにくい病変部位そのものを適切に採取しなければならない。

　しかし，このとき腹水を細胞診で調べれば，たとえ個々の病巣の位置がわからなくても，腹腔内にがん病巣があるかどうかを反映した全体的情報を得ることができる。そのため細胞診は，がんの集団検診や転移の有無の診断などに用いられるほか，治療効果や再発の判定にも用いられる。

　このように細胞診は，比較的広い範囲に存在する可能性のある腫瘍細胞を，全体として検索できる。もちろん，細胞診で悪性細胞が見つからないからといって腫瘍の可能性を否定することはできないが，病理組織検査のような局所の病変を確定診断する検査とは違った意義と目的がある。

● **検体の採取と標本の作製**　組織から**細胞診ブラシ**や綿棒・綿球などで擦

NOTE
❶標本
　検体に一定の処置を施し，観察しやすくしたもの。病理検査では鏡検を行うため，固定した組織や細胞をスライドガラスの上に接着させて伸展させる。

◉表9-1　おもな部位の細胞診検体採取方法と診断的意義

	おもな検体採取方法	診断的意義
呼吸器	・喀痰採取 ・気管支鏡下擦過法 ・穿刺吸引法	診断率は低いが，反復検査に有用 選択的に採取でき，早期診断が可能 末梢性肺がんの診断に有用
腟・子宮	・外子宮口・子宮頸管粘膜の擦過 ・自己洗浄採取法 ・子宮内膜洗浄吸引法 ・子宮内膜ブラシ擦過法	子宮頸がんの診断に有用 診断率は低いが，集団検診に有用 子宮体がんの診断に有用 子宮体がんの診断に有用
乳腺	・乳頭分泌物塗抹法 ・穿刺吸引法	太い乳管由来のがんの診断に有用 乳がん全体の診断に非常に有効
泌尿器	・自然排尿採取 ・膀胱洗浄液採取	腎・尿管・膀胱がんの診断に有用 膀胱がんの診断に有用
胸水・腹水・脳脊髄液	・穿刺による体液採取	炎症やがんの転移などの診断に有用
リンパ節	・スタンプ(捺印)法 ・穿刺吸引法	悪性リンパ腫やがんの転移の診断に有用 悪性リンパ腫やがんの転移の診断に有用
皮膚・皮下組織	・病巣擦過法 ・穿刺吸引法	皮膚がんや感染症などの診断に有用 皮下腫瘍の診断に有用

過した材料は，スライドガラス上に塗抹する(◐図9-2)。また，手術で採取された組織そのものをスライドガラス上に触れさせて，スタンプ細胞診をすることもある。

　細胞成分が希薄(きはく)な液状材料(尿・胸水・腹水・髄液など)は，約1,000回転/分で5分間遠心して，沈渣(ちんさ)を塗抹する(遠沈(えんちん)後に引きガラス法を用いる)。

　一方，粘稠性のある液は直接スライドガラスに塗抹する(直接塗抹法)。喀痰は，雑菌や唾液などの混入を避けるために，被検者によくうがいをさせてから採取することが望ましい。その後，病変細胞が疑わしい部分を塗抹する

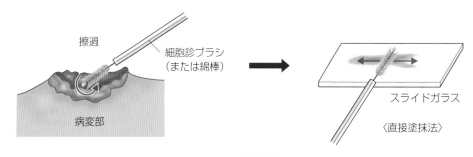

a. 擦過細胞診

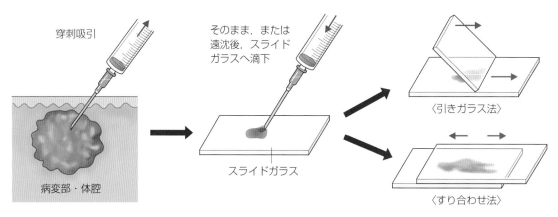

b. 穿刺吸引細胞診

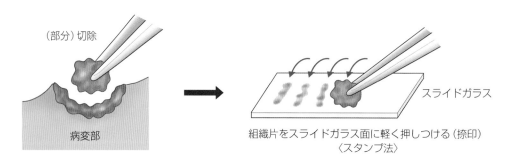

c. スタンプ(捺印)細胞診

◐**図9-2　細胞診の検体採取と標本作製のイメージ**

か，あるいは小塊を2枚のスライドガラスにはさんで反対方向に引き離すようにのばす(すり合わせ法)。

● 固定・染色法　検体となる組織や細胞を，自己融解や腐敗をしないように，薬品を用いてタンパク質を安定化させる作業を固定という。塗抹した標本は乾燥しないうちに固定する。固定液には，95％アルコール‐エーテル等量混合液が最も広く利用されている。

鏡検を容易にするため，生物の組織や細胞などを特殊な色素で着色することを染色という。塗抹標本の染色法としては，パパニコロウ Papanicolaou 染色が広く用いられている。しかし，材料によっては，ギムザ Giemsa 染色，HE(ヘマトキシリン‐エオジン hematoxylin-eosin)染色，PAS(過ヨウ素酸シッフ periodic acid-Schiff)染色，アルシャン Alcian blue 青染色，免疫細胞化学染色なども用いられるため，おのおのの染色法に適した固定をする必要がある。

● 評価　採取された材料に含まれる細胞が悪性腫瘍に由来する細胞かどうかについて，5段階の評価(パパニコロウ分類)を行う(○表9-2)。

具体的には，細胞どうしの結合性，細胞質の性状，核と細胞質の大きさの比率，核のクロマチンの密度などを観察し，それらから総合的に細胞の異型性(悪性度の指標)を判定する(○図9-3)。異型性については，正常細胞(クラス Class Ⅰ)から悪性細胞(クラス Class Ⅴ)まで，段階的な判定を行う。

また悪性度のほかにも，判定を行う途中で，背景となる細胞に炎症や感染性の変化があるかどうかなどの情報が得られることが多いため，コメントがつけられる。なお，子宮頸部細胞診などでは近年，従来のクラス分類とは異なるベセスダ Bethesda システムが用いられるようになっている(○265ページ，plus)。

● 注意事項と看護のポイント　細胞診検査では，どのように材料を理解し，処理するかが非常に重要である。検体が正しく採取されていない場合はもちろんであるが，その後の固定が適切な時間に行われなかったような場合には，細胞が変性してしまって正確な診断ができない。しかも，細胞診の材料は，保存がきかず，やり直しがきかないことが多い。

したがって，固定以前の採取・運搬においては，乾燥に代表される細胞の変性を防ぐなどの注意が必要である。検査の補助にあたり，十分に目的にかなう適切な標本をつくることの重要性を理解しておかなければならない。

○表9-2　細胞診のパパニコロウ分類

Class 分類	判定内容
Class Ⅰ	異型細胞がみとめられない(陰性)
Class Ⅱ	異型細胞がみとめられるが悪性の疑いはない(陰性)
Class Ⅲ*	悪性の疑いのある異型細胞がみとめられるが悪性と判定できない(疑陽性)
Class Ⅳ	悪性の疑いがきわめて濃厚な異型細胞がみとめられる(陽性)
Class Ⅴ	悪性と断定できる高度の異型細胞がみとめられる(陽性)

* Class Ⅲのなかで，良性域に近い疑陽性を Class Ⅲa，悪性域に近い疑陽性を Class Ⅲb と，さらに詳しく分けて判定内容を記載することもある。Class Ⅲの場合には，臨床医に対して慎重に経過観察することをすすめ，とくに Class Ⅲb の場合には，1回の検査に終わらず，再度の検査を繰り返す必要性を強調することが求められる。

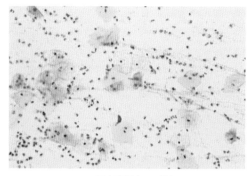

a.　子宮頸部（200倍）

正常な重層扁平上皮（ClassⅠ）。小型の細胞は炎症細
胞。

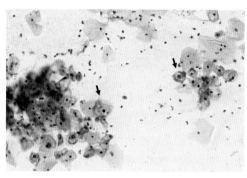

b.　子宮頸部（200倍）

重層扁平上皮にみとめられたClassⅢのコイロサイ
トーシス（空胞細胞症）。正常上皮と炎症細胞にま
じって，やや大型の核をもつ細胞（矢印）がみられる。

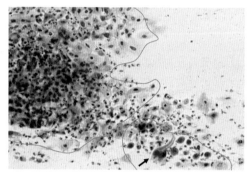

c.　子宮頸部（200倍）

扁平上皮がん（ClassⅤ）を囲いで示した。大型の細胞
や，奇異な形をした異型細胞（矢印），角化を伴うオ
レンジ色の異型細胞などがみられる。

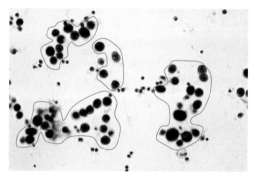

d.　胸水（400倍）

肺の小細胞がん（ClassⅤ）を囲いで示した。小型の炎
症細胞と核/細胞質比の高い異型細胞がみられる。

◉**図9-3　代表的な細胞診の像**

B　病理組織検査

● **病理組織検査とは**　被検者から採取された組織標本の形状などを，顕微
鏡を用いて観察することで異常を調べる検査法を**病理組織検査**という。この
検査に基づいて，病理組織診断が行われる。

　病理組織検査には，病変のごく一部を採取して検査する①**生検**（バイオプ
シー），手術中に病変組織のすみやかな診断を行う②**術中迅速診断**，また手
術で摘出した臓器・組織を検査する③**手術摘出材料診断**がある。

　前項の細胞診は，おもに悪性細胞の有無の判定が目的であるが，病理組織
検査では組織全体の構築を含めた所見と細胞所見を総合して，感染症・炎症
性疾患・変性疾患・増殖性疾患・腫瘍など，あらゆる種類の疾患の確定診断
を行う。

　腫瘍は同じ部位に発生したものでも，細胞の分化度や組織構築によって，
治療方針や予後が異なる。病理組織検査は，腫瘍の細かな**組織型**を決定する

ことによって，治療方針の決定や変更に必須の情報を提供する。また，腫瘍はどの程度広がっているのか，摘出された材料中の断端に腫瘍細胞が露出しているのか，血管やリンパ管などへの侵襲はあるのかなど，臨床的な対応を決定するうえで非常に重要な事項についても判定を行う。

● **標本の作製**　病理組織検査の標本づくりは次のような工程で行われる(◉図9-4)。まず，検体となる臓器や病変部位(手術による摘出材料や生検材料など)を**固定**したあと，手術検体などの大きな材料に対しては必要な所見を得るために重要な部位を見きわめて，小片を採取する**切り出し**が行われる。病理組織検査では一般的に，まずホルマリンを用いて検体全体を固定し，そのあと必要な部位をふさわしい大きさに切り出す作業を行う。

　固定・切り出しを行った検体はアルコール，キシレンなどで脱水したあと，透明な蠟(ろう)状のパラフィン❶を浸透させてから，パラフィンに埋めて固め(**包埋**(まい))，ブロック状にする。それをミクロトーム❷を使って約4μmの厚さに**薄切**(はくせつ)し，切片を作製する(◉図9-5)。切片はスライドガラス上で伸展されたのち，細胞を観察しやすくするために**染色**される(◉図9-6)。染色方法はHE染色を基本とし，必要に応じてさまざまな特殊染色を追加する。

NOTE
❶**パラフィン**
　融点の低い，蠟状の有機化合物。組織片をパラフィンで埋め固めることによって，全体を硬化させて薄く切ることを可能にする。
❷**ミクロトーム**
　大工道具の「かんな」のように，鋭い刃を用いて，鏡検する試料をきわめて薄く，均一に切り出すための機械。

1 生検(バイオプシー)

● **生検とは**　なんらかの疾患が疑われる被験者から，病変部位の組織を少

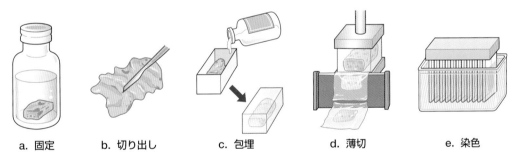

a. 固定　　b. 切り出し　　c. 包埋　　d. 薄切　　e. 染色

◉**図9-4　標本の作製工程**

plus	ベセスダシステム

　ヒトパピローマウイルス *Human papillomavirus* (HPV)が子宮頸がんの原因となりうることは，すでによく知られている。そのためワクチンの接種が行われているが，近年HPV感染の有無を重視した細胞診の報告様式として，ベセスダシステムが用いられるようになった。
　子宮頸部以外でも，乳腺などの領域では，推定病変を意識した細胞診の分類として国際的に普及しているベセスダシステムを用いる施設が増えている。この様式は，従来のClass分類と比べ，専門家によるコメント・提案などの記述的判定と，標本の適否に関する評価を取り入れた点などで異なっている。

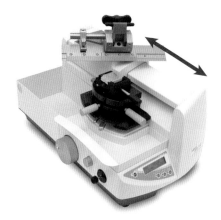

a. 滑走式

←→は滑走方向を示す。滑走式では左手でブロック固定台の高さを少しずつかえる操作を行い，ミクロトームの刃を固定している器具を右手で前後にスライドさせることで組織片を薄く切る。

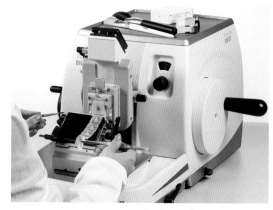

b. 回転式

回転式ではミクロトームの刃が垂直に固定されていて，右側にあるハンドルを回して，ブロック固定台を上下運動させることで薄切する。

▶図9-5　ミクロトーム

（写真提供：〔a〕大和光機工業株式会社，〔b〕ライカバイオシステムズ）

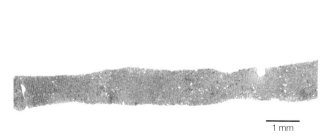

1 mm

a. 肝の針生検材料

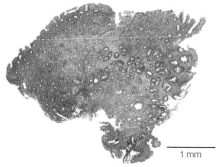

1 mm

b. 胃粘膜の内視鏡的パンチ生検材料

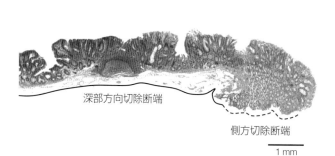

深部方向切除断端

側方切除断端

1 mm

c. 小腸粘膜の内視鏡的粘膜切除術（EMR）材料

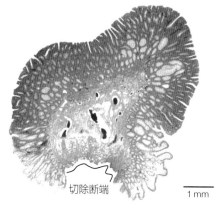

切除断端

1 mm

d. 結腸のポリペクトミー材料

▶図9-6　染色された生検材料の組織像

量採取して病理組織標本を作製し，顕微鏡観察（鏡検）を行って異常を調べる検査を**生検**（バイオプシー）という。穿刺針や内視鏡による生検，試験的切除生検などがある。

● **検査の意義**　生検は，病変が疑われる組織そのものを観察する。多くの疾患の確定診断を下すうえで，非常に重要な検査である。被験者に対する侵襲をできるだけ少なくし，かつ最大限の情報が得られるように，さまざまな工夫がなされている。

　検査前の準備
- **必要な器具・薬剤**　消毒トレイ・消毒薬，滅菌シーツ・滅菌ガーゼ，局所麻酔用注射器・薬剤，生検針，パンチ（生検鉗子：組織片をつまみ取るための道具），メス，はさみ，ホルマリン入り標本容器，止血剤・縫合セット，点滴・輸液セット，救急セット
- **患者について**　ほかの検査に比べ，不安や苦痛を伴うことが多いため，検査の目的・方法と内容，予測される結果などを十分に説明し，協力が得られるようにする。消化管の生検などでは，あらかじめ食事制限が必要となる場合もある。

● **検査の方法**
　①**穿刺針による生検（針生検）**　針生検は，おもに実質臓器（肝・腎・骨髄・甲状腺・前立腺・各種腫瘍など）の病変部位に生検針を刺し，組織の一部分を針の中に採取してくるものである（●図9-6-a）。大血管を傷つけるおそれのあるときは，超音波監視下に針を誘導して慎重に採取する。

　②**内視鏡的パンチ生検**　消化管・女性生殖器・呼吸器系などで用いられる。基本的に内視鏡で病変部位を確認しながら，鉗子で組織を採取する（●図9-6-b）。そのため，病変部位を採取することが比較的容易で，出血などの合併症も確認でき対処しやすい。

　③**試験的切除（一般）生検**　皮膚・皮下腫瘍・軟部腫瘍・筋組織・リンパ節・肺・肝臓・各種腫瘍など，表在性の病変に対して行われる。メスで病変部位を切り開き，組織を切除して検査する。

　④**その他**　早期の小さな病変に対しては**内視鏡的粘膜切除術** endoscopic mucosal resection（**EMR**），**内視鏡的粘膜下層（切開）剝離術** endoscopic submucosal dissection（**ESD**）などの内視鏡を用いる方法や，**ポリペクトミー（ポリープ切除術）**のように治療的な意味を含めた病変部位全体の摘出も行われる（●図9-6-c, dおよび337ページ）。

● **注意事項と看護のポイント**　生検は非常に重要かつ有意義な検査であるが，採取する組織が比較的少量であるため，病変を的確に反映している部位から材料を採取しないと，正確な診断をつけることはできない。生検の補助を行う際には，とどこおりなく的確に病変部の組織が採取できるように準備をしておく。

　また材料は，採取されたらすぐに**固定液**（10〜20％中性緩衝ホルマリンが望ましい）に入れて病理検査室に提出する。長時間生理食塩水に浸していたり，乾燥させたりすると，よい標本を作製することができず，診断すること

もできなくなる。

2　術中迅速診断（ゲフリール）検査

● **術中迅速診断検査とは**　手術に際して，病変部位や切除された組織などから小片を採取し，そこからすぐに**凍結標本**を作製して病理組織診断に供する検査を，**術中迅速診断（ゲフリール）検査**という（●図9-7）。

　凍結標本は，通常のように組織を固定して作製する永久標本と比較して，きれいな標本を作製することがむずかしい。そのため診断の確定性ではやや劣るが，数分で標本作製が可能であり，迅速性という点では格段にすぐれた

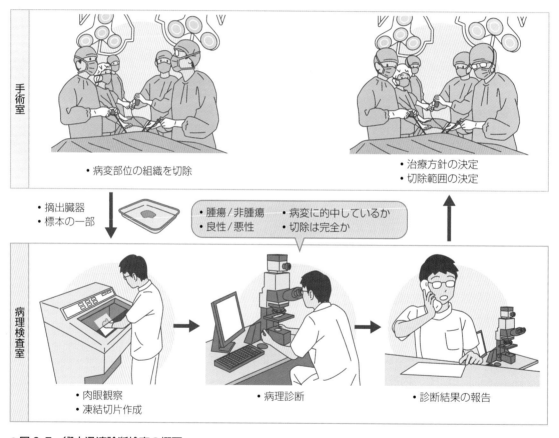

●図9-7　術中迅速診断検査の概要

手術室
・病変部位の組織を切除
・治療方針の決定
・切除範囲の決定

・摘出臓器
・標本の一部

・腫瘍/非腫瘍　・病変に的中しているか
・良性/悪性　　・切除は完全か

病理検査室
・肉眼観察
・凍結切片作成
・病理診断
・診断結果の報告

plus	電子顕微鏡診断

　腎生検やまれな腫瘍などの診断の際に，電子顕微鏡による観察を行って診断をすることもある。電子顕微鏡標本の材料は，試料を1mm角くらいに細切し，冷2〜4%グルタルアルデヒド液で固定する。固定液に入れた材料は，病理検査室に早めに送るようにする。

検査法である。

●**検査の意義**　術中迅速診断検査は，手術中に摘出しようとしている組織が確かに病変部位であるか，また切除範囲が適切であるか，腫瘍の転移があるかなどを知る目的で用いられることが多い。そのほか，病変が身体の深部にあるなど，術前に病変の生検を行うことができなかった場合に，病変が腫瘍であるかどうか，腫瘍が良性であるか悪性であるかの判定にも用いることができる。

　たとえば，乳腺の腫瘍（しゅりゅう）を切除し，術中迅速診断検査を行った結果によって，悪性腫瘍であることがわかれば，そのまま続けて乳腺切除やリンパ節郭（かく）清（せい）を行い，良性病変であることがわかれば，腫瘍の切除のみで手術を終了するといった選択が可能となる。

　また，胆道の悪性腫瘍の手術などでは，切除された断端に腫瘍細胞があれば，追加切除と術中迅速診断検査を繰り返して行い，断端から腫瘍細胞が検出されなくなるまで，すなわち腫瘍が取りきれるまで切除するように努力することができる。

　このように迅速診断検査の結果は，手術方針の決定上，非常に重要なことが多い。そのため，術中迅速診断検査の結果は手術室にすぐに報告され，術式の決定や予後判定などにおける重要な情報として役だてられる。不要な手術や腫瘍の再発を防ぐことは，手術回数や入院日数を減らすことにつながる。

●**検査の方法**　手術中，病変部位の組織小片を切除し，検体をただちに病理検査室へ届ける。

　病理検査室では，組織片をスライドガラスに入る大きさの金属あるいはプラスチック製の容器（包埋皿（ほうまいざら））に入れて，コンパウンドといわれる糊（のり）状の液体を注ぎ，さらに液体窒素などを用いて急速に凍結させる。コンパウンドとともに凍った組織を，クライオスタットとよばれる冷却装置を用いて低温（−10℃〜−30℃程度）にしたうえで薄切する。薄切した標本はHE染色され，鏡検によって病理医が診断を行う。

　通常10分程度で結果が手術室に伝えられ，外科医はその情報をもとに手術方針を決める。

●**注意事項と看護のポイント**　検体は固定せずに，できるだけ早く病理検査室に提出する。この場合，生理食塩水にも入れない。検査室へは，どの部位から・どのように採取された検体かを伝える必要がある。また，生材料（生検体）を扱う際には，自分が病原体に感染しないように，感染防止に注意することも忘れてはならない。

3　手術摘出材料診断

●**手術摘出材料診断とは**　手術で摘出（臓器全体の切除や部分切除）された臓器は，まず表面から肉眼的な観察を行い，次に解剖刀（脳刀（のうとう））などで割（かつ）を入れて内部まで詳細に観察する（◯図9-8）。

　病理学的な肉眼診断を行ったあとは，組織学的診断や臨床的対応に必要な

情報を得るために**標本作製**を行う。適切な組織切片が作製できなければ，正確な情報が得られず，診断に役だてることはできない。正しい診断や適切な標本作製のためには，肉眼的な観察を詳細かつ的確に行い，重要な部位を見きわめて切り出しを行うことが必須である。

● **検査の意義**　手術がうまく行われたかどうか，追加治療の必要はあるか，患者の予後はどうかなどを判定するために，切除手術が行われた場合には必須の検査である。

● **検査の方法**　病理検査室では，摘出された臓器や組織から切り出しを行い，固定・包埋後，切片を薄切し，染色をしたのち**顕微鏡観察**（**鏡検**）を行う（ ◉図 9-9）。病理医は，手術で取り出された部位が適切に病変にあたっているか，病変の正確な診断はなにか，病変は取りきれているか，取り出した臓器から病変が外に波及していた可能性があるか（腫瘍であれば外方への浸潤がどの程度まで進んでいるか，切除断端に腫瘍がないか，転移やリンパ管・血管への侵襲の有無などが重要）などを判定し，臨床医へ報告する。

● **注意事項と看護のポイント**　摘出した検体は生(なま)の状態で写真を撮影したあと，**ホルマリン固定**をする。検体を生理食塩水につけたままで放置したり，乾燥させてしまったりすることがないように気をつける。

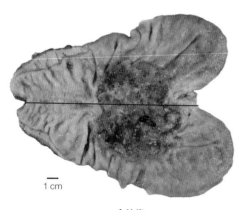

a. 全体像
割を入れた部位を実線で示した。

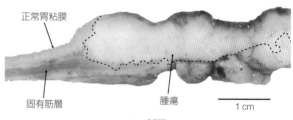

正常胃粘膜
固有筋層
腫瘍
1 cm

b. 割面
正常胃粘膜，固有筋層，および腫瘍のおおよその範囲を示した。

◉**図 9-8　手術摘出材料（胃）の肉眼像**

plus	**コンパニオン診断**

　分子標的薬などの最新の薬剤の効果や副作用を，薬剤投与前に予測する目的で行われる診断をコンパニオン診断という。コンパニオン診断には病理組織検査のために採取した組織材料を用いた病理組織診断，遺伝子診断や遺伝子発現検査，さらに血中および尿中のタンパク質や代謝物質などの検査，画像検査など，さまざまな検査を応用する研究が行われている。

C　剖検診断

● **病理解剖の位置づけ**　医学における死体解剖は大きく以下のように分けられる。

　1 系統解剖　人体の正常構造を学ぶことを目的に，解剖学などの教育研究のために行う解剖。

　2 病理解剖　病気で死亡した患者に対して，疾病の原因・本態，病名，治療効果判定の究明などのために行う解剖。

　3 司法解剖　犯罪との関連が疑われる死体について，刑事訴訟法に基づいて行う解剖。

　4 行政解剖　感染症・中毒・災害などによって死亡した疑いがある場合や，死亡の原因・経過の明らかでない場合に，死因を明らかにするため，主として監察医が行う解剖。

● **剖検とは**　これらのなかで，とくに病院内で死亡した患者などに対して，生前に確定診断がなされなかった病名・病態の解明，死因の究明，詳細な病態を含めた臨床的問題点の解決のために実施されるのが**病理解剖**である。病

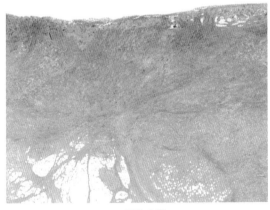 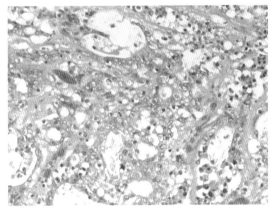

a. 弱拡大像　　　　　　　　　　　　　　　　b. 強拡大像

低倍率では腫瘍のおおよその浸潤範囲がわかる。　　　腫瘍の組織型は中分化ないし低分化腺がんである。

◎ **図 9-9　手術摘出材料（胃）の顕微鏡像**

plus	臨床病理検討会

　臨床病理検討会（CPC）は，臨床医を含めた医療チームと，病理診断を行う病理医が集まって，症例検討を行う会である。めずらしい症例や教育的な示唆に富む症例を対象にして，出席者が1つの症例から多くを学びとることを目的に，各医療施設で行われている。一方で，症例を呈示する臨床医は，ほかの多くの出席者からの意見を聞き，診断や治療方針が適切であったのか厳しい評価を受けることになる。

理解剖は**剖検**（オートプシー）ともよばれ，解剖を行って，肉眼的・組織学的・分子生物学的情報から課題を総合的に判定し，検討する。

● **剖検の実際**　死体の解剖および保存は，「**死体解剖保存法**」によって規定されている。一般に病院内での病理解剖は，遺族の承諾を得たうえで，剖検資格をもった剖検医（病理医）によって行われる。病理医は，患者の臨床担当医から臨床経過を詳細に聴取し，疑問点を聞いて，剖検で明らかにすべき点を整理する。明らかな病死と異なる場合には，警察による検死が必要になることもある。剖検は所定の解剖室で行われることが多い。

　剖検では，外表所見を十分に観察したうえで臓器を取り出す。肉眼的な所見を詳細に把握したのち，切り出しを行って組織標本を作製する。そして，数週から数か月の標本作製・検討期間を経て，最終診断としての剖検報告書が作成される。

　その後，臨床担当医との討論（臨床病理検討会 clinicopathological conference〔CPC〕）を通じてさらに詳細な検討が行われる。日本全国のほとんどの剖検データは「病理剖検 輯 報データベース」に登録されている。

● **その他の解剖**　冒頭で述べた4つの解剖のほかに今後，病院に入院していなかった患者の死亡事例，医療行為に関連して病院内で死亡した事例などについて，死因を究明することが社会的に求められる例が増加することが予想される。医学・医療の発展のため，病理医や法医学者，臨床専門医が協力して新しいシステムでの解剖も実施されている。

　近年では死体解剖を補助する死因究明手法として，CT あるいは MRI による死後画像（いわゆるオートプシーイメージング）を用いることも考慮されている。しかし，その有用性や意義，適用などについては，さらなる議論が必要である。

第 **10** 章

生体検査

● **生体検査とは**　検査機器を用いて，患者の身体を直接調べる検査を**生体検査**という。おもな検査として①生理機能検査，②画像検査，③内視鏡検査がある。これらは専門の医師のほか，**臨床検査技師や診療放射線技師**によって行われる。

● **本章で取り上げる検査**　本章では，おもな生理機能検査のほかに，画像検査のなかで，生理機能検査として位置づけられる超音波検査やMRIについても取り上げる。X線撮影やCTなどの放射線を用いた画像検査については，『系統看護学講座　別巻　臨床放射線医学』を参照されたい。また，臨床検査技師が業務としてかかわり，看護師が補助を行うことのある内視鏡検査についても本章で取り上げる。

● **看護師の役割**　生理機能検査は，患者に各種の検査機器を装着して生体情報を測定・記録する。一方，画像検査は体外から体内の様子を描出し，内視鏡検査は体内の様子を直接撮影するものである。これらは，患者が検査室におもむいて検査を受ける場合と，ベッドサイドに検査機器を持ち込んで実施する場合があり，いずれの場合も検査をスムーズに行うためには患者の協力が不可欠である。

　そのため看護師の果たす役割は大きく，検査の流れと患者の心理を理解して介助を行う必要がある。たとえば，病室から検査室への移動に車椅子やストレッチャーを用いることも多く，搬送の際の状態変化にも気を配らなければならない。とくに苦痛や危険を伴う検査の場合，不安の強い患者には声をかけて励ましたり，気をまぎらわせるような会話を心がけることも必要となる。

　また，緊急に行う生理機能検査などでは，看護師が直接機器を操作することもあるので，検査手順や機器の安全対策についても知っておく必要がある。生理機能検査のなかには，安静時とは異なる負荷をかけて実施する負荷検査もあり，患者の状態の観察とともに，急変に対応する知識も求められる。検査後には患者に気分をたずね，検査の副作用の有無を確認することも重要である。

Ⅰ 生理機能検査

A 循環機能検査

1 血圧

　血圧 blood pressure は基本的なバイタルサインの1つである。19世紀末から20世紀初頭にかけて，リバ＝ロッチによる**カフ**（加圧帯，マンシェット）や水銀柱圧表示器を用いた計測，コロトコフによる**聴診法**などを経て，現在の非観血的血圧測定手技が確立された。血圧は**mmHg**（水銀柱ミリメートル，水銀柱の高さ）という単位であらわされる。

　2017（平成29）年に，環境問題に配慮することを趣旨とする「水銀に関する水俣条約」が発効した。日本高血圧学会は，標準的には水銀血圧計を用いる聴診法を血圧測定法としてあげているが，新規に水銀血圧計を導入しないこと，かわりに上腕式電子血圧計を使用することを推奨している。

　検査前の準備
　• **必要な器具**　アネロイド血圧計と聴診器，または自動電子血圧計（◉図10-1）
　• **患者について**　緊急時には随時，診察室（外来）では座位で安静にして数分後に測定する。家庭では朝（起床後1時間以内，排尿後，朝食・服薬前）および就寝前の2回，座位で安静にして2分後の測定が推奨される。

◉ **検査の意義**　血圧は，さまざまな訴えや状況の緊急性を判断する目安となる。たとえば，血圧低下と全身所見からはショック状態が推定され，すみやかな緊急対応が施される。血圧上昇からは，高血圧とそれに関連する疾病・病態が把握され，適切な診療が行われる。集中治療・手術中には，連続

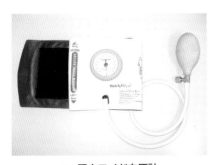

a. アネロイド血圧計

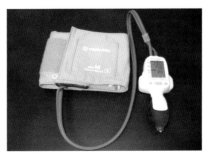

b. 自動電子血圧計

◉図10-1　血圧計

血圧監視によって患者の状態が管理される。

　高血圧症の診療においては，標準的な方法で，時をかえて測定された血圧値を総合的に評価する必要がある。自動電子血圧計の普及に伴い，診察室外血圧が盛んに測定されるようになっており，医療機関でのみ高値を示す**白衣高血圧**，早朝や夜間にだけ高血圧となる**仮面高血圧**といった状態が把握されるようになった。仮面高血圧は高血圧と同様に心血管疾患のリスクになる。

▌血圧の測定法

●**診察室での血圧測定法**　血圧は通常，以下のような**非観血的方法**によって測定する。左右上腕のいずれか，左右差のある場合は高い側で測定を行う。高血圧初診や，主要動脈狭窄・閉塞あるいはその疑いのある場合などには，四肢で測定する。

　まず，衣類できつく締めないように露出させた上腕に，適正な幅と長さのカフを巻き，**心臓の高さ**に保つ。送気球の活栓を閉じて，想定収縮期血圧よりも 20〜30 mmHg 上まで一気に加圧する。つづいて，活栓を少し開いて数 mmHg/拍(秒)ずつゆっくり減圧しつつ，聴診器で**コロトコフ音**を聴取する（聴診法）（●図 10-2）。コロトコフ音の聞こえはじめる圧が**収縮期血圧**，聞こえなくなる圧が**拡張期血圧**である。

　上着や厚手のシャツの上にカフを巻いたり，厚手のシャツをたくし上げて腕を圧迫したりしてはいけない。計測肢がうっ血していると，コロトコフ音は聴きとりにくくなる。腕を上げて手を数回握ったり開いたり，肩を回したりすることでうっ血を解除する。コロトコフ音を聴取できない場合，橈骨動脈ないし上腕動脈の拍動・振動が触れはじめる圧を収縮期血圧の参考にする。

　電子血圧計は，カフについたマイクロフォンによるコロトコフ音の検出，もしくはカフ圧の振動(オシロメトリック法)をもとに血圧値を出す。それぞれのカフの巻き方の指示に従う。

●**診察室外での血圧測定法**　家庭血圧 home blood pressure（HBP）測定にあ

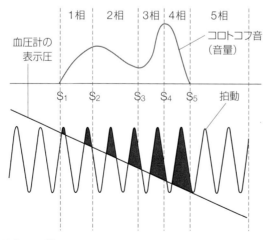

●**図 10-2　コロトコフ音**
聞こえはじめ(S_1)，ピーク(S_2)，底(S_3)，再ピーク(S_4)，消失(S_5)をもとに 1 相(S_1〜S_2)，2 相(S_2〜S_3)，…，5 相(S_5 以降)に区分される。

たっては，測定方法の確認と，診察室における測定値との比較による精度管理が肝要である。標準的測定部位は上腕である。洗面などをすませたあとの朝食前と，就寝前のタイミングの両方で計測することが推奨される。携帯型自動血圧計を用いると，自由行動下の24 時間血圧測定 ambulatory blood pressure monitoring（ABPM）が可能である。

◉**血圧脈波検査法**　血圧脈波検査では，四肢の血圧・脈波を同時に測定する（◉図 10-3）。左右の上腕と足関節にカフを巻いて，自動加圧・減圧中に脈波，心電図，心音図を記録する。計測結果と身長をもとに**脈波伝播速度** pulse wave velocity（PWV）が，さらに血圧を加味した**心臓足首血管指数** cardio ankle vascular index（CAVI）が得られる。左右上腕の収縮期血圧のうち，高いほうで足関節の収縮期血圧を除すことで，**足関節上腕血圧比** ankle brachial pressure index（ABPI）が算出される。

◉**検査結果の解釈**　収縮期血圧 100 mmHg 以下で症状のある場合は，**低血圧**として扱われる。立位による 20 mmHg 以上の収縮期血圧低下は，**起立性低血圧**である。収縮期血圧 90 mmHg 以下ないし，ふだんの血圧より 30 mmHg 以上の血圧低下に末梢循環障害・尿量低下・意識障害などが伴えば，ショックである。

　日本高血圧学会による成人における血圧値の分類を示す（◉表 10-1）。正常血圧は診察室血圧で収縮期血圧が 120 mmHg 未満かつ拡張期血圧が

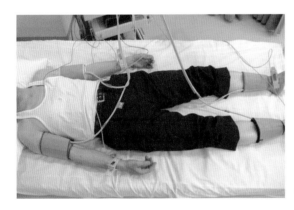

◉**図 10-3　血圧脈波検査**

plus	観血的血圧測定

　観血的とは，人体を傷つけ出血などを伴うことを意味する。観血的血圧測定では，血管内にカテーテルや動脈針を挿入して計測を行う。代表的な測定項目としては，動脈圧や中心静脈圧などがある。

　循環不全をきたしたショック状態では，通常の非観血的血圧計測は不可能・不正確であり，観血的動脈圧測定が必要となる。動脈経路ないし心血管経路を，三

方活栓を経て圧トランスデューサーにつなぐ。

　測定に先だち，胸郭前後径の中央高（三尖弁位）にある水面を大気圧に開放して得られる圧を 0 点（0 mmHg）として，圧測定の基準とする。経路には空気が入らないように注意し，またヘパリン加生理食塩水で経路を洗い流して血液凝固を防ぐ。

○ 表 10-1　成人における血圧値の分類

分類	診察室血圧(mmHg)			家庭血圧(mmHg)		
	収縮期血圧		拡張期血圧	収縮期血圧		拡張期血圧
正常血圧	< 120	かつ	< 80	< 115	かつ	< 75
正常高値血圧	120〜129	かつ	< 80	115〜124	かつ	< 75
高値血圧	130〜139	かつ/または	80〜89	125〜134	かつ/または	75〜84
Ⅰ度高血圧	140〜159	かつ/または	90〜99	135〜144	かつ/または	85〜89
Ⅱ度高血圧	160〜179	かつ/または	100〜109	145〜159	かつ/または	90〜99
Ⅲ度高血圧	≧ 180	かつ/または	≧ 110	≧ 160	かつ/または	≧ 100
(孤立性)収縮期高血圧	≧ 140	かつ	< 90	≧ 135	かつ	< 85

(日本高血圧学会高血圧治療ガイドライン作成委員会編：高血圧治療ガイドライン 2019.　p.18,　日本高血圧学会，2019 による)

80 mmHg 未満である。高血圧は，収縮期血圧が 140 mmHg 以上，もしくは拡張期血圧が 90 mmHg 以上である。

　高血圧における降圧目標値は，診察室血圧で 130 / 80 mmHg 未満である。ただし，75 歳以上の高齢者，両側頸動脈狭窄や脳主幹動脈閉塞があるか未評価の脳血管障害患者，タンパク尿陰性の慢性腎臓病患者では 140 / 90 mmHg 未満である。

　血圧脈波検査の結果は，動脈硬化の評価に用いられる。上腕足首間脈波伝播速度（baPWV）と CAVI が高値であることは動脈壁が硬いことを意味する。年齢に依存して高値となるので，各年齢の基準範囲をもとに判断する。ABPI の基準値は 1.00≦ABPI≦1.40 である。0.90 以下では計測部中枢の動脈狭窄・閉塞の可能性があり，1.41 以上では計測部の動脈壁石灰化が疑われる。0.91〜0.99 は境界値である。

● 注意事項と看護のポイント　測定をする腕は，血液透析用シャントがある場合や採血を受けた直後を避ける。コロトコフ音の途中（第 2 相）で，音の聞こえなくなる聴診間隙がまれに生じ，収縮期血圧の誤認の原因となる。測定前のうっ血解除と橈骨動脈触診の併用がすすめられる。コロトコフ音が 0 mmHg まで聞こえることがあり，この場合は音の急に弱まる圧を参考拡張期血圧として（　　）内に記載する。

2　標準 12 誘導心電図

　心電図 electrocardiogram（ECG）は一般的に，心臓の電気的活動に由来する身体の電位変化を縦軸に，時間を横軸にとって示す波形である。心臓がポンプとしての機能を果たすためには，その電気的活動がふつうに行われている必要がある。心電図検査はさまざまな症状・徴候が，心臓の電気的活動の異常に起因するのか否か，情報を与えてくれる。つまり，胸痛，動悸，呼吸困難，失神，ショックなどを呈する患者の病態は，心電図をもとに診断される。心電図には不整脈，虚血・炎症・心筋症による心筋障害，心・肺・血

管疾患による心負荷，電解質異常による特徴的変化があらわれる。

検査前の準備
- **必要な器具など**　電極・誘導コード・電源・記録紙などを含む心電計一式，電極装着部の皮膚の清拭用タオルないしアルコール綿，電極ペースト・ゲルパッドもしくは使い捨て電極，ベッドないし安楽椅子，医用機器用のアースを備えた電源，適温・適湿で電磁波の影響を低減させる条件を備えた設備，上半身を露出する患者のプライバシーを考慮した環境
- **患者について**　緊急時には随時，外来では安静にして数分後に記録する。上半身は脱衣のうえ，両手首と両足首を露出してもらう。肢の欠損や局所振戦などがあれば，その部位を避け，体幹に近いところを選んで露出してもらう。

● **検査の意義**　心拍数は心電図によって正確にはかることができる。**不整脈**があると，脈は部分的に欠落して全心拍を反映しなくなる。心破裂などで有効心拍出が失われると，心拍はあっても脈はまったく触れなくなってしまう（**電気機械解離**）。心拍数の評価は血圧とともに自律神経の指標となる。

　不整脈は，心臓の自動性・興奮性・伝導性といった電気生理学的性質の異常をもとに発生し，心電図に如実にあらわれる。また，個々の心筋細胞の機能障害や壊死，心筋組織や心臓の構造異常は，心臓電気的活動に変化をもたらして心電図にあらわれる。心電図の提供する情報は，心音の提供する機械的現象，心臓超音波（心エコー）検査の提供する血流や収縮の様子といった，心機能に関する情報と補い合い，正確な診断を可能にする。

▌心電図の検査法
● **電極の装着**　心電計の電源をあらかじめオンにしておく。十分な大きさのベッドに被検者を横たわらせ，必要に応じて皮膚のよごれを取り除く。まず，両手首・両足首に4個，次いで胸部に6個，計10個の電極を適切に装着する（◉図10-4a）。胸部電極の位置は，胸骨，肋骨，鎖骨などを目印として決められており，それに従う（◉図10-4b，表10-2）。誘導コードは日本産業規格（JIS）によって◉表10-2に示すように色表示が決められている。つけ間違いのないように確認する。繰り返し記録する場合は，胸部電極装着部位がかわらないように使い捨て電極を貼付するか，患者の了解のもとに油性

---

plus	**標準12誘導心電図の歴史**

　全部で12個の誘導があるため，この名前でよばれる。臨床心電図の起源は，1903年オランダのアイントホーフェンによる3つの双極肢誘導心電図にまでさかのぼる。最初は右手・左手・左足それぞれの電位差をみるものであった。

　その後，ゴールドバーガーによって，ウィルソンの中心電極を用いた6個の胸部単極誘導と，3個の増大

単極肢誘導が組み入れられ，現在の標準12誘導心電図検査となった。胸部誘導は上記3肢の平均と胸部6か所との電位差をみるもので，増大単極肢誘導は各肢とほかの2肢の平均との電位差をみるものである。

　これによって，心臓全領域をほぼカバーする情報が，簡便に効率よく得られるようになった。

マーカーなどで印をつける。被検者の状況によって通常と異なる位置に電極を装着した場合は，装着部位についてコメントを残す。

● **波形の記録**　心電計を操作して，十数秒間の 12 誘導心電図を記録する。多くの心電計は自動モード設定を備えている。マニュアルモードでは，心電計の記録素子数に応じて誘導切りかえを行う。不整脈のある場合は，別に 30 秒ほど長く記録するのが有用である。

　記録終了後，電極を外してペーストをふきとるなどの処置を行う。電源をオフにし，電極・誘導コードのよごれを取り除き，心電計をかたづける。心電計の整備は正確で安定した記録に欠かせない。

● **検査結果の解釈**　心電図は通常，速度 25 mm／秒，感度 10 mm／mV で方眼紙上に記録される。太います目の横 1 個が 0.2 秒，縦 1 個が 0.5 mV，細います目の横 1 個が 0.04 秒，縦 1 個が 0.1 mV に相当する（○図 10-5）。

　心電図波形とそのなりたちを図に示す（○図 10-6）。心房と心室の興奮（脱分極）はそれぞれ P 波，QRS 波❶を形成し，心室興奮からの回復（再分極）が T 波を形成する❷。自動能の高い洞房結節が洞調律をつくりだす。房室結節は心房の興奮をゆっくり心室に伝える。ヒス-プルキンエ系は心室内膜面に

NOTE

❶ QRS 波
　大きくて鋭い陽性・陰性波の混在した一群の波形である。上向きの振れを R 波，下向きの振れのうち R 波より前のものを Q 波，R 波よりあとのものを S 波，複数ある R 波と S 波はそれぞれ 2 個目以降に「'」，「''」，…をつけてよぶ。

❷ 脱分極と再分極
　細胞外が正，細胞内が負で電位の均衡が保たれている状態を分極という。たとえば，心筋細胞が刺激を受けると，細胞膜を通して Na^+ や Ca^{2+} が細胞内に流入し，細胞外に対して正に帯電して（脱分極）心筋は収縮する。その後，K^+ の流出によって細胞はしだいに負の状態に戻り（再分極），心筋も弛緩する。

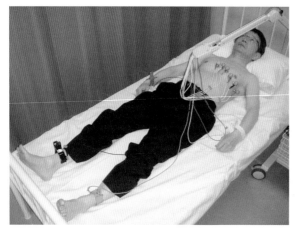

a．電極の装着を完了した状態

検者は被検者の左側に立つ。クリップ電極で，四肢をはさむ。比較的体毛の少ない部分に取り付ける。胸部電極の吸盤を，適度な陰圧で装着する。

○**図 10-4　心電図電極の装着**

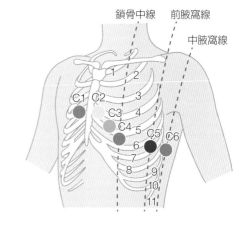

b．胸部電極の位置

第 1 肋骨は鎖骨に隠れて体表から触れない。胸骨柄と胸骨体の接合部（胸骨角〔ルイ角〕）に付着する第 2 肋骨の下を第 2 肋間として数える。

○**表 10-2　心電図電極の位置**

記号	色	電極位置	記号	色	電極位置
R	赤	右手	C_3	白緑	C_2 と C_4 の中点
L	黄	左手	C_4	白茶	第 5 肋間左鎖骨中線上
F	緑	左足	C_5	白黒	C_4 同高左前腋窩線上
C_1	白赤	第 4 肋間胸骨右縁	C_6	白紫	C_4 同高左中腋窩線上
C_2	白黄	第 4 肋間胸骨左縁	N または RF	黒	右足

広く早く興奮を伝える。

　12誘導のうち**肢誘導**は前頭面上，**胸部誘導**は水平面上にあるそれぞれの方向の心起電力を反映する（◐図10-7）。Ⅱ・Ⅲ・aV_F誘導は下方，Ⅰ・aV_L・V_5・V_6誘導は左側，V_1～V_4誘導は前方を向いており，それぞれ左室の下壁，側壁，前壁の起電力を反映する。右室の起電力はV_1，およびV_3～V_6の左右対称位にある右胸部誘導V_{3R}～V_{6R}に反映される。aV_R誘導は心臓の内膜面の起電力を反映する。

●**計測の対象**　心電図各波形の幅，高さ，その間隔などが計測対象となる（◐図10-8）。時間の指標は，原則として波形をしっかり把握できる**Ⅱ誘導**で計測される。各波形の電位は判断に必要な誘導で選択的に計測される。

　心電図指標の基準と異常をきたす場合を表にまとめた（◐表10-3）。心電図の所見には正常者と有疾患者間に重なりがあるため，原則としていくつかの

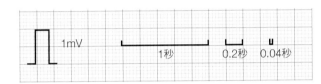

◐**図10-5　心電図の目盛り**
原則として感度 10 mm/mV，紙送り速度 25 mm/ 秒で記録される。左の短形波は感度をあらわす。

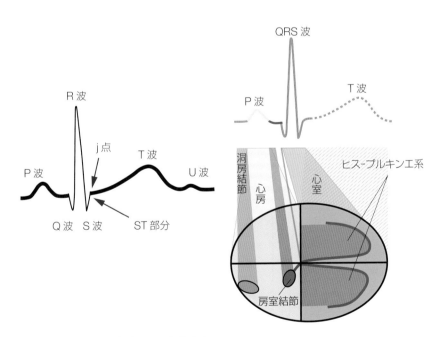

◐**図10-6　心電図波形とそのなりたち**
波形はPからアルファベット順に名称がつけられている。心房興奮（草色）がP波，心室興奮（橙色）がQRS波，心室興奮からの回復（紫色斜線部）がT波を形成する。P波のあと，QRS波のはじまりまでの間は房室結節とヒス-プルキンエ系の興奮伝導を示す。また，S波とT波の間のST部分は，心筋障害時などに変化を示す。j点はQRS波とST部分の接合部である。

所見を総合的にみて診断が下される。

　異常心電図の実例を●図 10-9 に示す。

● **注意事項と看護のポイント**　心電計の心拍数計測は，低電位やノイズの混入などのために不正確なことがある。診断アルゴリズムの進歩によって心電図自動診断機能の精度は上がっているものの，最終的には目視による判読が必要となる。

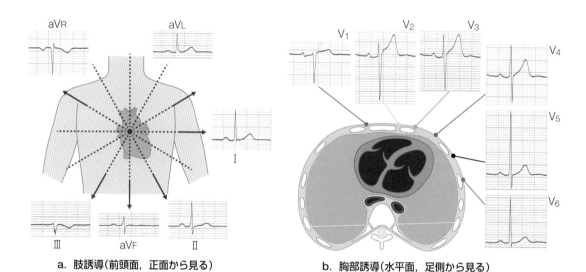

a. 肢誘導(前頭面，正面から見る)　　　　b. 胸部誘導(水平面，足側から見る)

●**図 10-7　心電図誘導の方向と正常パターン**
肢誘導は前頭面上，胸部誘導は水平面上に広がる各方向の心起電力をあらわす。最大 R 波は，肢誘導では I，II ないし aVF 誘導に，胸部誘導では V5 にみられる。

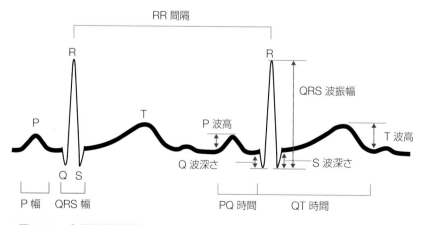

●**図 10-8　心電図計測部位**
時間(青線で示した幅)と電位(赤で示した高低差)の計測部位を示す。高さ，深さには基線の太さを含めない。

表 10-3　心電図所見と関連する病態

種類	所見	関連する病態
調律	正常洞調律からの逸脱	不整脈
P 波	Ⅰまたは aVF で陰性	異所性，右胸心，電極のつけ間違い
	V_1 で増高	右房負荷
	Ⅰ・Ⅱ・aV_L で延長，V_1 後半陰性成分増大	左房負荷
PQ(PR)時間	短縮	早期興奮症候群
	延長	房室ブロック
QRS 波	幅延長	早期興奮症候群，右・左脚ブロック，心室内伝導障害，心室起源
	振幅縮小	心膜水腫，粘液水腫，アミロイド心
	異常 Q 波	心筋梗塞，心筋炎，心筋症
	V_1 の R 波増高，$V_{5,6}$ の S 波増深	右室肥大
	V_1 の S 波増深，$V_{5,6}$ の R 波増高	左室肥大
	右軸偏位	右室肥大，左脚後枝ブロック
ST 部分	左軸偏位	左脚前枝ブロック
	ST 低下	心内膜下虚血(労作性狭心症，心内膜下梗塞)，低カリウム血症，心室肥大
	ST 上昇	心外膜下虚血(急性心筋梗塞，冠攣縮性狭心症)，早期再分極，急性心膜炎，ブルガダ症候群($V_1 \sim V_3$)
T 波	平低 T 波，陰性 T 波	虚血，心筋障害，心室肥大
	テント状 T 波	高カリウム血症
補正 QT 時間*	短縮	QT 短縮症候群，高カルシウム血症
	延長	QT 延長症候群，低カリウム血症，低カルシウム血症
U 波	陰性 U 波	虚血，心室肥大
	増高 U 波(QT 延長)	低カリウム血症

＊補正には通常の成人の場合，バゼットの式：補正 QT 時間＝$QT/(\text{R-R 間隔})^{1/2}$ を用い，小児・高心拍数の場合は，フリデリシアの式：補正 QT 時間＝$QT/(\text{R-R 間隔})^{1/3}$ を用いる。

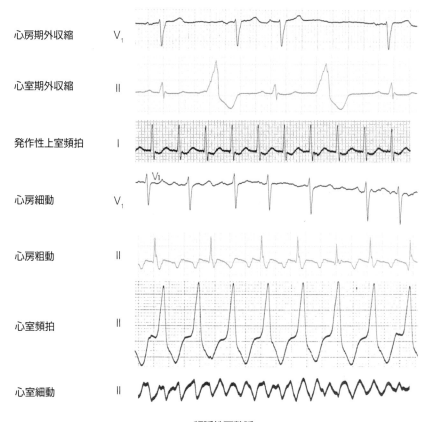

心房期外収縮　V₁

心室期外収縮　Ⅱ

発作性上室頻拍　Ⅰ

心房細動　V₁

心房粗動　Ⅱ

心室頻拍　Ⅱ

心室細動　Ⅱ

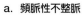

a．頻脈性不整脈

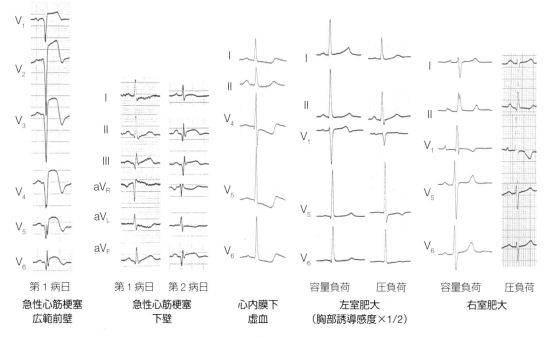

第1病日　　　　第1病日　第2病日　　　　容量負荷　圧負荷　　　　容量負荷　圧負荷
急性心筋梗塞　　急性心筋梗塞　　　　心内膜下　　左室肥大　　　　　　右室肥大
広範前壁　　　　下壁　　　　　　　　虚血　　　（胸部誘導感度×1/2）

b．虚血と肥大

▶図10-9　異常心電図

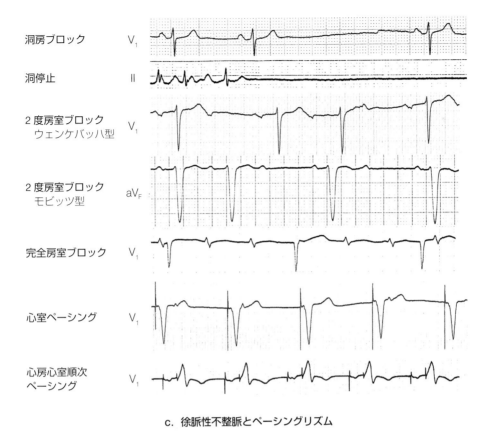

洞房ブロック	V₁
洞停止	Ⅱ
2度房室ブロック ウェンケバッハ型	V₁
2度房室ブロック モビッツ型	aV_F
完全房室ブロック	V₁
心室ペーシング	V₁
心房心室順次 ペーシング	V₁

c. 徐脈性不整脈とペーシングリズム

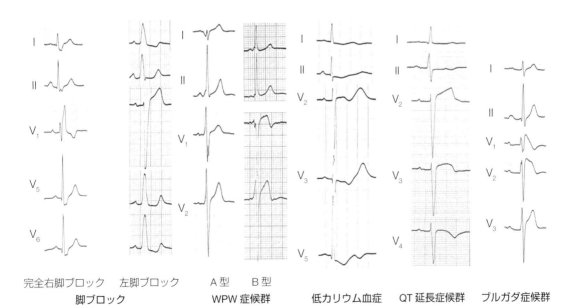

完全右脚ブロック　　左脚ブロック 脚ブロック

A型　　　B型 WPW症候群

低カリウム血症

QT延長症候群

ブルガダ症候群

d. その他の異常心電図

◎ 図10-9　（続き）

3　モニター心電図

　モニター心電図は、集中治療部 intensive care unit（ICU）、冠動脈疾患集中治療室 coronary care unit（CCU）などで、血圧・呼吸などとともに必須のモニタリング項目に含まれる。入院患者の状態に応じて、その活動を妨げないように一定時間心電図をモニタリングする。

検査前の準備
- **必要な器具**　使い捨て電極、送信機と受信機および集中モニタリングシステム、もしくはベッドサイドモニタリング装置
- **患者について**　心臓血管・呼吸器疾患で入院中、あるいはそれらを合併している患者が対象となる。入浴時を除いて制限はない。

● **検査の意義**　病態の変化を察知し、迅速に対応する目的で、患者の状態把握や、不整脈などへの緊急対応に用いられる。また、臨死において心停止の判断に用いられる。

■ **モニター心電図の検査法**
　電極を胸部双極誘導用に2個、アース用に1個、計3個装着する。不整脈を重点とする場合にはP波の見やすい誘導、虚血を重点とする場合にはST変化のあらわれやすいV_5近似誘導を選択する（●図10-10）。
● **結果の解釈**　双極誘導法によるST変化を伴うことがあるので、安定時の波形と比較することがすすめられる。不整脈の判定においてP波、細動波などの認識に難点が残る。筋電図、電極外れ、体動に伴う変化などさまざまなアーチファクト❶を見きわめて判断する（●図10-11）。
● **注意事項と看護のポイント**　電極を定期的に交換するなどして、きちんとした波形が得られるように管理する。

　長期電極装着にあたっては皮膚の保全に留意する。紙に記録する際には、原則として通常の紙送り速度の25 mm/秒で行う。速い速度（50 mm/秒）または遅い速度（12.5 mm/秒）で記録した際に、その認識がないと、徐脈あるいは頻脈と誤って判断することになる。

―NOTE
❶**アーチファクト**
　観測や分析における外部要因によって生じる偽所見。「人工物」を意味し、目的とする本来の波形・画像が描出されず、金属や電磁波、体動などの影響でゆがみやノイズがみられることをさす。

○アース

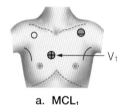

a. MCL₁
P波明瞭

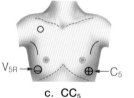

b. NASA
P波明瞭、基線動揺・
筋電図混入が少ない

胸骨柄
剣状突起

c. CC₅
V_5近似、安定

V_{5R}　C_5

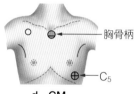

胸骨柄

d. CM₅
V_5（II）近似、P波良好

C_5

●**図10-10　胸部双極誘導**
鎖骨下、胸骨ないし肋骨上に電極を装着して筋電図の混入を減らす。

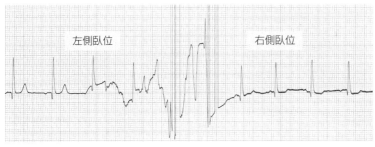

a. 変則的 CC₅

3拍目から中央にかけて寝返りに伴う大きな振れが，後半には基準電極が浮いてしまったための交流障害と体位によるST変化がみられる。

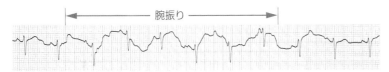

b. NASA

腕振り動作による基線の揺れ（ドリフト）がみられる。

◎図 10-11　モニター心電図のアーチファクト

4　運動負荷心電図

　運動負荷心電図は，運動負荷によって生じる症状・徴候，心電図変化，血圧・心拍数の変化を調べる検査である。安静時心電図ではわからない，隠れた情報を与えてくれる。運動によって変化や発作が誘発される，あるいは誘発されないことが，心疾患の診断，あるいは心機能の評価に役だつ。

　一方で，運動負荷心電図は重篤な合併症をおこすリスクを伴う検査である。患者の状態によって禁忌であったり，方法を選んで実施する必要があったりする。

検査前の準備
- **必要な器具**　運動負荷装置としてマスター2階段・自転車エルゴメーター・トレッドミルなど(◎図 10-12)，心筋虚血・不整脈発作に対する薬剤，心肺蘇生用具(AED，酸素吸入器など)
- **患者について**　危険性について十分な説明が行われたのち，患者の同意を得てから医師の監督下で実施する。禁忌については後述するが，当日の状況に合わせて確認する必要がある。極端な空腹・満腹状態を避ける必要があり，検査の2時間前から絶食・禁煙とする。運動に適した服装を準備する。

●**検査の意義**　労作性狭心症の診断，運動誘発性心室頻拍の診断，心血管疾患患者の心予備能の判断などに用いられる。冠動脈病変の診断における感度・特異度はそれぞれ 60〜70%，80% 程度といわれ，検査結果と冠動脈病変の有無は必ずしも一致しない。

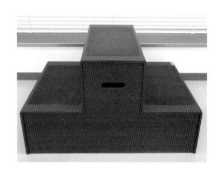
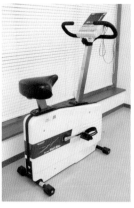
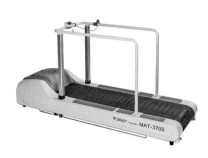

a. マスター2階段 　　　　b. 自転車エルゴメーター 　　　　c. トレッドミル

◐図10-12　運動負荷試験に用いる器具

運動負荷心電図の検査法

　まず，運動負荷前の心電図を記録する。**マスター2階段法**では，患者の年齢・性別・体重によってあらかじめ決められた回数の階段昇降を，1分30秒間で行わせる。2倍の回数を3分で行うのが，**ダブルマスター2階段法**である。負荷終了直後，1分後，3分後，5分後，7分後と心電図を記録して終了する。

　自転車エルゴメーター法と**トレッドミル法**は，**症候限界性多段階負荷試験**といわれる。前者では回転に要する力（トルク）を，後者ではスピードと傾斜をかえて運動負荷量を徐々に増やし，患者に応じた負荷を加え，目標心拍数❶に到達させる。負荷中は，心電図と血圧のモニタリングが行われる。

　運動終了後7分ほどのモニタリングと記録を行って終了する。いずれの負荷法においても，負荷中の増悪する前胸部痛，強い息切れや疲労感，下肢の痛み，めまい・虚脱感，チアノーゼや顔面蒼白，冷汗，歩行障害，血圧低下，血圧上昇（250 mmHg以上），ST上昇や進行性の高度なST低下，危険な不整脈の出現などがみられたときは，負荷を終了する。

● **発作・緊急時の対応**　運動中，運動終了後から回復期にかけて，血圧低下・徐脈などの反応が出現することがあるので，注意深く観察する必要がある。血圧低下や意識低下などがみられた場合，ベッドに臥床させ，応援を求めたうえで必要な処置を行う。酸素吸入や人工呼吸，気管挿管，電気的除細動などの処置に手間どらない体制をあらかじめ整えておく。

　胸痛があらわれて負荷中止を判断した場合，急な運動停止と臥位への移動は，心還流血液の増加から虚血発作の増悪をまねくので注意が必要である。自転車エルゴメーター法やトレッドミル法の負荷試験で30秒程度の空こぎやゆっくりした歩行のあとに運動をとめて椅子に座らせ，硝酸薬（ニトログリセリン）舌下投与を行う。

● **結果の解釈**　心電図の陽性所見は，心電図STの低下（◐図10-13），STの上昇，T波の陰性化・陽性化あるいは2相性化，陰性U波の出現，左脚

□NOTE
❶目標心拍数
　最大予測心拍数（220－年齢）の80～90％に設定される。

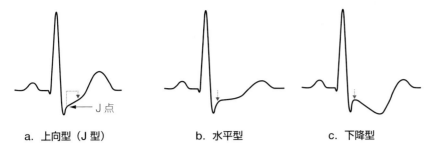

a. 上向型（J型）　　　　b. 水平型　　　　c. 下降型

○**図 10-13　負荷に伴う ST 低下**
上向型 ST 低下では，J 点(QRS 波と ST 部分の接合部)から 80 ミリ秒後で 1.5 mm 以上の低下を陽性とする。水平型と下降型では，J 点で 1 mm 以上の低下を陽性基準とする。

ブロックの出現，QRS 幅増加，重症不整脈の出現などがおもなものである。そのほか，負荷中の血圧低下や心拍数減少なども異常反応ととらえられる。

● **注意事項**　禁忌として，急性冠症候群(ACS)，高度冠動脈病変，重症心不全，不整脈，急性心筋炎，心膜炎，心内膜炎，重症高血圧症，重症大動脈弁膜症，急性肺塞栓症，大動脈瘤，感染症，精神障害，運動器疾患などの場合があげられる。

5　ホルター心電図

　ホルター心電図は，自由行動下の長時間心電図である。最近はデジタル式に移行して，小型化・静粛化が進み，シャワー浴が可能な機器もある。

> **検査前の準備**
> • **必要な器具など**　使い捨て電極と記録器，記録媒体(専用記録装置など)，本体保持に用いるケース，電極固定用絆創膏，電池，日誌。また，解析装置あるいは解析依頼先を要する。

● **検査の意義**　生活のなかでの心電図変化を検出し，またその変化と症状との関連を把握することは，患者の訴えの裏づけとなり，診断と治療方針の決定に役だつ。無症候性の発作の場合には，心電図変化の検出が診療の根拠になりうる。

■ ホルター心電図の検査法

　自由行動下で安定した記録を行うので，電極の固定が重要となる。遊びをもたせたリードとともに絆創膏で固定するとよい(○図 10-14-a)。2 チャンネル式の記録器が多く，胸部双極誘導のうち P 波の見えやすい誘導と，ST 変化のあらわれやすい V_5 近似誘導を組み合わせて記録するのが一般的である(○ 286 ページ，図 10-10)。

　症状や日常行動を心電図変化と対比させるために，被検者に日誌を渡して記録を依頼する(○図 10-14-b)。

● **結果の解釈**　解析装置によって自動判読結果が得られる。さまざまな

アーチファクトは目視によって確認のうえ，修正を行う必要がある。

　まず，基本調律と1日総心拍数，最大・最小・平均心拍数を把握する。洞性1日心拍数8万以下，2～3秒以上の洞停止などは洞機能障害を示唆する。圧縮記録とトレンドグラフ（◐図10-15）を参照しつつ，房室ブロックや頻脈性不整脈，労作と心拍数増加に伴うST低下，夜中から早朝にかけてのST

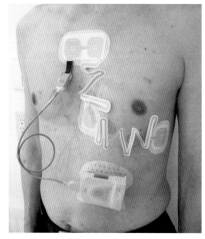

a. ホルター心電図の装着

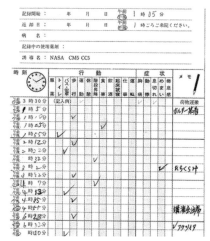

b. 行動・症状日誌

◐**図10-14　ホルター心電図検査**

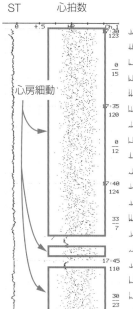

◐**図10-15　ホルター心電図圧縮記録とトレンドグラフ**
心拍数トレンドグラフのばらつきから，心房細動がひと目でわかる。心房細動停止時に長い洞停止が記録され，徐脈頻脈症候群と診断される。

上昇などに注目して判読を進める。変化のある部分と症状のある時点の記録
は，通常の感度・記録速度波形で念入りにチェックする。

● **注意事項と看護のポイント**　日常行動下で記録することが目的であるの
で，ふだんの行動を積極的にしてもらう。月に数回程度の症状では，ホル
ター心電図の検出能力は低い。このような例においては，携帯型心電計が用
いられるようになってきている。原因を特定できない失神に対しては，植込
み型心電用データレコーダーが使用される。

6　心音図

　心臓・血管の拍動に由来する過剰心音や心雑音の存在は，心疾患の存在と
その種類を示唆する。これらの信号を記録し視覚化するのが**心音図検査**であ
る。心音図はヒトの耳の特性に合わせ，低音を抑え，高音を増幅している。

検査前の準備
- **必要な器具など**　心音マイク，脈波センサー，アンプ，モニター，記録装
  置❶。

● **検査の意義**　心臓の機械的現象は，弁の開放・閉鎖や，血液の流入・流
出に基づく心臓の拍動周期（心周期）をもとに理解される（**○図 10-16**）。

▌心音図の検査法
　安静仰臥位で心電図電極を装着のうえ，マイクロフォンを関心領域に両面
テープなどで固定して，触らない。基本的に，軽く呼気をとめた安静状態で
数拍分記録する。

● **結果の解釈**　心音異常・心雑音の特徴によって，種々の心疾患が疑われ
る（**○表 10-4**）。

NOTE
❶心音図・心機図は専用機
器のほかに，自動血圧脈波
検査装置にも付随している。

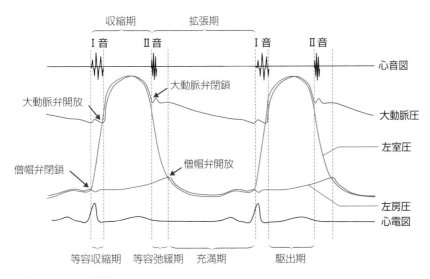

○図 10-16　心周期

▶表 10-4 心音異常・心雑音所見と疾患

心音・心雑音		疾患
	収縮期駆出性雑音	大動脈弁狭窄症 肺動脈弁狭窄症 心房中隔欠損症 閉塞性肥大型心筋症 ファロー四徴症 無害性雑音
	収縮期逆流性雑音 ＋Ⅲ音	僧帽弁閉鎖不全症 三尖弁閉鎖不全症 心室中隔欠損症
	収縮期中期クリック ＋収縮後期雑音	僧帽弁逸脱症
	拡張早期雑音	大動脈弁閉鎖不全症 肺動脈弁閉鎖不全症 肺高血圧症
	僧帽弁開放音(OS) ＋拡張中期雑音	僧帽弁狭窄症
	連続性雑音	動脈管開存症 バルサルバ洞動脈瘤 　破裂 冠動脈瘻
	Ⅲ音性奔馬調	心不全, 容量負荷
	Ⅳ音性奔馬調	心不全, 圧負荷

7 パルスオキシメーター

　パルスオキシメーター pulse oximeter は, 非侵襲的・連続的に**動脈血酸素飽和度**を測定できる機器である。2波長の近赤外光(赤色光・赤外光)を指にあてて透過させ, 酸素化ヘモグロビンと脱酸素化ヘモグロビンによる吸光度の差から酸素飽和度を算出する。脈波による吸光度の拍動部分を利用することで, 経皮的動脈血酸素飽和度(SpO_2)を算出できることが特長である。

検査前の準備
- **必要な器具**　パルスオキシメーター(▶図 10-17)
- **患者について**　ショックや血行不全による末梢循環障害や不整脈のある場合のほか, マニキュアをした爪部での計測, 一酸化炭素中毒やメトヘモグロビン血症では不正確となるため, あらかじめ確認する。

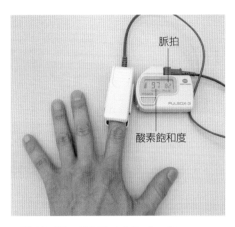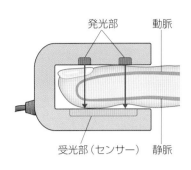

●図10-17　パルスオキシメーター

爪部と皮膚に光をあてて計測を行う。マニキュアなど，測定の妨げとなるものは事前に取り除いておくように指導する。

● **検査の意義**　動脈血採取をせずに動脈血の酸素化状態を計測できる。病棟や外来での測定，手術室・集中治療室でのモニタリング，睡眠時無呼吸症候群の検査など，広い範囲で用いられ，患者のかたわらで行う臨床現場即時検査（POCT）の1つである（● 345ページ）。

▌ パルスオキシメーターの検査法

　安静にして指尖もしくは耳朶をセンサーではさむ。脈波が検出されると脈波検出確認ランプが点滅し，脈拍数とともに酸素飽和度が掲示される。

● **結果の解釈**　酸素飽和度が70〜100％の範囲で正確に計測される。酸素飽和度90〜98％がほぼ酸素分圧60〜100 mmHgに相当し，この間ではほぼ比例関係にある。

B 呼吸機能検査

● **呼吸機能とその検査**　肺を中心とする呼吸器のおもなはたらきは，肺を循環する血液のガス交換である。肺はエネルギー産生に必要な酸素（O_2）を外界から取り入れ，代謝により産生された二酸化炭素（CO_2）を体外に排出する。すなわち肺のはたらきは，呼吸運動により肺内の空気を入れかえ（換気），肺胞で拡散によりO_2とCO_2のガス交換を行うことである。

　呼吸機能検査は，この換気とガス交換の状態を調べることで，肺のはたらきを評価する。検査の目的としては，①呼吸機能に異常があるかどうかのスクリーニング検査，②呼吸器疾患の診断や重症度の把握，③治療効果の把握などがある。

● **おもな検査項目**　最初に行われるスクリーニング検査として，スパイロメトリーとフローボリューム曲線，動脈血ガス分析（● 160ページ）がある。この結果をもとに，より詳しい検査へと進むことが多い（●図10-18）。

● **検査結果の解釈**　ほとんどの検査項目は，性別ごとに，年齢・身長・体

詳細な呼吸機能検査
・気道可逆性試験，気道過敏性試験
・機能的残気量測定
・肺拡散能測定
・クロージングボリューム測定
・その他の呼吸機能検査
　（呼吸抵抗・気道抵抗・コンプライ
　アンスの測定，運動負荷試験など）

スクリーニング検査
・スパイロメトリー
・フローボリューム曲線
・動脈血ガス分析

換気機能障害の疑い
・拘束性換気障害
・閉塞性換気障害
・低酸素血症

▶図10-18　呼吸機能検査の進め方

重などによってつくられた予測式を用いて**予測値**を算出する。**実測値**とともに，「実測値 / 予測値× 100〔%〕」であらわされる値で評価する。

● **注意事項と禁忌**　呼吸機能検査は，患者の協力を得て，限界まで息を吸ったり吐いたりしてもらい測定する項目が多い。したがって，意識のない患者や乳幼児など，協力の得られない患者は検査の適応にならない。また，マウスピースをくわえ，ノーズクリップで鼻をつまんで検査を行うので，検査に際して酸素投与を中止できない患者には実施できない。

　気胸がある場合，検査は禁忌である。また，心筋梗塞や脳血管障害の急性期なども禁忌である。そのほか，努力呼吸が病態に悪影響を及ぼすと考えられる場合は，比較的禁忌として扱うか，慎重に行う。

● **感染予防**　活動性の肺結核または肺結核が疑われる患者は，感染対策上，検査を行わない。マイコプラズマやインフルエンザウイルスなどの**飛沫予防策**を必要とする病原体に感染している，あるいは感染の疑いがある患者は検査を控える。やむをえない場合は，その日の最後に検査を行う。

　メチシリン耐性黄色ブドウ球菌（MRSA）などの**接触予防策**を必要とする病原体が気道系に存在する患者，口腔内に明らかな出血や血痰がある患者は検査を控える。やむをえない場合は，その日の最後に検査を行う。

1　スパイロメトリー

● **検査の意義**　肺に出入りする空気の量(L)を時間(秒)記録した曲線を**スパ**

plus	**呼吸機能検査のおもな略語**

よく用いられる代表的な略語を覚えよう。
- VC：vital capacity（肺活量）
- FVC：forced vital capacity（努力肺活量）
- FEV_1：forced expiratory volume in one second（1秒量）
- TV(V_T)：tidal volume（1回換気量）
- ERV：expiratory reserve volume（予備呼気量）
- IRV：inspiratory reserve volume（予備吸気量）
- RV：residual volume（残気量）
- FRC：functional residual capacity（機能的残気量）
- IC：inspiratory capacity（最大吸気量）
- TLC：total lung capacity（全肺気量）

イログラムといい，この曲線から各種肺気量を計測あるいは算出して，換気の状態を把握することを**スパイロメトリー**という。最も基本的な呼吸機能検査（スクリーニング検査）である。

　肺気量は，最大吸気位，安静吸気位，安静呼気位，最大呼気位の 4 つの基準位によって基本的な気量に区分される（◯図 10-19）。スパイロメトリーでは**残気量**を計測できないので，残気量を含む肺気量分画（機能的残気量，全肺気量）は別の測定方法で計測する❶。

● **検査法**　**スパイロメーター**を用いて測定する（◯図 10-20）。座位（または立位）で，まず数回の安静呼吸ののち，最大呼気，最大吸気，最大呼気を行わせ，**肺活量**を測定する（◯図 10-19）。次に，最大吸気位から一気に，なるべく早く完全に呼出させ（ここで得られる曲線を**努力呼気曲線**という），**1 秒量**と**努力肺活量**を測定し，**1 秒率**を計算する（◯図 10-21）。

　検査は，患者が十分に呼吸努力を行えたことが前提となる。通常は複数回行われ，最良の結果値を採択して報告する。

▭ NOTE
❶**肺活量・残気量**
　最大限に息を吸った状態から，完全に息を吐ききるまでに吐き出された気体の量を肺活量という。また，このときまだ肺に残っている気体の量を残気量という。

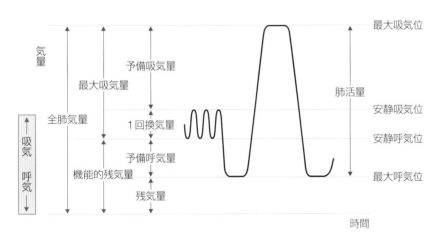

◯**図 10-19　肺気量分画**

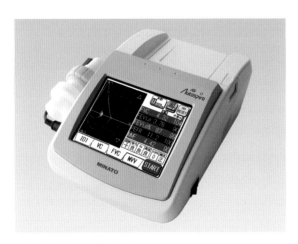

◯**図 10-20　スパイロメーター**
（写真提供：ミナト医科学株式会社）

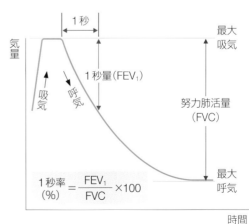

◯**図 10-21　努力呼気曲線**

● **検査結果の解釈**　スパイロメトリーの結果から，以下のように各項目の評価を行う。

　①肺活量（VC）　肺活量は，成人では加齢とともに低下する。また一般に，身長が高いほど大きく，男性は女性より大きい。評価は，性別ごとに，年齢と身長から**予測値（予測肺活量）**を計算し，**%肺活量（%VC）**（＝VC／予測VC×100〔%〕）によって行う（●表10-5-①）。%VCが80%以上を正常，80%未満を**拘束性換気障害**と判定する。

　②努力肺活量（FVC）　努力呼気曲線で，最大に呼出した気量を努力肺活量という。健康な人ではVCとほぼ差はない。**%努力肺活量（%FVC）**が80%以上を正常と判定する（●表10-5-②）。

　③1秒量（FEV₁）　努力呼気曲線で，呼出開始から1秒間に吐き出した気量を1秒量という。**%1秒量（%FEV₁）**は，慢性閉塞性肺疾患（COPD❶）の重症度分類に用いられる（●表10-5-③）。

　④1秒率（FEV₁%）　一般に，$FEV_1\% = FEV_1／FVC×100（\%）$により計算する（●表10-5-④）。1秒率（FEV₁%）が70%以上を正常，70%未満を**閉塞性換気障害**と判定する。

　換気機能障害の分類とその代表的疾患を示す（●図10-22，表10-6）。

□NOTE
❶ COPD
　chronic obstructive pulmonary disease の略。

2　フローボリューム曲線

● **検査の意義**　最大吸気位から一気に，なるべく速く完全に呼出させたときの呼気量（L）を横軸に，対応する気流量（フロー）（L／秒）を縦軸にあらわ

▷**表10-5　スパイロメトリーから求められる指標と計算式**

①%肺活量（%VC）＝VC／予測VC×100〔%〕
②%努力肺活量（%FVC）＝FVC／予測FVC×100〔%〕
③%1秒量（%FEV₁）＝FEV₁／予測FEV₁×100〔%〕
④1秒率（FEV₁%）＝FEV₁／FVC×100〔%〕

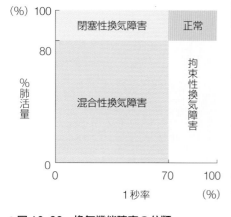

▷**図10-22　換気機能障害の分類**

▷**表10-6　換気機能障害の判定基準とおもな原因疾患**

分類	判定基準	おもな疾患
正常	%VC≧80%かつFEV₁%≧70%	——
閉塞性換気障害	%VC≧80%かつFEV₁%<70%	肺気腫などの慢性閉塞性肺疾患，気管支喘息の発作時
拘束性換気障害	%VC<80%かつFEV₁%≧70%	間質性肺炎，胸郭形成術後，呼吸筋障害を有する重症筋無力症
混合性換気障害	%VC<80%かつFEV₁%<70%	進行した肺気腫，閉塞性換気障害と拘束性換気障害を呈する疾患の合併例

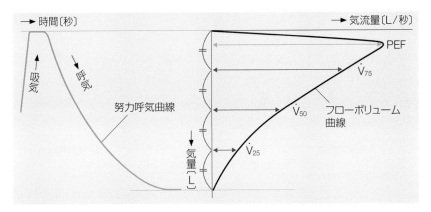

○**図 10-23　努力呼気曲線とフローボリューム曲線の関係**
ピークフロー（PEF）は気流量が最大になったときの値，$\dot{V}_{75}$，$\dot{V}_{50}$，$\dot{V}_{25}$ は，それぞれ努力肺活量（FVC）の 75％時，50％時，25％時の気流量をあらわす。いずれも単位は L/秒。

した曲線を**フローボリューム曲線**という（○図 10-23）。フローボリューム曲線は，努力呼気曲線の気量を時間で微分することにより求められ，肺機能のスクリーニング検査として広く用いられている。

● **検査結果の解釈**　努力呼気のうち，息の吐きはじめで気流量が最大になったときの値を**ピークフロー** peak expiratory flow（**PEF**）という。フローボリューム曲線から得られる測定項目には，PEF，$\dot{V}_{75}$，$\dot{V}_{50}$，$\dot{V}_{25}$（いずれも単位は L/秒），および $\dot{V}_{50}/\dot{V}_{25}$ がある❶（○図 10-23）。$\dot{V}_{50}/\dot{V}_{25}$ が 4 以上のときは，末梢気道の閉塞性変化，いわゆる末梢気道病変が疑われる。フローボリューム曲線の形は疾患により特徴があるので，単独の測定項目で判断するのではなく，曲線パターンから総合的に判断する（○図 10-24）。

NOTE
❶$\dot{V}$
　$\dot{V}$ は「ブイドット」と読み，気量の時間微分をあらわす。$\dot{V}_{25}$ は努力肺活量の 25％のときの気流量である。また，forced expiratory flow（FEF）を用いて，$\dot{V}_{75}$ は FEF$_{75}$，$\dot{V}_{50}$ は FEF$_{50}$，$\dot{V}_{25}$ は FEF$_{25}$ と表記されることもある。

3 気道可逆性試験，気道過敏性試験

◆ 気道可逆性試験

● **検査の意義**　気道可逆性試験は，閉塞性換気障害がみられる場合に，その**可逆性**の有無を調べる検査である。気管支喘息が疑われる場合に行われる。

plus	ピークフローメーター
	PEF は，気管支喘息患者の気流閉塞の程度・変化をモニタリングするために，外来でよく用いられる。簡易型のピークフローメーターを用いて，自宅などで毎日測定・記録（ピークフローモニタリング）することで，治療や管理に役だてることができる（○64 ページ）。 　簡易型のピークフローメーターでは，単位は L/分で表示される。医療施設で行う通常の呼吸機能検査（L/秒）の単位とは異なるため，注意が必要である。

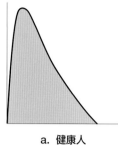
a. 健康人

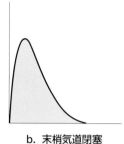
b. 末梢気道閉塞

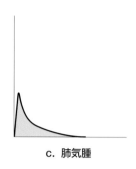
c. 肺気腫

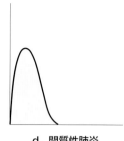
d. 間質性肺炎

○図10-24　フローボリューム曲線のパターン

● **検査法**　サルブタモール硫酸塩などのβ_2アドレナリン受容体刺激薬の吸入を行い，その前後の1秒量を測定して，次式により**改善率**を計算する。

改善率＝(吸入後の1秒量－吸入前の1秒量)/吸入前の1秒量×100〔％〕

● **結果の解釈**　改善率が12％以上，かつ1秒量の改善が200 mL以上なら，可逆性ありと判定する。可逆性がある場合は，気管支喘息が最も考えられる。

● **注意事項と看護のポイント**　気道可逆性に影響する薬剤は，あらかじめ使用を中止するように指導する。薬剤により作用時間が異なるため，中止時期も異なる。検査当日は指示どおりに薬剤を中止してきたか否かを確認する。

◆ **気道過敏性試験**

● **検査の意義**　気管支喘息では，健康人では気道がまったく反応しない程度の弱い刺激によっても気道収縮がおきるため，その気道の過敏性を評価するために行う検査である。

● **検査法**　試験方法には，標準法とアストグラフ法がある。どちらも，非特異的に気道の収縮をおこすメタコリンなどの希釈液を，薄い濃度から順次濃度を上げて吸入を反復させる。

標準法では1秒量を指標とし，最初に測定した1秒量と比べて20％以上低下したら陽性と判定し検査を終了する。このときに吸入した薬物濃度を閾値とする。アストグラフ法では呼吸抵抗を指標とする。

● **結果の解釈**　陽性と判定されれば，気道過敏性があると判断する。

● **注意事項と看護のポイント**　気道可逆性試験同様，気道可逆性に影響する薬剤は，あらかじめ使用を中止するよう指導する。検査により気管支喘息発作を誘発するおそれがあるため，検査前に患者の自覚症状や身体所見を確認したうえで検査を実施する。

4　機能的残気量測定

● **検査の意義**　スパイロメトリーでは残気量(RV)の測定ができない(○ 295ページ，図10-19)。そのため，**機能的残気量(FRC)**を測定することにより，すべての肺気量分画を求めて疾患の病態生理を把握する。

● **検査法**　検査法には，ガス希釈法として①ヘリウム（He）を指示ガスとする閉鎖回路法と，②窒素（N_2）を指示ガスとする開放回路法，そのほかに③体プレチスモグラフ法がある。

　1 He を指示ガスとする閉鎖回路法　既知の濃度の He ガスを一定量用意し，安静呼吸位でこれを外気と遮断して被験者に反復呼吸させると，最初に肺内にあった気体とまざり合って He 濃度は平衡になる（●図 10-25）。He は肺で吸収されないので，平衡前後でその量は不変であり，ここから FRC を求める。

　なお，計測中に呼出される CO_2 は，回路内のソーダライムで吸収させるので，回路内には残らない。

　2 N_2 を指示ガスとする開放回路法　100％酸素を吸入して，肺内の窒素ガス（N_2）を洗いだす。肺内にある N_2 量は，洗いだされた N_2 量に等しいことから FRC を求める。

　3 体プレチスモグラフ法　密閉した箱状の装置の中に被検者が入って，測定する（●図 10-26）。安静呼気位で気道を閉じて呼気努力をすると，肺容量は少し減少し，気道内圧は少し上昇する。一定の温度では気体の体積と圧力の積は一定というボイルの法則から，FRC を求める。

● **検査結果の解釈**　FRC を測定することで，肺活量測定と合わせすべての肺気量分画が計測される（● 295 ページ，図 10-19）。すなわち，残気量（RV）は，FRC − ERV（予備呼気量）で，全肺気量（TLC）は，FRC ＋ IC（最大吸気量）で求められる。また，残気率は次式より求められる。

残気率＝RV/TLC×100〔％〕

RV と残気率は，加齢とともに増加する。臥位では立位や座位に比べて

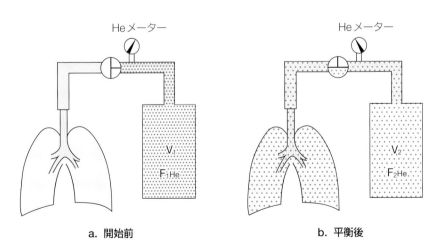

　　a. 開始前　　　　　　　　　　　　　b. 平衡後

●**図 10-25　閉鎖回路法による機能的残気量の測定原理**
He の量は開始前と平衡後でかわらないので，$V_1 \times F_{1He} = (V_2 + FRC) \times F_{2He}$ より FRC が求められる。
V_1：開始前の回路容量，F_{1He}：開始前の回路内 He 濃度，V_2：平衡後の回路容量，F_{2He}：平衡後の回路内 He 濃度

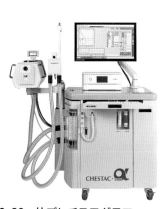
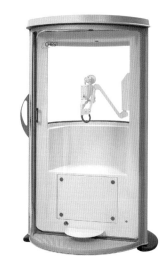

◉**図 10-26　体プレチスモグラフ**

(写真提供：チェスト株式会社)

◉**表 10-7　DLco が低下する代表的な疾患・病態**

低下の原因	DLco 測定の結果	おもな疾患・病態
肺性因子	DLco 低下，DLco/VA 正常	肺切除後など
	DLco 低下，DLco/VA 低下	間質性肺炎，重症の肺気腫など
肺外性因子	DLco 低下	貧血，心拍出量低下（心不全など）

RV，FRC は低下する。間質性肺炎では TLC が低下する。また，肺気腫ではRV の増加が TLC の増加よりも大きく，残気率が上昇する。

5 肺拡散能（DLco）

● **検査の意義**　肺拡散能（DLco[1]）は，肺のガス交換能の検査である[2]。本来は，酸素（O_2）のガス交換能を求めたいが，それは困難であるため，一酸化炭素（CO）を用いて検査する。CO はヘモグロビンとの親和性が O_2 の 210 倍強いため，低濃度で測定が可能である。

● **検査法**　混合ガス（CO：0.3%，ヘリウム〔He〕：10%，O_2：20%，残りは窒素〔N_2〕）を，最大呼気位から最大吸気位まで吸入させ，約 10 秒間息こらえさせる。その後，なるべく速く息を呼出させ，呼気を採取する。呼気中のCO 濃度と He 濃度を測定し，これをもとに DLco を計算する。

● **検査結果の解釈**　DLco の評価は，予測式から計算される予測値と実測値の比から %DLco を求め，%DLco が 80% 未満を低下と判定する。DLco/VA[3]は単位肺胞気量あたりの拡散能をあらわし，同様に %DLco/VA が 80% 未満を低下と判定する（◉表 10-7）。

　間質性肺炎や慢性閉塞性肺疾患（肺気腫），肺切除後で DLco は低下する。また，貧血や心不全でも DLco は低下する。

□NOTE

❶ DLco
diffusing capacity of the lungs for carbon monoxide の略。

❷酸素と二酸化炭素の拡散
肺は拡散により，酸素と二酸化炭素のガス交換を行っている。二酸化炭素の拡散は酸素の約 20 倍大きいので，実際に肺にかなりの異常があっても問題にならない。肺の拡散で問題になるのは酸素である。

❸ VA
alveolar volume（肺胞気量）の略。

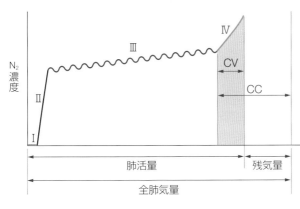

第Ⅰ相：死腔部分の純酸素呼出
第Ⅱ相：死腔ガスと肺胞気ガス
　　　　の混合気の呼出
第Ⅲ相：肺胞気ガスの呼出部分
第Ⅳ相：肺底部の気道が広範に
　　　　閉塞するために傾きが
　　　　上昇する部分

CV：クロージングボリューム
CC：クロージングキャパシティ

● **図 10-27　N₂ 単一呼出曲線**

6　クロージングボリューム測定

● **検査の意義**　クロージングボリューム測定は，吸入された空気の不均等性を検査するものである。クロージングボリュームは閉塞した末梢気道に存在する肺気量である。

● **検査法**　安静呼吸のあと最大呼出をさせてから，最大吸気位まで 100％酸素をゆっくりと一定の気流量で吸入させる。その後，一定の気流量で最大呼気位までゆっくりと呼出させる。呼出時の呼気量を横軸に，窒素濃度を縦軸に示した曲線を，**N₂ 単一呼出曲線**あるいは**クロージングボリューム曲線**という（●図 10-27）。

　N₂ 単一呼出曲線は，第Ⅰ相から第Ⅳ相に分けられ，第Ⅲ相と第Ⅳ相の変化点から最大呼気位までを**クロージングボリューム** closing volume（**CV**）という。また，CV＋RV を**クロージングキャパシティ** closing capacity（**CC**）という。

● **検査結果の解釈**　CV と CC は，いずれも加齢とともに増加する。喫煙などによる末梢気道の閉塞性変化があると早期から，CV，CC および第Ⅲ相の傾きが増加する。進行した肺気腫では第Ⅲ相の傾きが非常に大きくなり，第Ⅳ相との境界が特定できなくなるので CV は測定不能となる。

7　その他の呼吸機能検査

　その他の呼吸機能検査には，呼吸抵抗や気道抵抗，コンプライアンスの測定，運動負荷試験などがある。

◆ 呼吸抵抗と気道抵抗

　空気は気道という管の中を流れており，抵抗は圧差/気流量であらわされる。呼吸抵抗は「気道・肺組織・胸郭を含む呼吸器系全体の抵抗」，気道抵抗は「気道部分の抵抗」である。呼吸抵抗はオシレーション法で，気道抵抗は体プレチスモグラフを用いて測定する。どちらも安静に近い呼吸で測定で

き，慢性閉塞性肺疾患や，気管支喘息の発作時に上昇する。

◆ コンプライアンス

　コンプライアンスは「肺のやわらかさ」の指標である。コンプライアンスが上昇していれば肺はやわらかくてふくらみやすく，低下していれば肺はかたくてのびにくい。コンプライアンスの測定は，胸腔内圧の推定のため食道バルーンを挿入し，体プレチスモグラフを用いて行う。肺気量の変化と圧の変化から圧-量曲線を求め，FRCから0.5L吸気時の傾きで評価する（�図10-28）。

◆ 運動負荷試験

　運動負荷装置（**トレッドミル**や**自転車エルゴメーター**，◯288ページ）を用いて負荷量を徐々に増加させ，運動中の呼気ガス分析や心電図，血圧，動脈血酸素飽和度の測定，呼吸困難感などを調べる。運動耐容能や運動制限因子の評価などを目的に行われる。

　簡便な方法として，**6分間歩行試験**，**シャトルウォーキングテスト**がある。6分間歩行試験は，平地を最大限の速さで6分間歩行させ，歩行距離と動脈血酸素飽和度の変化を評価する。シャトルウォーキングテストは10mのコースを設け，音源からの信号音に合わせて往復歩行し，発信音間隔を1分ごとに短くして歩行速度を徐々に上げていく負荷試験である。決められた時間内に10mの歩行が完遂できなかった時点で終了とし，最大歩行距離で評価する。

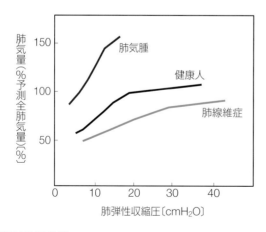

�**図10-28　肺の圧-量曲線**
コンプライアンス値は，肺気腫では大きく，肺線維症では小さい。
圧の変化に対して，肺気腫は肺が広がりやすく，肺線維症は肺がかたくて広がりにくいことを示している。

C　神経機能検査

　神経機能検査には，脳の電気活動を記録する脳波検査，睡眠状態を調べる睡眠ポリグラフ検査，筋肉（筋線維）や運動神経の状態を調べる筋電図検査，末梢神経の機能や状態を調べる神経伝導検査などがある。

1　脳波検査

1　脳波検査と疾患・障害

● **検査の原理と意義**　**脳波検査**は，頭皮上に貼付した電極で，微弱な脳の電気活動（脳波）を測定・記録する。時々刻々と変化する脳機能を記録し，評価する検査である。

　測定条件により脳波パターンが変化するため，安静・閉瞼・覚醒の3条件がそろったときの記録を判読する（**基礎活動，背景活動**）。若年成人であれば，後頭部優位に10～11 Hz・50 μV 前後（20～70 μV）の α（アルファ）波が多量にみられる（◐図 10-29）。脳機能が高まれば脳波は速波化・低振幅化し，脳機能が低下すると徐波化・高振幅化する。脳波検査がとくに有用なのは，てんかんと意識障害の場合である。

● **てんかんと脳波**　てんかんは，「種々の病因によっておこる慢性の脳障害で，大脳ニューロンの過剰な発射の結果おこる反復性発作（てんかん発作）を

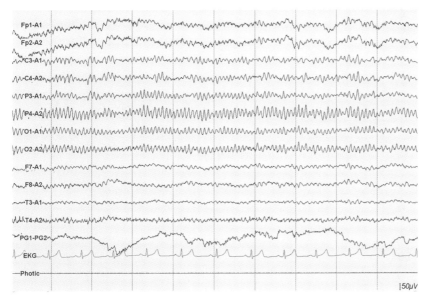

◐**図 10-29　安静閉瞼覚醒時の脳波**

上から12本が脳波（Fp1・2：前頭極部，C3・4：中心部，P3・4：頭頂部，O1・2：後頭部，F7・8：側頭前部，T3・4：側頭中部，A1・2：耳朵。奇数は左，偶数は右）。つづいて，眼球電図（PG1-PG2），心電図（EKG），光刺激（Photic）。
後頭部優位に，10～11Hz，60～70μVのα波を多量にみとめる。

主徴とし，これに種々の臨床症状および検査所見を伴うもの」と定義される。大脳ニューロンの過剰発射は，脳波上では背景活動から突出したとがった波（<ruby>棘<rt>きょくは</rt></ruby>波・<ruby>鋭波<rt>えいは</rt></ruby>）としてあらわれる。脳波は上向きの振れを陰性とよび，陽性より陰性棘波のほうが病的意義は高い。

● **意識障害と脳波**　意識障害は，ベッドサイドの診察でその有無・程度が判断される（指標にはジャパン-コーマ-スケール〔JCS〕などが用いられる）。脳波はその裏づけとなる。上述のように，脳機能によって脳波は速波化したり徐波化したりするが，速波化・低振幅化することの問題は少ない。しかし，意識障害などでは**徐波化・高振幅化**がみられ，脳機能の低下を示す。昏睡までは高振幅化するが，さらに機能が低下すると振幅は低下する。その最たるものは**脳死**であり，脳波は平坦化する。

　意識障害で重要なのは，徐波化とあわせ，刺激に対する**反応**が鈍くなったり欠如したりする点である。高振幅徐波は睡眠でもみとめられるが，外界からの刺激で覚醒反応をおこす。一方，意識障害で高振幅徐波を呈している場合，痛み刺激を与えてもまったく反応を示さないこともある（**昏睡**）。

2 脳波検査の方法

● **記録前の準備**　頭皮上，<ruby>耳朶<rt>じだ</rt></ruby>あるいは乳様突起に電極を貼付し，2点間の電位差を記録する。電極配置は**10-20法**とよばれる配置法に基づいて行う（◐図10-30）。鼻根と後頭結節間，両耳介前点間の距離をメジャーで測定し，実側値に基づいて配置する。配置する際は頭髪を分け，ガーゼにつけた

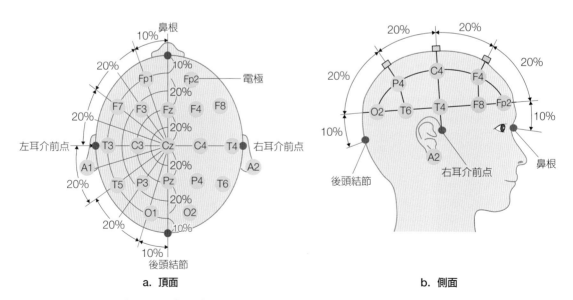

a. 頂面　　　　　　　　　　　　　b. 側面

◐**図10-30　10-20法による電極の位置**
鼻根と後頭結節の距離を測定し，これを10％，20％(Fz)，20％(Cz)，20％(Pz)，20％，10％に分割する。両耳介前点間の距離も，10％(T3)，20％(C3)，20％(Cz)，20％(C4)，10％(T4)に分割する。次に，上記10％の点を結んだ左半周の距離を測定し，これを10％(Fp1)，20％(F7)，20％(T3)，20％(T5)，10％(O1)に分割する。右半周も同様に分割する(Fp2，F8，T4，T6，O2)。F3(F4)はF7とFz(F8とFz)の中点，P3(P4)は，T5とPz(T6とPz)の中点。配置部位は，部位(Fp：front polar［前頭極］，F：frontal［前頭］，C：central［中心］，P：parietal［頭頂］，O：occipital［後頭］，T：temporal［側頭］，A：auricular［耳］)と数字(奇数は左，偶数は右，zは正中)の組み合わせで示される。

研磨剤で頭皮のよごれを十分に落とす。ペーストを用いて電極を貼付し，電極ボックスに接続する。

● **脳波の記録**　電気抵抗（10 kΩ以下が望ましい）を測定したのち，脳波記録を始める。デジタル脳波計では不要だが，アナログ脳波計では**校正曲線**を描かせる。これにより，紙送り速度（30 mm/秒），振幅（50 μV/5 mm），時定数（0.3秒，必要に応じて0.1秒），ペン圧を確認する。校正曲線につづいて，安静時，開閉眼，光刺激，過呼吸，睡眠（自然あるいは薬物）などの状態を記録する（安静時以外は**賦活法❶**）。通常は1例で20〜30分間記録する。

　この間，基本的には**単極導出**記録❷をするが，**双極導出**記録❸も行う。脳波記録には適宜コメントをつける（開眼，体動など）。記録の終わりには再度校正曲線を描く。

3　脳波の判読

　脳波の判読は通常，医師が行う。記録全体に目を通し，記録の流れと被検者に特徴的な所見を把握する。その後，判読用紙に所見を記載する。安静・閉瞼・覚醒時の記録を基礎活動として，各帯域波（δ〔デルタ〕・θ〔シータ〕・α〔アルファ〕・β〔ベータ〕）の優位部位，周波数，振幅，出現量，左右差の有無などを記載する。賦活法で得られた所見も記載し，突発活動がみとめられた場合は，どのような条件でどのような突発活動が出現したかを記載する。そのうえで，まとめ・判定を書く。

◆ 正常所見

　健康若年成人の基礎活動は，後頭部優位に10〜11 Hz・50 μV前後の**α波**が多量に出現し，左右対応部位を比較しても出現量や振幅に明瞭な差がない。低振幅速波はある程度みとめるが，徐波はほとんどない（● 303ページ，図10-29）。開眼によりα波はすみやかに消失し（**αブロッキング**），閉眼によりすみやかに再現する（●図10-31）。光刺激でもα波は抑制される。光刺激に合わせて，その刺激周波数と同じ周波数の波が後頭部優位に連続して出現することもある（**光駆動**）。

　過呼吸刺激では脳波に変化がないか，変化があっても**ビルドアップ**（振幅増高，周波数低下）の程度は軽く，過呼吸終了後すみやかに回復する（●図10-32）。記録中，眠ることはあるが，**α抑制・頭頂部鋭波**（瘤波）（● 307ページ，図10-33），**睡眠紡錘波・K-複合**までの軽睡眠❹である。てんかん性などの突発活動はみられない。

◆ 異常所見

　異常所見は，突発性異常と持続性異常に分けられ，それぞれ広汎性異常と局在性異常とに分けられる。

● **突発性異常**　**突発性異常**は突発活動をみとめるものであり，多くはてんかん性である。てんかん性突発活動が広汎にみとめられる場合，大脳ニューロンの過剰発射は脳全体にわたっており，発作にいたれば通常，意識障害を

◻ NOTE

❶ **賦活法**
　被検者にある種の刺激を与えると，脳波の反応のなかで異常な所見が明らかになることがある。このことを脳波の賦活という。おもにてんかん性突発活動が誘発される。

❷ **単極導出記録**
　耳朶あるいは乳様突起を基準に頭皮上電極の電位を記録したもの。絶対値に近い記録となる。

❸ **双極導出記録**
　頭皮上電極間の電位差を記録したもの。相対値の記録である。

◻ NOTE

❹ **軽睡眠**
　終夜睡眠ポリグラフィ（PSG）での睡眠段階N1・N2のこと。日中に20〜30分記録する脳波検査では，通常，N3やRの段階にはいたらない（● 309ページ）。

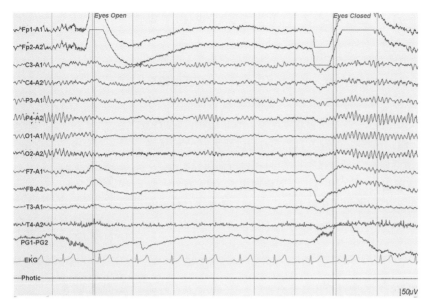

● 図10-31　開閉眼時の脳波
開眼(Eyes Open)によりα波は抑制され，閉眼(Eyes Closed)によりすみやかにα波が出現する。

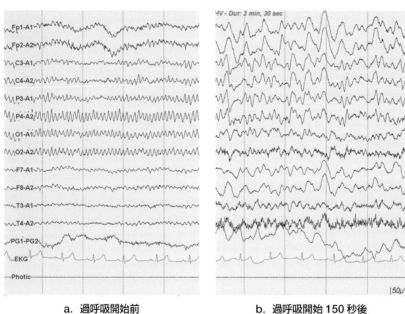

a. 過呼吸開始前　　　　　　　b. 過呼吸開始150秒後

● 図10-32　過呼吸時の脳波
150秒後の記録では，徐波化し，振幅が増高している。

伴う（**全般起始発作**）。全般起始発作の代表例は，**全般性 強 直 間代発作❶**と **定型欠神発作❷**である。

　突発活動が限局した部位だけに出現する場合，部位に一致した発作症状が生じる（焦点起始発作）。たとえば，右中心部に棘波をみとめ，左半身にのみ痙攣がおこる。

NOTE

❶全般性強直間代発作
　意識消失とともに四肢の痙攣が生じ，立っていれば転倒する。発作時に呼吸はとまる。発作が終了すると呼吸は呼気から回復し，口腔内の分泌物が排出される。発作に伴って外傷を受けたり，失禁したりすることがあるので注意する。

❷定型欠神発作
　発作波である3 Hz棘徐波複合が出現している間だけ，意識消失のみ生じる。

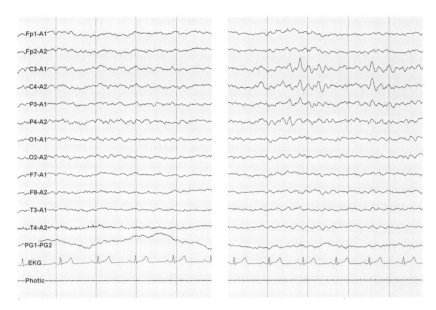

◎図 10-33　軽睡眠（段階 N1）時の脳波
左はα波が抑制され，低振幅徐波を示している。眼球電図（PG1-PG2）は緩徐な曲線を描いている。右の記録では中心部（C3-A1，C4-A2）に頭頂部鋭波をみとめる。

　非てんかん性の突発性異常に，周期性同期性放電 periodic synchronous discharge（PSD）がある。周期的に広汎に出現する鋭波様の波で，クロイツフェルト-ヤコブ病（CJD）でみられる。PSD の背景活動は病期の進行に伴って平坦化し，PSD がより目だつようになる。

●**持続性異常**　**持続性異常**は基礎活動の異常である。通常，徐波化の程度が著しいほど異常の程度は高い。広汎性の場合，意識障害など脳機能の低下があると判断する。限局した脳梗塞・脳腫瘍などの場合には，当該部位のみ徐波化・低振幅化などが生じる（**局在性異常**）。

4 検査実施上の注意と看護

●**事前の説明**　患者に対して，医師が検査の目的・方法などを事前に説明し，同意を得る。脳に通電されると心配する人もいるため，「生体内で生じている電気活動を記録します」「心電図の脳機能版です」というように説明する。また，思考内容や性格までわかるのではないかと心配する人もおり，そのような場合は，脳機能全般を評価したり，てんかん発作に結びつく発射（電位変化）の有無を評価したりする検査であることを説明する。

　事前説明では，準備から終了まで約 1 時間かかること，検査前日あるいは当日朝に洗髪をしてもらい，整髪料などは用いないことなども説明しておく。

●**検査前の看護**　検査当日は，臨床診断や症状，内服薬，合併症などを把握しておく。内服を中止して検査を受ける場合には，被検者の状態変化に注意する。乳幼児では家族に付き添ってもらい，安心した状態で電極を装着する。

　検査に際しては，リラックスして閉眼していること，眠ってもかまわない

こと，開眼などの指示には無言で従うこと，気分がわるくなったら申し出ること，などを説明する。

● **検査中の看護**　搬送および脳波記録中は，被検者の状態につねに注意をはらい，ベッドなどから転落しないようにする。てんかん発作が生じた際は，外傷がないよう対応する。全般性強直間代発作では口腔内に外傷が生じることもあり，下顎を挙上して咬合<ruby>咬合<rt>こうごう</rt></ruby>状態を保つことなどが必要となる。嘔吐することもあるので，痙攣が終了したら顔を横に向ける。記録中に繰り返し発作が生じる場合，**重積状態**であるので，すみやかに医師に連絡して対応する。その他の不測の状態もすみやかに医師に連絡する。

● **検査後の看護**　検査終了後は，意識状態などを確認してから帰棟・帰宅させる。外来患者で，記録中にてんかん発作が生じた場合や，薬物による睡眠賦活を行った場合は，家族同伴で帰宅してもらう。

5 誘発電位と事象関連電位

● **誘発電位**　被検者に感覚刺激を与え，刺激後に生じる電位を記録するものを**誘発電位**という。通常の脳波が $50\mu\mathrm{V}$ 前後の振幅をもつのに対し，1〜2桁低い電位であるため，生波形を見ても判別は困難である。

　刺激を起点とした記録を多数回（1,000 回など）加算平均すると，刺激と無関係な波形は消失し，刺激と関連した波形だけが残る。この波形の潜時<ruby>潜時<rt>せんじ</rt></ruby>（刺激から波形頂点までの時間）と振幅を測定し，感覚中枢までの経路に病的部位がないか判断する。

　誘発電位で臨床的に有益なのは，短潜時成分である。短潜時成分は神経伝達に基づき，一定のパターンを示しやすいのに対し，潜時が長くなるほど被検者の心理過程などが混入し，一定のパターンはとりにくくなる。

　誘発電位には，①体性感覚誘発電位，②聴覚誘発電位，③視覚誘発電位があり，なかでも②の短潜時成分は**聴性脳幹誘発電位** auditory brainstem response（**ABR**）とよばれる。ABR は乳幼児など，通常の聴力検査ができない人の聴力検査や，脳幹機能をみる検査として用いられている。また，脳死判定にも用いられる。

● **事象関連電位**　心理過程と対応して脳波にあらわれる長潜時成分が，**事象関連電位**である。注意や識別，意思決定，記憶などの大脳活動を反映する。

　よく行われる課題は，**オドボール課題**である。識別可能な 2 種類の感覚刺激（たとえば 1,000 Hz と 2,000 Hz の純音刺激）をランダムに提示し，提示頻度を 1：4 などにして，一方の刺激頻度を他方より少なくする。提示頻度の低い刺激が提示されたときに，スイッチを押すなどの所定の反応を行わせて記録をとる。

　提示頻度がまれな刺激を**標的刺激**，提示頻度が高い刺激を**標準刺激**（非標的刺激）といい，標的刺激に対して約 300 ミリ秒後に陽性の電位が記録される（陽性 positive で潜時約 300 ミリ秒であるため，P300 とよばれる）。

2　睡眠ポリグラフ（PSG）検査

　睡眠ポリグラフ polysomnography（**PSG**）**検査**は，脳波・眼球電図❶・オトガイ筋筋電図・気流・胸腹部呼吸運動・経皮的動脈血酸素飽和度（SpO_2）・いびき音・体位・前脛骨筋筋電図・心電図などを同時記録する（◯図 10-34）。これらに基づいて睡眠状態や睡眠障害などの評価を行う。

1　PSG の判読

　●**睡眠段階**　脳波・眼球電図・オトガイ筋筋電図に基づいて，30 秒ごとに**睡眠段階**を判定する。睡眠段階は，覚醒（W）・ノンレム 1（N1）・N2・N3・レム（R）の 5 段階である。睡眠段階の推移を示す図を**睡眠経過図**といい，一夜の睡眠を概観できる。そのほか，総記録時間・総睡眠時間・睡眠潜時・レム潜時・入眠後覚醒時間・睡眠効率などを算出する。

　●**無呼吸・低呼吸**　気流・呼吸運動・SpO_2 は，**無呼吸・低呼吸**の判定に用いる。気流停止が無呼吸であり，気流振幅が低下し SpO_2 も低下する，あるいは覚醒を伴う状態が低呼吸である。無呼吸は，閉塞性・中枢性・混合性の 3 型に分類する（◯図 10-34）。無呼吸の型や，1 時間あたりの無呼吸低呼吸回数である**無呼吸低呼吸指数**（**AHI**❷）などをみる。

　●**周期性四肢運動**　前脛骨筋筋電図は，睡眠中の**周期性四肢運動**（**PLMS**❸）の判定に用いる。

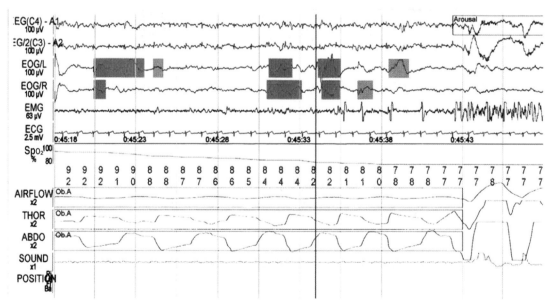

◯**図 10-34　閉塞性睡眠時無呼吸の PSG**
上段から，脳波（EEG：C4-A1），脳波（EEG：C3-A2），眼球電図（EOG/L），眼球電図（EOG/R），オトガイ筋筋電図（EMG），心電図（ECG），経皮的動脈血酸素飽和度（SpO_2），気流（AIRFLOW），胸部呼吸運動（THOR），腹部呼吸運動（ABDO），いびき音（SOUND），体位（POSITION）の記録である。気流はほとんどないが，胸腹部呼吸運動があるので，閉塞性無呼吸と判断される。この間，SpO_2 は低下している。

● **その他**　これら以外に，食道内圧測定や動画・音声の記録を行うこともある。

2 検査の適応と診断

　わが国の保険診療では，長らく睡眠時無呼吸症候群（SAS❶）・睡眠関連てんかん・うつ病・ナルコレプシーがPSG適応になっていた。最近になり安全精度管理下で行うPSGとして，（ナルコレプシー以外も含めた）中枢性過眠症・睡眠時随伴症・睡眠関連運動障害・13歳未満の小児が加わった。

● **睡眠関連呼吸障害**　睡眠中の呼吸状態に基づいて，**閉塞性睡眠時無呼吸（OSA❷）**など睡眠関連呼吸障害を診断する。重度のOSAは日中の眠けのほか，長期的には心・脳血管障害などを生じて短命となりうる。OSAの標準的治療法は経鼻的持続陽圧呼吸療法（nCPAP❸）であり，この適正圧を定める際にもPSGを行う。

● **周期性四肢運動障害**　PLMSがあり，睡眠の障害や日中の機能障害があると，周期性四肢運動障害と診断する。**むずむず脚症候群（RLS❹）**は，①脚を動かしたい衝動，②静止時に増悪，③運動で軽減，④夕方〜夜に増悪，などの患者の感覚に基づいて診断する。RLS患者の70〜80％にPLMSがみとめられる。

● **ナルコレプシー**　**ナルコレプシー1型**では，日中の過度の眠けと情動脱力発作がみられる。PSGと翌日に行う**入眠潜時反復検査（MSLT❺）**が適応となる。MSLTは2時間ごとに4〜5回眠る検査であり，入眠潜時と入眠時レム期（SOREMP❻）の有無をみる。MSLT平均睡眠潜時8分以下，かつSOREMPの複数回出現（前夜PSGでSOREMPがあれば，MSLTで1回以上）が検査上の基準である。

● **その他**　睡眠時随伴症の1つであるレム睡眠行動障害は，筋活動の抑制を伴わないレム睡眠（REM without atonia；RWA）の確認が診断に必須である。一方，うつ病や不眠症，概日リズム睡眠障害には特異的な睡眠構造はない。

3 検査実施上の注意と看護

● **注意事項と看護のポイント**　PSGは夜間，長時間にわたる検査であり，人手の少ない環境で行われる。そのため，緊急対応ができる体制を整えておく必要がある。器具・薬剤の準備はもちろんのこと，医師などへの連絡方法や心肺蘇生法・止血法の実施手順，てんかん発作や睡眠時行動障害への対応などを確認しておく。

　また，出血などの緊急時に役だつ情報として，ウイルス性肝炎などの感染症の有無を事前に確認しておく。

3 筋電図・神経伝導検査

　筋電図検査は，筋肉の電気活動を記録して筋肉や運動神経の状態を調べる検査である。対象の筋肉に専用の針電極を刺して筋肉から直接記録する**針筋**

□ NOTE
❶ SAS
　sleep apnea syndrome の略。

□ NOTE
❷ OSA
　obstuructive sleep apnea の略。
❸ nCPAP
　nasal continuous positive airway pressure の略。
❹ RLS
　restless legs syndrome の略。
❺ MSLT
　multiple sleep latency test の略。
❻ SOREMP
　sleep onset REM period の略。入眠15分以内に出現するREM睡眠。

電図検査と，皮膚に皿電極を貼付しその下の筋肉の電気活動を皮膚の上から記録する**表面筋電図検査**の 2 つがある。**神経伝導検査**は，末梢の運動神経や感覚神経を皮膚の上などから電気で刺激し，それにより誘発される反応を記録することで末梢神経の機能や状態を調べる検査である。

　こうした検査は，腕や手，脚などの力が弱くなったり（筋力低下），動きがわるくなったり（運動麻痺），筋肉がやせてきたり（筋萎縮）といった運動系の症状，あるいは，しびれ（異常感覚）や触った感じが鈍い（感覚鈍麻）などの感覚系の症状がある患者に対し，それが筋肉や末梢神経の障害のためではないかと疑われた場合に行われる（◯図 10-35）。

　なお，表面筋電図検査は不随意運動❶の解析・診断を目的に行われることが多い。筋電図・神経伝導検査の対象疾患は多岐にわたるが，おもなものを◯表 10-8 に示す。

1　検査理解のための解剖生理学的知識

● **神経線維**　肉眼で見える 1 本の末梢神経は，複数の神経細胞（ニューロン）からなっており，数十～数万本の**神経線維**が 1 つの束となって集まったものである（◯図 10-36）。神経線維には有髄神経と無髄神経があるが，針筋電図検査や神経伝導検査で調べることのできるのは**有髄神経**で，細胞体から

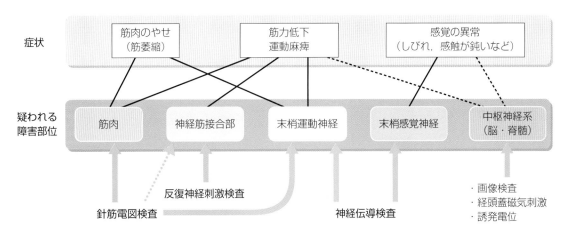

◯**図 10-35　筋および神経に関する症状と検査**

◯**表 10-8　筋電図・神経伝導検査の対象となるおもな疾患**

運動ニューロンあるいは神経根の障害	筋萎縮性側索硬化症（ALS），頸椎症性筋萎縮症など
筋疾患	進行性筋ジストロフィー（デュシェンヌ型，筋強直性ジストロフィーなど），多発性筋炎，皮膚筋炎など
末梢神経障害	糖尿病性ニューロパチー，圧迫性・絞扼性ニューロパチー（手根管症候群，肘部管症候群など），ギラン-バレー症候群，慢性炎症性脱髄性多発根神経炎，シャルコー-マリー-トゥース病など
神経筋接合部の障害	重症筋無力症，ランバート-イートン筋無力症候群など

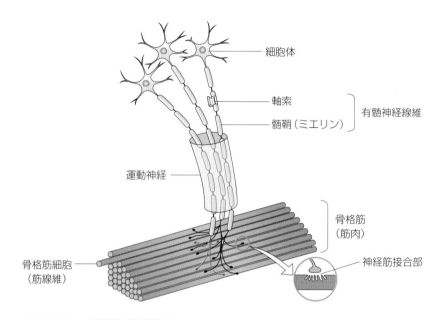

○図10-36　骨格筋と運動神経

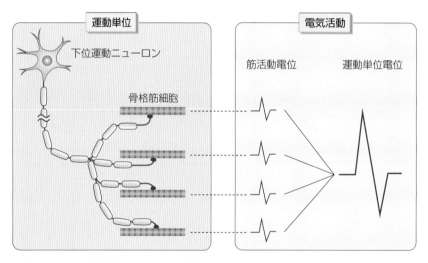

○図10-37　運動単位とその電気活動

のびた1本の**軸索**を，**髄鞘**が節状に繰り返しおおっている（無髄神経は軸索のみで髄鞘がない）。

　神経線維は**活動電位**という電気信号を，運動神経ならば末梢へ，感覚神経ならば中枢へと伝える電線の役割を果たしている。いわゆる電線の金属部分に相当するものが軸索で，電流が外にもれないようにしている周囲の絶縁体に相当するものが髄鞘である。

● **運動単位**　運動神経の場合，1本の軸索が筋肉のすぐ近くで数十から1,000本ほどに枝分かれをし，それぞれの枝に1本ずつ**骨格筋細胞（筋線維）**がつながっている。この，1つの**下位運動ニューロン**[1]とそれに支配された複数の骨格筋細胞のグループを**運動単位**という（○図10-37）。骨格筋細胞は

□NOTE

❶**下位運動ニューロン**
　二次運動ニューロンや脊髄前角細胞ともよばれる。なお，運動ニューロンには上位運動ニューロンと下位運動ニューロンがある。

下位運動ニューロンからの信号に従って活動するので，信号が来なければ活動しないし，信号が来た場合には同じ運動単位に属する複数の骨格筋細胞が一斉に活動する。

● **神経筋接合部**　軸索の末端（神経終末）と骨格筋細胞の間にはきわめて狭いすきまがあり，これを**神経筋接合部**という（◐図10-36）。軸索を**伝導**してきた電気信号は，神経筋接合部で**アセチルコリン**という化学物質（伝達物質）に信号がおきかわり，筋肉へと**伝達**される。アセチルコリンによる信号を受けた骨格筋細胞は，活動電位を発生したのち，収縮して力を生みだす。

2 針筋電図検査

● **検査の原理と意義**　針筋電図検査では，一芯同心針電極という専用の針電極を筋肉に刺して，骨格筋細胞の電気活動を記録する。同じ運動単位に属する骨格筋細胞のグループは，それを支配している下位運動ニューロンからの信号を受けると一斉に活動電位を発生させる。そのため，実際に記録されるのは1本1本の筋活動電位ではなく，それらの総和である**運動単位電位**である（◐図10-37）。運動単位を構成する下位運動ニューロンの細胞体や軸索，あるいは骨格筋細胞に障害がおこると，運動単位電位の波形や大きさが正常と異なってくる。そのため，運動単位電位を記録・観察することで，障害の部位と程度を知ることができる（◐図10-38）。

● **検査結果と障害**　骨格筋の障害の場合，1つの運動単位に属する骨格筋

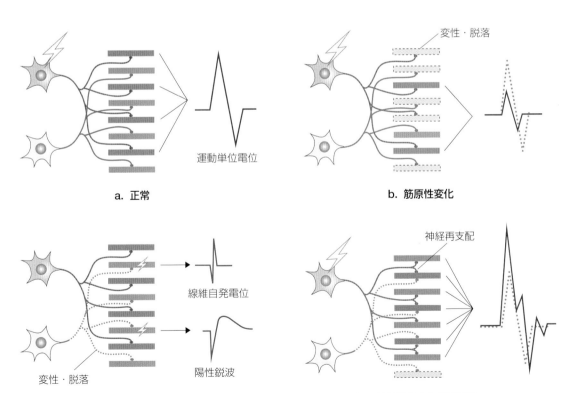

a. 正常

b. 筋原性変化

c. 神経原性変化（急性期）

d. 神経原性変化（慢性期）

◐**図10-38　筋・神経障害と電位**

細胞の数が少なくなるため，運動単位電位は正常よりも大きさ（振幅）が小さく，幅（持続時間）は短くなる（**筋原性変化**）。

一方，下位運動ニューロンが障害され，変性・脱落してしまった場合，急性期には，神経の支配がなくなった個々の骨格筋細胞に自発的な電気活動（線維自発電位や陽性鋭波）がおこる（**急性期神経原性変化**）。回復期・慢性期には，正常な運動神経線維の末端から枝分かれが新しく生じ，神経支配をなくしていた骨格筋細胞が新たな神経の支配下におかれる（**神経再支配**）。それに伴い，1つの運動単位に属する骨格筋細胞の数が正常より増えるため，運動単位電位の振幅は大きくなり，持続時間が延長し，波形も多相化したりする（**慢性期神経原性変化**）。

● **検査の実際**　一般的な針電極は直径が0.5 mm未満と細いが，鎮静や局所麻酔をせずに刺入が行われるため，少なからず痛みを伴い，患者にはつらい検査といえる。このように侵襲性があるため，検査は臨床検査技師でなくトレーニングされた専門医が行う。

また，針先から半径わずか2.5 mm以内の情報しか得られないため，1か所の記録だけでは通常は診断に不十分であり，1つの被検筋につき十数か所からの記録をとるのが一般的である。

記録は完全に力を抜いた安静時と，軽度および全力で力を入れた状態とで行う。検査対象にどこの筋肉を選ぶか，いくつの筋肉を検査するかは疾患によって異なり，検査時間もそれによるが，1時間以上かかることもしばしばである。検査後も筋肉に鈍痛が残るが，鎮痛薬を要することはなく，自然経過で数日以内に消失する。

● **注意事項と看護のポイント**　検査には患者の理解と協力が必要である。前述のように苦痛を伴う検査であるため，なぜこの痛い検査が必要であるかを説明し，理解してもらう。そのうえで不安を取り除くことが求められる。指示に従うことのできない小児や意識障害，認知症の患者などの検査はおのずと制限がある。

また，出血傾向の強い患者（血友病などの出血性疾患や，血栓塞栓症で抗凝固療法を受けている患者など）では禁忌となる場合もある。検査による合併症はほとんどないが，出血傾向のある患者で止血処置が不十分だと皮下や筋肉内に血腫ができたり，あるいは不潔な状態で針電極を刺せば局所や全身の感染症をおこす危険もありうるので，検査後，刺入部位にはれや発赤，強い痛みなどが生じてこないか，発熱はないかなどに注意する。

3 神経伝導検査

● **検査の原理**　軸索に局所的な電流を外から流す（刺激する）と，その部位に本人の意思とまったく関係なく，人工的に活動電位を発生させることができる。人工発生した活動電位は生理的なものと同じように軸索を伝導し，運動神経であれば，最終的にそれが支配している骨格筋細胞に活動電位をおこして筋肉が収縮する。

神経伝導検査は，このように神経線維を途中で電気刺激して，末端からの

反応を記録することで活動電位の伝導ぐあいを調べ，それによって神経線維の状態を診断する検査である（○図10-39）。運動神経であれば**複合筋活動電位**（**CMAP❶**），感覚神経であれば**感覚神経活動電位**（**SNAP❷**）を記録する。検査の考え方は，電線がきちんとつながっているかどうかを調べる方法と同じで，神経線維に沿って刺激部位を順次かえていけば，神経伝導がどこで障害されているのかがわかる。

● **検査結果と障害**　1本の神経線維において，刺激をしたが反応が得られない場合は，刺激部位に活動電位が発生しなかったか，刺激部位と記録部位の間のどこかで活動電位の伝導が途絶えてしまったことを意味する。電線である軸索そのものが変性してなくなってしまった場合（**軸索変性**）のほか，絶縁体である髄鞘がこわれて軸索がむき出しになった状態（**脱髄**）でも，軸索内を流れる電流がそこからもれ出てしまい，活動電位は先に伝わらなくなる（**伝導ブロック**）。また脱髄では，活動電位は途切れずに末端まで伝導するが脱髄箇所で伝導が遅くなり反応の出る時間が正常より遅れる，ということもある（**伝導遅延**）。

　実際の末梢神経は，神経線維が1本だけということはなく複数本からなるため，その反応は個々の神経線維が呈した正常・異常の伝導パターンを，神経線維の本数分だけ足し合わせた形としてあらわれる。

● **検査の実際**　右正中神経の運動神経伝導検査の模式図を○図10-40に示す。まず，手首で局所的な電流を短時間（0.2～0.5ミリ秒）皮膚の上から流して，直下の正中神経を刺激し，反応（CMAP）を記録する。反応は，正中神経支配である短母指外転筋上の皮膚に貼付した表面皿電極から記録する。反応の大きさ（振幅）は，神経線維の本数を反映する重要な指標なので，最大の

⊟ NOTE

❶ **CMAP**
　compound muscle action potential の略。運動単位電位が複数合わさったもの。

❷ **SNAP**
　sensory nerve action potential の略。

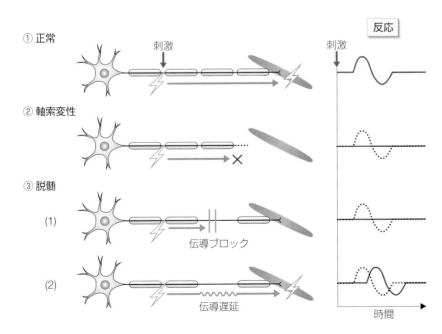

○図10-39　神経伝導検査と障害

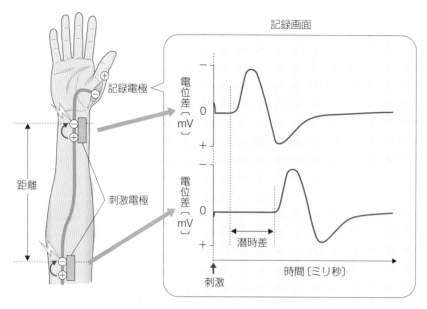

記録画面

記録電極

電位差〔mV〕

刺激電極

距離

電位差〔mV〕

潜時差

時間〔ミリ秒〕

刺激

◗図10-40　運動神経伝導検査

反応が得られるまで刺激を強くする(**最大上刺激**)。

　次に，肘で同様に正中神経を刺激し，短母指外転筋からの反応を記録する。手首と肘とでは記録部位までの距離が違うため，刺激してから反応が記録されるまでの時間(**潜時**)が異なる。この時間差(潜時差)と2つの刺激部位間の距離とを計測することで，活動電位がどのくらいの速度で軸索を伝導したか(**伝導速度**)を，距離／時間で計算することができる。ほかの神経の検査も刺激部位と記録部位が異なるだけで，同様である。

　どの神経を選び，全部で何本検査するかは疾患により異なる。検査時間もそれによるが，通常数十分から，場合により1時間以上かかる。なお，この検査は臨床検査技師も実施可能である。

● **注意事項と看護のポイント**　電気刺激は相応の不快感や，刺激が強い場合は痛みを伴うが，1回1回の刺激時間はほんの一瞬なので，ほとんどの患者は十分耐えることができる。なかには寝てしまう患者もいるほどである。しかし，刺激強度にかかわらず，電気刺激の独特な感覚を極端に苦手とする患者もまれにおり，検査ができないこともある。禁忌はとくにないが，ペースメーカーなどの直上では刺激をしないように注意する。なお，検査部位の温度が結果に影響するため，検査に際しては手足が冷たくならないように気を配る。

4　反復神経刺激検査

● **検査の実際**　筋力低下は神経筋接合部での伝達障害によってもおこり，それを調べる検査が**反復神経刺激検査**❶である(◗311ページ，図10-35)。運動神経伝導検査と同様に運動神経を電気刺激し，その支配筋のCMAPを皮膚の上から記録するが，最大上刺激を3Hzあるいは20～50Hzの頻度で繰

▭NOTE
❶反復神経刺激検査
　ハーヴェー–マスランドテストともよばれる。

り返す。正常な場合はいずれも CMAP の振幅に変化はみられない。**重症筋無力症**では，3 Hz で刺激を繰り返すと 4〜5 回目まで振幅が順次低下していく（**漸減現象**，◐図 10-41-a）。一方，**ランバート-イートン筋無力症候群**では，最初の反応が低振幅で，20 Hz 以上の刺激を繰り返すと次第に振幅が増大する（**漸増現象**，◐図 10-41-b）。

　なお，障害が軽いと反復神経刺激で異常が把握できないことがあり，**単線維筋電図**という特別な針筋電図検査を行うことがある。

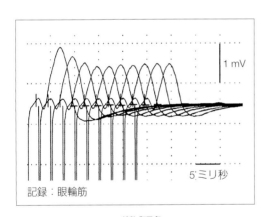

a．漸減現象

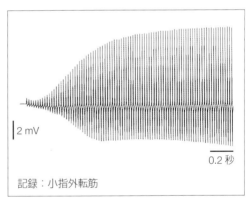

b．漸増現象

◐図 10-41　反復神経刺激検査

---

column　**からだに電気を流してだいじょうぶなの？**

　神経伝導検査で身体に流す電流は，刺激 1 回につき数 mA（ミリアンペア）から数十 mA で，最大 100 mA である。感電について，「50 mA で心室細動がおこり致死的」などと書かれているのを目にすることがあるが，これは交流電流が心臓を通って 2 秒以上流れた場合の話である。検査で使う電流は，交流よりも危険が低い直流電流で，それが体内を流れるの は，プラスとマイナスの刺激電極にはさまれた 2 cm 程度のごく狭い範囲に限られる（◐図 10-40）。このように，電流は心臓を通らず，通電時間も 1 万分の 2 秒から長くて 1000 分の 1 秒ときわめて短時間である。神経伝導検査の電気刺激は，身体への危険がまったくないので，患者には安心してもらうように説明しよう。

II 画像検査

A 超音波検査

1 超音波検査の原理

● **超音波検査の原理**　超音波は周波数20 kHzをこえる，人の耳に聞こえない音波である。音波は音響インピーダンス❶の異なる媒質間の境界面で一部が反射し，残りが屈折・透過する性質をもつ。現在の医用超音波検査は，周波数1〜20 MHzの超音波の反射波をもとにつくられるさまざまなモードの超音波画像を用いている。肺や腸管内の空気，骨，結石などの表面で超音波はほとんど反射され，その先は描出されない。

□ NOTE
❶**音響インピーダンス**
　媒質の密度と音の伝播速度の積で決まる値で，音波の伝わりやすさをあらわす。

　超音波の周波数を高くすると，画像の分解能は上がるが，減衰は強くなる。そこで目的に応じた周波数と形状の探触子（プローブ）が選択される。送信波の整数倍の周波数の反射波を用いるハーモニックイメージングは，近距離のノイズが少なくコントラストのよい画質が得られる。

　パルス状に発信された超音波の反射波が戻ってくるまでの時間から探触子と境界面との距離を決め，反射波の強さがリアルタイムに描出される。固定した超音波ビームの反射波の強さが振幅であらわされるのがAモードである。同じく固定したビームの反射波の強さが輝度であらわされ，時間軸上に掃引されるのがMモードである。2次元的に走査された超音波ビームの反射波の強さが2次元上の輝点となって描出されるのがBモードである。さらに3次元的に走査された超音波ビームの反射波から割り出された境界面が3次元的に表示されるのが3Dモードである。

● **ドプラ法**　発信波と反射波の周波数の偏位から，反射体の運動速度を算出して表示するのがドプラ法である。探触子に近づく血流が赤，遠ざかる血流が青で，Bモード画像上に重ねて表示されるのがカラードプラである。異常な血流は，折り返し現象によってさまざまな色のまじるモザイクパターンとなってあらわれる。ドプラ偏位信号の強度をカラー表示するのがパワードプラで，微細血流まで表示される。

2 心臓超音波（心エコー）検査

　心臓超音波（心エコー）検査では，検査室ならびにベッドサイドで，心臓の血行動態情報を得ることができる。

検査前の準備

- **必要な器具**　経胸壁心臓超音波検査用のセクタ型の，2.25〜3.5 MHz の探触子（プローブ）と超音波装置。経食道心臓超音波検査では，経食道探触子と局所麻酔，マウスピース，終了後の消毒液など。
- **患者について**　経胸壁心臓超音波検査にとくに制限はない。経食道心臓超音波検査は食道疾患のある患者では行えず，検査前 4 時間は絶飲食として，咽喉頭部の局所麻酔のうえで行う。

● **検査の意義**　心臓・血管の動きと血流が可視化され，心機能・形態が直接評価できる。構造異常や壁運動異常，異常血流などから，心疾患の診断・治療決定にかかわる情報が得られる（●表 10-9，図 10-42）。また非侵襲的で，繰り返し行うことができ，経過を追ううえでも有用な手段となる。

● **検査法**　超音波は骨や肺にあたると反射して，奥の像が見えなくなる。超音波の窓を広くするために，左側臥位にして心臓を胸骨からずらし，左腕を挙上して肋間を広げ，ときに軽く息を吐いてとめた状態で観察する。静止画像と動画像を保存する。

● **検査結果の解釈**　B モード像では，心腔の大きさ，壁の厚さ，弁形態などの心臓形態，および壁・弁運動を評価する。M モード法では，左室や大動脈径，左房径などを計測する。カラードプラ画像では異常な血流を判定し，パルスドプラ法や連続波ドプラ法では，血流速度や圧較差，血流量などを計測・評価する。

● **表 10-9　心臓超音波検査における計測基準値**

M モード(mm)				
左室拡張末期径	男性：38〜55	大動脈径		男性：27〜41
	女性：34〜51			女性：24〜36
左室収縮末期径	男性：20〜38	左房前後径		25〜39
	女性：18〜33	左室内径短縮率(FS)		28%以上
心室中隔・左室後壁厚	7〜11	左室駆出率		55%以上

断層像(mm)				
左室	長径：61〜79，短径：33〜45	右室	長径：41〜56，短径：25〜36	
左房	長径：35〜49，短径：25〜34	右房	長径：24〜40，短径：23〜39	
大動脈弁輪径	男性：19〜25	バルサルバ洞径	男性：24〜38	
	女性：17〜24		女性：20〜33	
上行大動脈径	男性：19〜32	僧帽弁輪径	男性：19〜32	
	女性：17〜31		女性：18〜28	

ドプラ法	
左室流入血流速(E 波)	0.5〜1.1 m/ 秒
左室流入血流速(E/A)	60 歳未満：1〜2，60 歳以上：0.8〜1.2

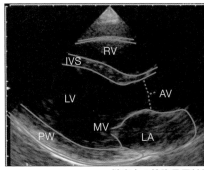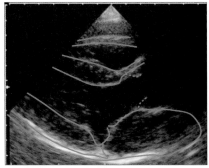

a. 健康人の傍胸骨長軸像(左:拡張期, 右:収縮期)

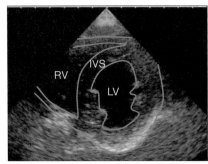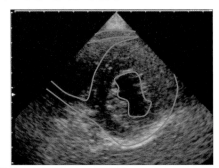

b. 乳頭筋レベル左室短軸像(左:拡張期, 右:収縮期)

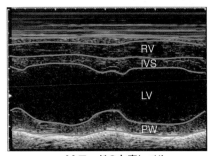

c. Mモードの左室レベル

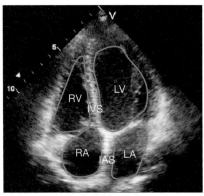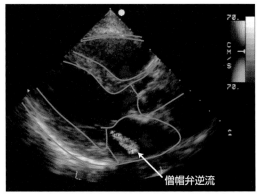

d. 心尖部4腔像　　　　　　　　e. 僧帽弁逆流の傍胸骨長軸カラードプラ像

●図10-42　心臓超音波画像
RV:右室, IVS:心室中隔, LV:左室, MV:僧帽弁, AV:大動脈弁, PW:左室後壁, LA:左房, RA:右房, IAS:心房中隔

● **注意事項と看護のポイント**　経胸壁心臓超音波画像の窓には個人差があり、肥満・やせ・肺気腫などがあると得られる情報が少なくなる。また人工弁置換の金属部分は、音響陰影と多重反射により深部を隠してしまう。細かい病変の描出、心耳血栓の有無の判断などにあたっては、経食道心臓超音波検査が必要である。

3 腹部超音波（腹部エコー）検査

　腹部超音波（腹部エコー）検査は、腹部・後腹膜実質臓器と脈管の構造異常、および一部の腸管異常を評価する目的で行われる。

> **検査前の準備**
> * **必要な器具**　深部が広く見えるように振動子が凸上に配列されたコンベックス型の、周波数 3.5〜5 MHz 前後の探触子と超音波装置。
> * **患者について**　食物残渣や嚥下空気による超音波の反射を避け、また胆汁で充満した収縮前の胆嚢の観察のために朝食を抜いて行われる。緊急の場合や目的によってはこの限りでない。

● **検査の意義**　慢性肝炎、肝硬変、肝がん、閉塞性黄疸、胆石、胆嚢炎、胆嚢ポリープ、膵炎、膵臓がん、腎がん、尿路結石、水腎症、腹部大動脈瘤などの診断、および経過観察の際の指標に用いられる。

● **検査法**　見たい臓器と腸管ガスの有無によって、体位（仰臥位・半座位・腹臥位）や呼吸の停止などを工夫して超音波画像を観察する（● 図 10-43）。胆石では可動性の有無を確認する（● 図 10-44）。

● **検査結果の解釈**　評価項目は、肝臓・胆嚢・膵臓・脾臓・腎臓などの実質臓器の形態異常や、腫瘍性病変、腹水、腹部大動脈病変の有無など、多岐にわたる。

4 その他の超音波検査

> **検査前の準備**
> * **必要な器具**　体表の浅い領域には、解像度の高い 7.5 MHz 以上の周波数のリニアスキャン探触子、骨盤内臓器には腹部と同じコンベックス型探触子。
> * **患者について**　甲状腺や乳腺などの体表の超音波検査では、とくに制限はない。骨盤腔の経腹走査では検査 2〜3 時間前から排尿せずにおくか、検査 30〜60 分前に 500 mL 程度の水を飲んで、膀胱を尿で満たしておく膀胱充満法が行われる。経腟や経直腸といった方法では、その必要はない。

　超音波検査は、心臓・腹部以外に、甲状腺・乳腺・骨盤内臓器の腫瘍性病変、頸動脈硬化などの評価に用いられる。

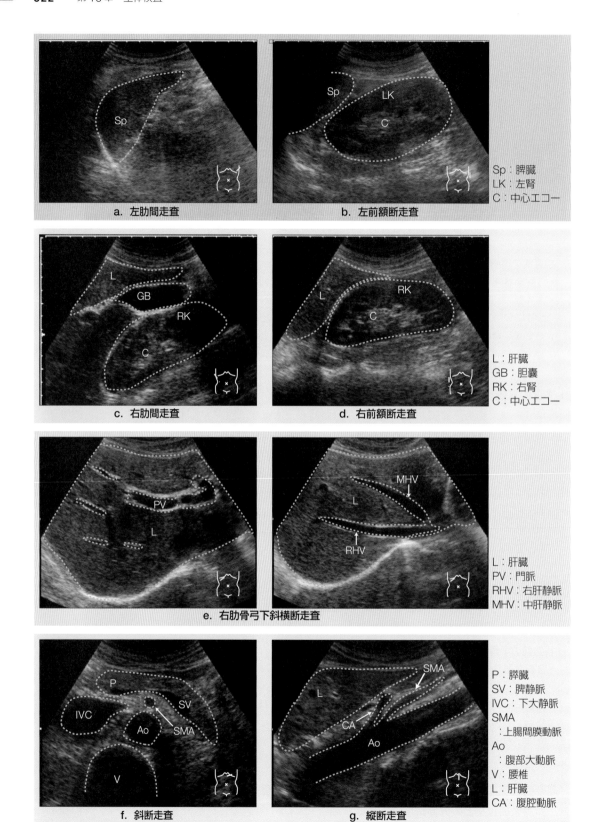

Sp：脾臓
LK：左腎
C：中心エコー

a. 左肋間走査　　　　b. 左前額断走査

L：肝臓
GB：胆嚢
RK：右腎
C：中心エコー

c. 右肋間走査　　　　d. 右前額断走査

L：肝臓
PV：門脈
RHV：右肝静脈
MHV：中肝静脈

e. 右肋骨弓下斜横断走査

P：膵臓
SV：脾静脈
IVC：下大静脈
SMA
　：上腸間膜動脈
Ao
　：腹部大動脈
V：腰椎
L：肝臓
CA：腹腔動脈

f. 斜断走査　　　　g. 縦断走査

図10-43　健康人の腹部超音波画像

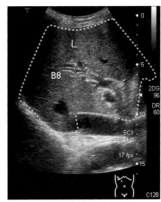

GB：胆囊
GS：胆石
AS：音響陰影

L：肝臓
B8：拡張した肝内
　　胆管8亜区域枝

a. 右肋骨弓下斜横断走査　　　　　　　　　b. 右肋間走査

◎図10-44　閉塞性黄疸を呈する胆石患者の腹部超音波画像

B　磁気共鳴画像（MRI）検査

1　MRI検査の原理

　磁気共鳴画像 magnetic resonance imaging（**MRI**）**検査**は，大きな磁石による強い磁場とFMラジオに使われている電波を使って生体内を撮影する検査である。MRIは放射線を用いないため，被曝がなく，小児でも安心して検査を受けることができる。

　MRIは生体内の水や脂肪に多く含まれる**プロトン**（**水素原子核**）を画像化している。プロトンは磁石の性質（磁場）をもっている。ふだんはそれぞれのプロトンの磁場の向きはそろっていないが，MRI装置内は，時間が経過しても変動しない安定した磁場（静磁場）であり，大部分のプロトンの磁場が静磁場と同じ向きにそろう。全体としてのプロトンの磁場の向きを**巨視的磁化ベクトル**という（◎図10-45）。

　巨視的磁化ベクトルは，外部から特定の周波数の電磁波（ラーモア周波数）をあてると，静磁場と垂直方向に倒れる。垂直に倒す電磁波を，90度パルスという。このとき，生体内から外部に向かって新たな電磁波が生じる。生体内から生じた電磁波を受信コイルでとらえることで生体内の情報が得られる。

　ただし，巨視的磁化ベクトルは回転しながらすぐに静磁場方向に戻り，電磁波は消失する。この過程を緩和という。また，巨視的磁化ベクトルの静磁場方向への回復を**縦緩和**（**T1緩和**），垂直方向への減衰を**横緩和**（**T2緩和**）とよび，それぞれT1時間とT2時間であらわす。

　画像化するに十分な情報を得るために，何度も90度パルスをあてる。90度パルスだけでは生体内からの電磁波はすぐに消失してしまうため，90度パルスの直後に180度パルスをあてると消失した電磁波を復元することができ受信が可能になる。90度パルスの間隔を繰り返し時間 repetition time（TR），

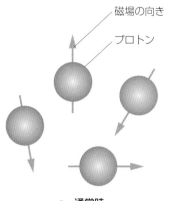

磁場の向き

プロトン

静磁場

巨視的磁化ベクトル

a. 通常時

b. 静磁場内

◉図10-45　プロトンの磁場の向き
MRI装置のような静磁場に入ると，ばらばらだった個々のプロトンの磁場の向きの大部分が静磁場の方向にそろう。

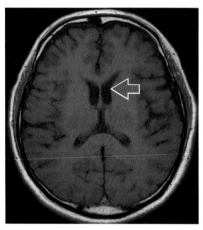

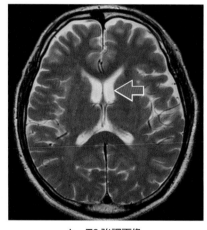

a. T1強調画像

b. T2強調画像

◉図10-46　T1強調画像とT2強調画像の横断像（正常例）
矢印は脳脊髄液を示す。

90度パルスと180度パルスの間隔をエコー時間 echo time（TE）という。TRを短く，TEを短くすると，水は低信号と（黒く）なる。これを**T1強調画像** T1-weighted image（**T1WI**）という。TRを長く，TEを長く撮像すると，水が高信号と（白く）なる。これを**T2強調画像** T2-weighted image（**T2WI**）という（◉図10-46）。T1強調画像とT2強調画像は，MRIの基本である❶。

2 MRI検査法

　MRI検査が有用な部位には中枢神経，脊椎，上腹部，骨盤，四肢があげられ，診療科別に用途が決まっている（◉表10-10）。標準的検査では，高速スピンエコー法❷によるT1強調画像とT2強調画像の撮影が基本となる。病変の多くは，正常組織と比べてT1時間・T2時間ともに延長しているの

▭ NOTE
❶ T1強調画像のTRは500ミリ秒，TEは20ミリ秒である。一方，T2強調画像のTRは3,000ミリ秒，TEは100ミリ秒である。

❷スピンエコー法
　現在，最も一般的に用いられている撮像法で90度パルスと180度パルスの電磁波を一定間隔（TR）で繰り返し連続的に印加する。なかでも，高速スピンエコー法は，1回のTRの間に何度も180度パルスを印加することにより撮像時間の短縮が可能となっている。

◯**表10-10　MRIが診断に役だつ疾患・臓器（診療科別）**

脳神経外科・内科	脳腫瘍，脳血管性疾患，変性疾患，外傷，脳血管（脳ドックなど）
整形外科	頸椎症，ヘルニア，脊髄腫瘍，骨軟部腫瘍，靱帯損傷，半月板損傷
消化器内科・外科	肝・胆・膵の腫瘍，胆道・膵管のスクリーニング検査
乳腺外科	乳房の腫瘍
小児科	全身
産科	妊娠子宮，胎児
婦人科	子宮，卵巣
泌尿器科	腎臓，膀胱，尿管，前立腺
耳鼻咽喉科	内耳，小脳橋角部，咽頭・喉頭の腫瘍
眼科	眼窩・眼球疾患

で，T1強調画像では黒く，T2強調画像では白く描出される。

　検査部位，内容によるが，検査時間は20分～1時間程度のことが多い。最も頻度の高い頭部MRIは20分程度である。一般的にMRI検査はCT検査よりも時間がかかる。

　MRI撮像時に磁石の中にある傾斜磁場コイルに電流を流すと力が生じ，傾斜磁場コイルが振動する。この振動エネルギーが磁石本体などに伝播することによってトンネルの中の工事現場のような機械音が生じる。

3 中枢神経のMRI検査

NOTE
❶ T（テスラ）
　磁界の強さを表す，磁束密度の単位である。

　装置は1.5T（テスラ）❶と3Tの両方とも頻用される。標準的撮影は**T2強調画像**，**FLAIR**（◯図10-47-a），**T1強調画像**，**拡散強調画像（DWI）**（◯図10-47-b），**T2*強調画像**（◯図10-47-c）の5つである。いずれも2次元高速スピンエコー系の撮像法を使用し撮影する。

　救急医療で急性期脳梗塞の疑いがある場合はFLAIR，DWI，T2*強調画像のみを撮影し，ほかは省略することが多い。脳卒中の疑いがある場合は**MR血管撮像（MRA）**で3次元画像を作成する（◯図10-47-d）。**ファンクショナルMRI** functional MRI（**fMRI**）（◯図10-47-e）は神経活動が賦活化した際の微妙な血流変化を可視化する。

　1 FLAIR fluid-attenuated inversion recovery　FLAIRは水の信号を選択的に抑制する撮像方法であり，病変部は一般的に高信号となる（◯図10-47-a）。

　2 拡散強調画像 diffusion-weighted image（**DWI**）　DWIは，組織内水分子のランダムな熱運動（ブラウン運動）を反映した画像であり，病変部は拡散制限をきたし高信号となる。発症直後の超急性期脳梗塞の診断が可能な唯一の撮影方法である（◯図10-47-b）。DWIを応用して移動検出勾配 motion probing gradient を多方向にかけて多数回撮像する**拡散テンソル画像** diffusion tensor imaging（**DTI**）は神経線維の走行が可視化できる（◯図10-47-f）。

　3 T2*強調画像（T2*WI）　ティー-ツー-スター強調画像と呼ぶ。T2*WI

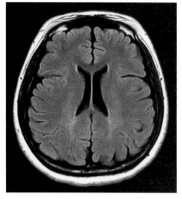

a. FLAIR 画像（横断像）

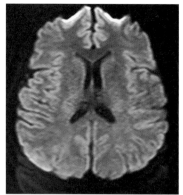

b. 拡散強調画像（横断像）

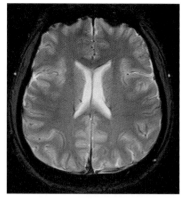

c. T2*強調画像（横断像）

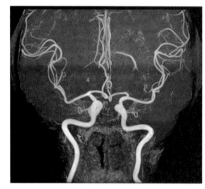

d. MR 血管撮像 3D 画像

動脈血の速い血流のみ高信号で（白く）描出した画像で非侵襲的に血管の画像が得られる。2D の薄いスライス面に流入する血流信号をすべて収集し 3D 画像を構築する。

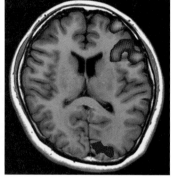

e. ファンクショナル MRI（横断像）

しりとりをタスクとした場合の画像であり，左前頭葉の運動性言語野と左後頭葉の一次視覚野に賦活化をみとめる。

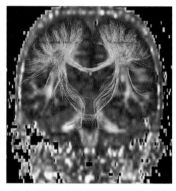

f. 拡散テンソル画像（冠状断面像）

得られた画像をソフトウェアで解析すると，神経線維の走行などをある程度可視化できる。スライス面と同じ方向の神経線維は赤，垂直な方向の神経線維は緑，黄色で示される。

◉図 10-47　中枢神経の MRI 画像（正常例）

は出血の診断に感度が高い。血管外の微小な血腫は低信号となる（◉図 10-47-c）。

　4 MR 血管撮像 MR angiography（MRA）　流速の速い血流のみを高信号に描出し，血管のつながりがわかりやすいように再構成した画像である。非侵襲的に血管の画像を得ることができる（◉図 10-47-d）。

　5 ファンクショナル MRI functional MRI（fMRI）　患者にタスクを負荷させる前と負荷させた後に撮影した画像上の血流に起因する，わずかな信号変化を検知して画像化する。手足の運動，しりとり，視覚刺激などのタスクをしながら繰り返しスキャンする。しりとりであれば，患者の手術にあたり言語優位半球が左右どちらの脳かあらかじめ知ることができる（◉図 10-47-e）。

4 体幹・四肢の MRI 検査

　体幹部とくに上腹部の撮影では，装置は 1.5 T が頻用される。標準的撮影法は T2 強調画像の一種の**シングルショット T2**（◎図 10-48），**脂肪抑制併用 T2 強調画像**（◎図 10-49-a），**DWI**，T1 強調画像の一種の **opposed-in-out**（◎図 10-49-b, c）の 4 種類で，T1 強調画像以外は自由呼吸で撮影される。

　造影ダイナミック撮影❶が追加されることも多く，脂肪抑制併用 T1 強調画像（3 次元）を用いて造影剤投与前後に息をとめ，繰り返し撮影する。造影剤にはガドリニウム製剤のほか，肝特異性造影剤のガドキセト酸ナトリウム Gd-EOB-DTPA（EOB）と超常磁性酸化鉄 superparamagnetic iron oxide（SPIO）が

☐ NOTE

❶造影ダイナミック撮影

　経静脈的に造影剤を急速静注する前から，脂肪抑制併用 T1 強調画像を高速で繰り返し撮影しつづけ，組織の血流や造影剤の環流を把握する画像である。血流以外に起因する信号を極力落とすために脂肪抑制を併用する。

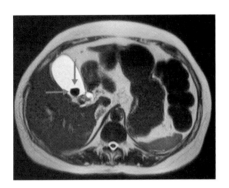

◎**図 10-48　T2 強調画像横断像（胆石症例）**
矢印は胆石を示す。

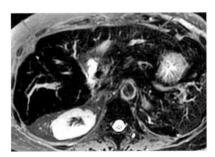

a. 脂肪抑制併用 T2 強調画像（横断像）

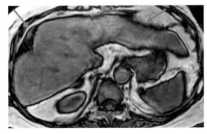

b. T1 強調画像 out-of-phase（横断像）

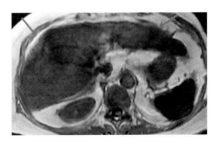

c. T1 強調画像 in-phase（横断像）

◎**図 10-49　鉄過剰症症例の MRI 画像**
矢印は肝臓を示す。脂肪抑制併用 T2 強調画像で肝全体が低信号，T1 強調画像横断像の in-phase で out-of-phase より信号が低下している。肝に鉄が過剰に沈着しているためである。

用いられる。EOB を使用する場合は造影剤投与直後と 20 分後まで撮影する
ため撮影時間は長い。SPIO を使用する場合は投与 10 分後から脂肪抑制併
用 T2 強調画像，脂肪抑制併用 T1 強調画像，T2* 強調画像の 3 回撮影する。

　MR 胆道膵管撮像 MR cholangio pancreatography（**MRCP**）（◐図 10-50）はシ
ングルショット T2 を応用しスラブを厚くした撮影法で胆囊・胆管・膵管を
観察する目的で撮影する。

　骨盤の撮影では，呼吸による腹壁の動きがアーチファクトの原因となるた
め，腹帯による下腹部の固定が肝要である。消化管の蠕動運動もアーチファ
クトの原因となるため，排便・排ガスを推奨し，可能であれば鎮痙剤使用も
考慮する。膀胱病変を観察する場合は蓄尿が望ましい。女性の場合，月経周
期は画像コントラストに影響するので，検査前に把握しておく。

　四肢の撮影では，ポジショニングが重要であり，肩・肘・手・股・膝・足
それぞれに最適な肢位で撮影する。クッションなどを用いて筋緊張を低減し
動きを抑制させる。標準的撮影は 2 次元の T2 強調画像，T1 強調画像，非
選択的脂肪抑制法 short TI inversion recovery STIR，DWI，T2* 強調画像の 5
つの組み合わせである。

　□1□**T2 強調画像（シングルショット T2）**　水信号をとくに強調したシング
ルショット T2 とよばれる撮影法では，撮像時間が短いため，息どめの必要
がない（◐ 327 ページ，図 10-48）。

　□2□**脂肪抑制併用 T2 強調画像**　脂肪信号を選択的に落とすことで，腹壁脂
肪に起因する呼吸性アーチファクトや内臓脂肪の信号が抑制され，病変を鋭
敏に検出できる（◐ 327 ページ，図 10-49-a）。

　□3□**T1 強調画像（opposed-in-out）**　1 回の撮影で，2 つの異なるエコー
時間（TE）を用いて in-phase と out-of-phase❶とよばれる 2 種類の T1 強調
画像（opposed-in-out）を撮影することにより，同一臓器や組織の微細な脂肪
沈着の定量が可能である（◐ 327 ページ，図 10-49-b, c）。

　□4□**STIR**　短い反転時間❷inversion time（TI）を用いた反転回復法による撮影

◻NOTE
❶ in-phase は，水と脂
肪プロトンが同じ方向を向
いているときに，out-of-
phase は，水と脂肪プロ
トンが逆方向を向いている
ときに撮影した画像である。

❷反転時間 inversion time
　反転回復法における最初
の 180 度パルスから次の
90 度パルスまでの時間の
こと。この間に縦緩和が進
むため，反転時間を調節す
ることで縦緩和時間に応じ
たコントラストをつけるこ
とができる。T1 値が短い
脂肪組織の信号を抑制する
際に頻繁に使用される。

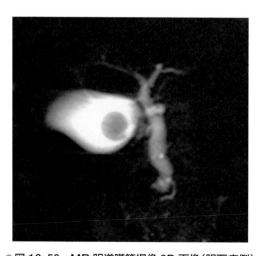

◐**図 10-50　MR 胆道膵管撮像 3D 画像（胆石症例）**

である。脂肪および脂肪と同等の T1 時間をもつ組織からの信号が抑制されるため，関節周囲のコントラストが良好となり，病変観察に有効である。

　⑤**MR 胆道膵管撮像** MR cholangiopancreatography（MRCP）　水信号をとくに強調した T2 強調画像を応用し前処置や造影剤を使用することなく非侵製的に胆道や膵管の画像を得ることができる（▶図 10-50）。同様の手法でMR 脳槽撮像，MR 脳表撮像，MR ミエログラフィ，MR 尿路撮像などが可能である。

5　MRI 検査の注意事項

● **磁性体**　MRI 検査室はつねに強い磁場が発生しているため，磁石に引きつけられたり，破損したりするおそれのあるもの，画像に影響するものはあらかじめ取り外す。これには金属類や磁気カードなどがある。
　(1)金属類：補聴器，義歯，眼鏡，ヘアピース，ヘアピン，時計，アクセサリー，金属つき下着，鍵，スマートフォンなど
　(2)磁気カード：クレジットカード，キャッシュカード，IC カード，診察券など
　(3)その他：湿布，家庭用磁気治療器，カイロ，刺青，身体補助具など
　化粧品(マスカラなど)のなかには，顔料として金属を含んでいるものがあり検査前に落としておく。

● **禁忌**　患者の体内に埋め込まれた金属は，画像に影響するだけではなく，生命に危険を及ぼすこともありうるため慎重に確認する必要がある。以下の場合は MRI 検査が実施できないため注意を要する。
　(1)電気電子機器の挿入をしている場合(ペースメーカー❶，除細動器，神経刺激装置，注入ポンプ，人工内耳など)
　(2)体内で移動の可能性がある金属の挿入をしている場合(ステント・フィルター挿入後 8 週間以内，眼内金属など)

NOTE
❶ 近年では MRI 対応型のペースメーカーが販売されているため確認を要する。

　電磁波の胎児への安全性が確立されていないため，妊娠中もしくは妊娠の可能性のある場合，とくに器官形成期にあたる妊娠 13 週までは，MRI 検査は実施できない。

　また，MRI 装置のガントリーは狭く，撮影中は受診用コイルを身体に密着させる必要がある。このため，閉所恐怖症の患者は検査を実施できない。

● **造影剤**　診断をより正確にするため造影剤を使用することがある。とくにガドリニウム製剤は血管が増生した部位を強調するため腫瘍や炎症が疑われる場合に頻用される。造影剤の安全性は高いとされているが，副作用を発現することがあるため注意する必要がある。検査前にあらかじめ造影剤に対する副作用歴，気管支喘息歴，そしてアレルギー歴を聴取しておく。重篤な腎・肝障害のある患者や全身状態のわるい患者では造影検査は避けるべきである。

C サーモグラフィー

検査前の準備
- **必要な施設・器具** 無風，25℃以上，湿度 50%前後の定常状態に準備された検査室
- **患者について** 以下の事項を避けるように指導する。
  検査数日前から：生検や筋電図検査
  前日から：飲酒
  4 時間前から：喫煙
  検査直前：飲食・運動
  当日：血流に影響のある薬剤の内服・貼布，触診・理学療法の受診。なお，化粧やマニキュアなどは除去する。

サーモグラフィー thermography は，生体から放射される電磁波のうち，おもに赤外線エネルギーを画像化する検査である。生体から放射される赤外線放射エネルギーは皮膚表面温度に依存し，これは環境温度と局所皮膚血流に影響を受ける。

医用サーモグラフィー装置としては，皮下 1 mm 内から放射される波長 10 μm 前後の赤外線を検出して，同時的に画像化し，その後デジタル処理・記録する方式が一般的である。

● **検査の意義** 低侵襲で，容易に繰り返すことのできる生理的・機能的検査である。皮膚表面温度に影響を与える末梢循環障害や自律神経障害，疼痛，炎症，体表臓器の腫瘍などを診断・評価することができる。

● **検査法** 検査前に 15〜30 分間，検査室温への順化を行う。目的部位の左右が比較できるように撮影体位と撮影方向を決める。その際，体表面どうしが向かい合うことによる，皮膚表面温度の上昇を避けるように配慮する。準備ができたら，機器によって定められた操作で撮影する。

検査法の 1 つに冷水負荷サーモグラフィーがあり，これはレイノー現象❶ raynaud phenomenon を誘発する目的で行われる。10〜15℃ の冷水に 1〜5 分間手を浸して，手指の温度変化で判定する（◐図 10-51）。

● **検査結果の解釈** 左右差は通常 0.5℃ 以下で，1℃ 以上あれば異常と考えられる。各種の炎症，静脈瘤，ケロイド，乳がん，急性痛，血行再建術や交感神経切除術後の血流改善などで高温相を示し，閉塞性動脈硬化症，皮膚潰瘍，壊死，褥瘡，レイノー現象，慢性痛，末梢性神経障害などで低温相となる。

● **注意事項** 測定条件を極力均一にすることが肝要である。

□ NOTE
❶レイノー現象
　寒冷曝露や精神的ストレスに伴う指動脈攣縮により，典型的な場合，手指の色が蒼白，青紫（チアノーゼ），発赤（充血）の三相性に変化する。原発性，あるいは膠原病などの疾患に伴って二次性に生じる。

右手　　　　　左手

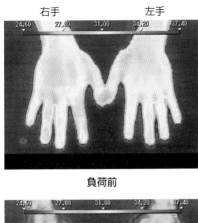
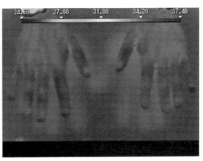

負荷前　　　　　　　　　　　　　　　負荷直後

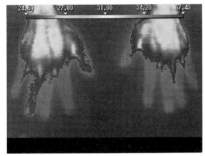
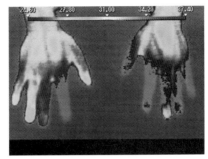

負荷3分後　　　　　　　　　　　　　負荷6分後

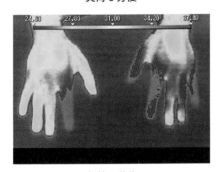
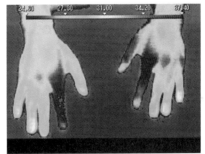

負荷9分後　　　　　　　　　　　　　負荷12分後

◎図10-51　冷水負荷サーモグラフィ

24.6〜37.4℃の範囲で温度をカラー表示してある。両手指の温度は負荷前（29℃以上）と負荷直後（24.6℃未満）で均一である。しかし，負荷6〜12分後にかけて，左右の第2指で低温が持続し，ほかの部位に比べて回復が遅れている。

（写真提供：東京医科歯科大学 東田修二氏）

内視鏡検査

　内視鏡検査とは，直接目で見ることのできない身体の中に，内視鏡を入れて疾患や病変を見つける検査である。疾患によっては治療をすることもできる。

1 内視鏡の種類と構造

　内視鏡には，おもに内科で使うビニールチューブのような**軟性鏡**と，外科が手術室で使う細いステンレスパイプのような**硬性鏡**がある（●表 10-11）。通常，内視鏡といえば軟性鏡のことで，とくに胃や大腸の内部を観察する検査のことをいう。

　1 **軟性鏡**　挿入部がやわらかく曲がる内視鏡を**軟性鏡**という。上部消化管内視鏡や下部消化管内視鏡のほか，呼吸器の検査で用いられる**気管支鏡**などは軟性鏡である。軟性鏡はもともと，光を通すグラスファイバーを束ねて体外から胃を観察したので，ファイバースコープとよばれていた。また，超小型のカメラをチューブの先端に取りつけ，これを胃に入れて撮影したことから，胃カメラともよばれた。現在はデジタルカメラ・ビデオカメラと同じ原理で，チューブの先端に CCD や CMOS という撮像素子を取りつけたものが主流である（●図 10-52-a）。内視鏡装置の構造を●図 10-52-b に示す。

　2 **硬性鏡**　硬性鏡は，金属製パイプにレンズをつけたものである。消化器外科などが手術室で使う硬性鏡は**腹腔鏡**とよばれる。このほか，硬性鏡には整形外科で関節内の病変の治療に用いる**関節鏡**などがある（●図 10-53）。身体の一部を切開し，そこに機器を挿入して内部を撮影する場合が多い。一般に手術室などにおいて，全身麻酔下で行われる。

●表 10-11　内視鏡の種類

検査名	器械の名称	おもにみる部位	担当診療科	実施場所
上部消化管内視鏡	経口内視鏡	食道・胃・十二指腸	消化器内科・外科	内視鏡室
	経鼻内視鏡			
下部消化管内視鏡		大腸		
内視鏡的逆行性胆管造影（ERCP）	側視鏡	十二指腸乳頭部・胆管・膵管		透視室
胆道内視鏡		胆管		
小腸内視鏡	ダブルバルーン内視鏡	小腸		
	シングルバルーン内視鏡			
カプセル内視鏡		小腸・大腸		内視鏡室
腹腔鏡		腹腔	外科	手術室
気管支鏡		気管支	呼吸器内科・外科	透視室
関節鏡		四肢関節	整形外科	手術室
喉頭内視鏡	軟性内視鏡	咽頭・喉頭・耳道・鼻腔	耳鼻咽喉科	外来
	硬性内視鏡			手術室
膀胱尿道鏡		膀胱・尿道・腎盂	泌尿器外科	手術室
女性生殖器内視鏡	子宮鏡	子宮	産婦人科	外来・手術室
	卵管鏡	卵管		

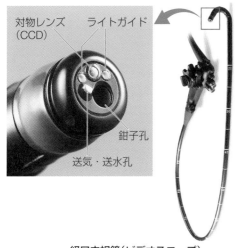

a. 経口内視鏡(ビデオスコープ)

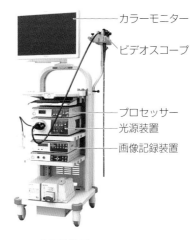

b. 内視鏡装置

◐図10-52　内視鏡(軟性鏡)装置の構造

内視鏡装置は，先端に撮像素子(CCD や CMOS)の取りつけられた内視鏡(ビデオスコープ)，得られた画像を解析するプロセッサー，体内を照らすための光をつくる光源装置が中心となる。このほかに，画像記録装置や画像データを電子カルテに送るゲートウェイなどがある。

(写真提供：オリンパスメディカルシステムズ株式会社)

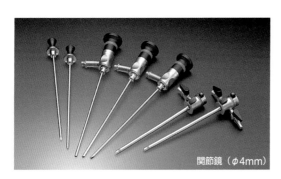

関節鏡（φ4mm）

◐図10-53　関節鏡(硬性鏡)

(写真提供：オリンパスメディカルシステムズ株式会社)

　3　**新しい内視鏡**　従来の上部消化管内視鏡や下部消化管内視鏡では届かない小腸領域や，手術後の変形した腸管にも挿入することができる内視鏡が実用化されている。

　①**バルーン内視鏡**　軟性鏡と，それをおおうオーバーチューブ(外筒)の先端付近にバルーンをつけたものがダブルバルーン内視鏡である(◐図10-54-a)。軟性鏡のバルーンを省略したものはシングルバルーン内視鏡とよばれる。腸管内でバルーンをふくらませると，オーバーチューブを任意の位置で固定することができる。バルーンを交互にふくらませたりしぼませたりして小腸を引き寄せ，たわみをとりながら内視鏡を深部へ挿入する。

　②**カプセル内視鏡**　カメラを内蔵したカプセルを薬のように飲み込んで，腸管内の撮影を行うものである(◐図10-54-b, c)。小腸用はカメラを1個，大腸用はカメラを2個もち，死角を減らしている。撮影した画像データは電

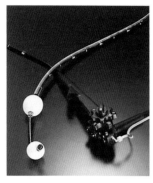

a.　ダブルバルーン内視鏡

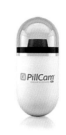

b.　小腸用カプセル
　　内視鏡

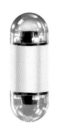

c.　大腸用カプセル
　　内視鏡

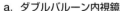

◉図10-54　新しい内視鏡

（写真提供：〔a〕富士フイルムメディカル株式会社，〔b・c〕コヴィディエンジャパン株式会社）

波で送信され，体外のレコーダーに記録される。腸管内に狭窄があると排出できなくなるので，検査前に開通性確認のための腸溶性カプセルを飲むことがある。

2 内視鏡検査と診断・治療

　内視鏡検査は，おもに観察する臓器の病変を見つけ，治療をするために行われる。たとえば消化器では，胃がんや大腸がん，食道がんなどを見つけるために行われることが多い。このほか，胃・十二指腸潰瘍や食道炎，大腸炎，膵がん，胆管結石などの診断，さらに早期胃がんや早期大腸がんの治療にも用いられる。また，大量に出血している胃潰瘍や食道静脈瘤の止血も可能である。

1 内視鏡による診断

　内視鏡検査では，画面に映し出された画像をもとに診断を行う。腫瘍などが疑われる部位については，組織を採取して診断を確定する。病変の観察や検査の方法については，以下のようなものがある。

　1 色素散布法　胃や腸の表面をそのまま見るだけでなく，補助的に色素を散布し，病変を発見しやすくして観察することがある。病変表面と正常部表面との違いを強調させるこの方法を**色素散布法**という。代表的なものはインジゴカルミンによるコントラスト法である（◉図10-55）。

　2 拡大内視鏡　通常の内視鏡よりも拡大して見ることのできる内視鏡装置が拡大内視鏡である。高倍率で観察することで，がんと正常部分の境界がわかりやすくなる（◉図10-56-a, b）。

　3 特殊光観察　観察するときに用いる光を，通常の白色光ではなく波長の異なる特殊なものにかえて観察する方法を**特殊光観察**という。代表的なものには NBI（narrow band imaging）や BLI（blue laser imaging）があり，光の吸収率の違いを利用して，粘膜下の血管を透見することができる（◉図10-

56-c)。がん細胞は栄養分を取り込もうとするため，周囲の毛細血管が増えており，血管像の変化で診断する。

　4 **生検（バイオプシー）**　内視鏡の先端にある穴（鉗子孔）から鉗子という採取器具を出して，臓器の一部を 2 mm 四方くらいの大きさで切りとる。組織片を体外に持ち出し，顕微鏡で観察して診断（病理組織検査）する。これを**生検（バイオプシー）**といい，とくにがんの診断では必須である（◐ 265 ページ）。
　● **人工知能による画像自動診断**　現在，人工知能（AI）による画像解析に基づく診断技術の研究・開発が進んでおり，今後，コンピュータによる画像診断が実用化される見込みである。診断の正確性が十分になれば，従来の生検

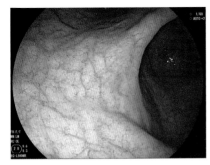

a. インジゴカルミン散布前　　　　　　　　b. インジゴカルミン散布後

◑**図 10-55　色素散布法（インジゴカルミン）**

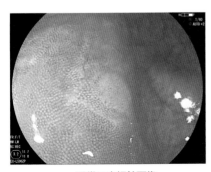

a. 通常の内視鏡画像　　　　　　　　　　b. 拡大内視鏡画像

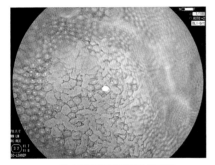

c. 拡大特殊光観察（BLI）画像

◑**図 10-56　拡大内視鏡と特殊光観察**
特殊光観察は拡大内視鏡とあわせて用いることが多い。拡大特殊光観察画像では，赤血球の動きがわかるほど精細に観察することができる。

が不要となる可能性がある。

2 内視鏡による治療

● **治療器具**　内視鏡下での治療は，鉗子孔を通した各種機器を用いて行う。消化管で使用頻度の高い器具としては以下の5つがあげられる。鉗子孔からこれらの治療器具を出して順番に使用し，潰瘍や静脈瘤からの出血を止血したり，早期がんの切除や粘膜剝離を行うことができる。

1 **止血クリップ**　血管をつかんで機械的に圧迫し，止血するための器具である（◎図10-57）。圧迫後に先端を切り離し，クリップ部のみを体内に留置する。消化管内のクリップは止血後しばらくしてから自然に排泄される。

2 **止血鉗子**　血管をつかんで通電し，組織を血管ごと凝固させ止血させる鉗子である。なお，凝固止血のためには凝固装置が必要である。

3 **局注針**　内視鏡下で注射（局部注射，局注）を行うための針である。局部注射をすることで粘膜を厚くし，粘膜を切開するときや凝固するときに孔（あな）が空かない（穿孔しない）ようにする。

4 **スネア**　輪状の金属性ワイヤー器具である。組織をしぼり上げて通電，あるいはそのまま切断する。さまざまな大きさ，形状がある（◎図10-58-a）。切除した組織は回収ネットで回収する（◎図10-58-b）。

5 **電気ナイフ**　組織を切開または剝離するために用いる，針状の通電できる器具である（◎図10-59）。いろいろな種類があり，単独またはほかの器具と組み合わせて用いる。

● **治療手技**　胃や大腸，食道の早期がんに対しては，上記の器具を用いて以下のような手技を行う。いずれも病変部位を粘膜層ごと切りとる手技であ

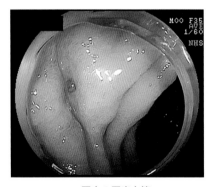
a. 胃内の露出血管

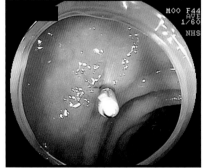
b. クリップによる止血

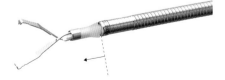
c. 止血クリップ（消化管用）

◎**図10-57　露出血管に対するクリップ止血**
先端部を切り離してクリップを留置する。止血後しばらくしてから自然に排泄される。
（写真提供：オリンパスメディカルシステムズ株式会社）

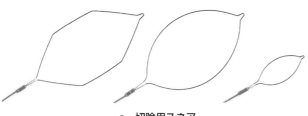
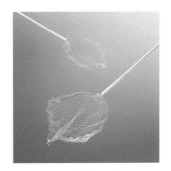

a. 切除用スネア　　　　　　　　　　　　b. 回収ネット

◎図 10-58　スネアと回収ネット
(写真提供：オリンパスメディカルシステムズ株式会社)

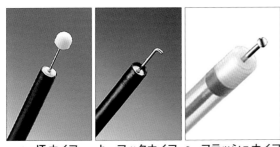

a. IT ナイフ　　b. フックナイフ　c. フラッシュナイフ

◎図 10-59　電気ナイフ
(写真提供：〔a・b〕オリンパスメディカルシステムズ株式会社,
〔c〕富士フイルムメディカル株式会社)

り, 局注や切開, 止血の繰り返しでなりたっている。

　　1 内視鏡的粘膜切除術 endoscopic mucosal resection(EMR)　病変部位の粘膜下層に局注針で生理食塩水などを注射して浮かせ, 切開する。病変周囲にスネアをかけ, しぼり上げて切開する(◎図 10-60-a)。

　　2 内視鏡的粘膜下層剝離術 endoscopic submucosal dissection(ESD)EMR 同様に, 病変部位の粘膜下層に局注をして浮かせ, 病変周囲から切開しはじめて, 病変下層も切開して剝離する(◎図 10-60-b)。

3　内視鏡検査の実施と注意事項

　ここでは消化管の内視鏡検査を例に, 医師の補助や患者の介助など, 看護師の役割における注意事項を述べる。

検査前の準備

- **必要な器具や薬剤**　内視鏡装置一式, マウスピース, 血圧計, パルスオキシメーター, 心電図モニター, 救急セット(AED を含む), 生検鉗子, 止血用具, 下剤・腸管洗浄薬・咽頭麻酔薬・鎮痙薬・鎮静薬など, 病理検査用伝票

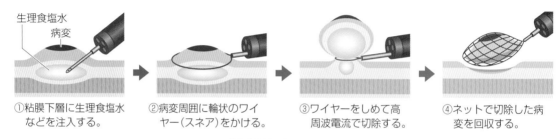

①粘膜下層に生理食塩水　②病変周囲に輪状のワイ　③ワイヤーをしめて高　④ネットで切除した病
　などを注入する。　　　　ヤー（スネア）をかける。　周波電流で切除する。　　変を回収する。

a. 内視鏡的粘膜切除術（EMR）

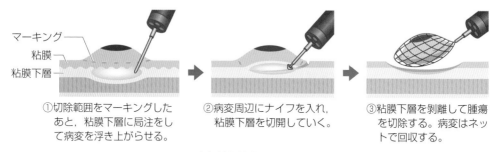

①切除範囲をマーキングした　②病変周辺にナイフを入れ，　③粘膜下層を剥離して腫瘍
　あと，粘膜下層に局注をし　　粘膜下層を切開していく。　　を切除する。病変はネッ
　て病変を浮き上がらせる。　　　　　　　　　　　　　　　トで回収する。

b. 内視鏡的粘膜下層剥離術（ESD）

◗**図10-60　EMRとESD**

1 検査の予約と説明

　内視鏡検査は機器の準備を要するため，時間・場所などを予約して実施されることが多い。

● **同意書**　検査に先だち，医師から患者に対して検査の必要性や行わなかったときにおこること，検査を受けることでおこりうる危険なこと，検査でなにがわかるかなどが説明される。

　医師に対しては質問しにくいことを看護師に聞いてくる場合もあるので，かみくだいて説明したり，一緒に医師へ説明を求める。患者が十分に理解して同意をしたら，その内容を文書で記録し，サインをもらい，保存する。患者が説明を理解していない，同意しないといった場合は，検査を行ってはならない。

● **薬剤の確認**　このとき，抗凝固薬や抗血小板薬など，血液を固まりにくくする薬を服用していないかを確認する。内視鏡治療や生検などでは出血が予想されるので，これらの薬を服用していると止血が困難になることがある。患者の状態によっては薬の服用を中止することができないので，生検をしないなどの注意が必要となる。また，胃粘膜の被覆薬などを服用していると，薬剤が胃の表面に付着して取れず，観察が困難になることもある。

2 検査の前処置

　胃や大腸には通常，食物が入っており，そのままでは中をのぞいても表面が隠されてよく見えない。そのため，あらかじめ胃や腸の内部をきれいにしておく必要がある。

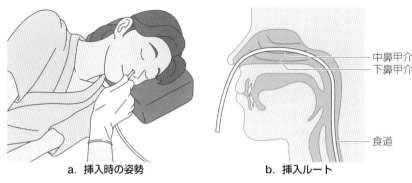

a. 挿入時の姿勢　　　　　　　b. 挿入ルート

中鼻甲介
下鼻甲介
食道

◎図 10-61　経鼻内視鏡の挿入

● **上部消化管検査**　　胃を検査する場合は，前日の夕食後から検査開始まで食事はやめる（当日の朝食をとめる）。胃の中をきれいにするため，検査直前に粘膜除去剤や消泡剤を飲んでもらう。

　①**経口内視鏡の場合**　　胃の検査では通常，口から内視鏡を挿入する。内視鏡が舌根部を刺激すると嘔吐反射がおこりやすいので，挿入前に咽頭の局所麻酔を行う。

　②**経鼻内視鏡の場合**　　直径 6 mm 以下の細径内視鏡を鼻から挿入して検査を行う（◎図 10-61-a）。鼻腔に局所麻酔をしておき，鼻から咽頭へ挿入する。内視鏡が舌根部を通らないため，嘔吐反射が出にくい（◎図 10-61-b）。鼻腔が極端に狭い人には実施できない。

● **下部消化管検査**　　大腸検査の場合は，これに加えて腸内をきれいにする薬（約 2L）を当日の朝に服用する。前処置で大量の液体を飲むので，大腸検査ではとくに体調の変化をきたしやすい。腸が詰まっていないか，嘔吐していないか，心臓に負担がかかっていないかなど，異変を注意深く観察する必要がある。異変に対してはいち早く察知し，医師に連絡して対応する。

3 検査中の看護

● **患者に対する看護**　　患者は，内視鏡検査に対する不安や恐怖心をもっていることが多い。これをいかに取り除くことができるかで検査の成否が決まるため，声をかけたり，背中をさすることなどで不安をやわらげる。あまりに緊張が強いようであれば，鎮静薬を用いるか，より負担の少ない経鼻内視鏡に切りかえる。

　検査中は，患者の体位変換などの介助を行う。患者が検査台から落ちたり，急に身体を動かしたりしないように注意をはらう。また，患者にモニターを取りつけ，血圧や脈拍，経皮的動脈血酸素飽和度（SpO_2）の確認を行う。これらをモニターすることで，異常をいち早く察知できる。

● **医師の補助**　　検査を行う医師に対しては，検査を始める前に，患者の名前や ID 番号，生年月日で患者確認を行う。このほか，検査の目的や見るべき病変の種類・部位なども確認しておくとよい。内視鏡下で粘膜の洗浄を行うときや，生検，治療のときなどは，適切なタイミングで適切な器具を手渡

す。医師の視線が内視鏡モニターから離れずにすむように，きちんと手に渡すことが大切である。

4 検査終了後の看護

● **検査の終了後**　検査終了後は，患者の皮膚や衣服によごれがついていないかを確認し，ゆっくり起き上がってもらう。血圧など再度確認し，異常がなければ検査室を離れるように誘導する。咽頭麻酔や鎮静薬などの影響を考慮して，一定時間安静を保つ。このとき，**飲食開始時間**を伝えることを忘れないようにする。

● **検査結果の説明**　検査結果は，画像のみで診断した場合は，その場で説明可能である。一方，生検を行った場合は，組織を顕微鏡で観察するため，結果が出るまでに1週間はかかることを説明する。病理組織検査では，正常をI，がんをV，として5段階に分けて報告される（● 263ページ，表9-2）。この結果は後日，外来にて患者に伝えられる。

▷**表 10-12　高水準消毒薬の特徴**

消毒薬	消毒に要する時間	利点	欠点	備考
過酢酸	5分間	・殺菌力が強い ・カセット方式のため，内視鏡自動洗浄装置への充塡時での蒸気曝露がない	・材質をいためることがある	・10分間をこえる浸漬を避ける
グルタラール	10分間	・材質をいためにくい ・比較的に安価	・刺激臭が強い	・0.05 ppm 以下の環境濃度で用いる（換気にとくに留意する）
フタラール	10分間	・材質をいためにくい ・緩衝化剤の添加が不要	・よごれ（有機物）と強固に結合する	・内視鏡自動洗浄装置で用いるのが望ましい

（消化器内視鏡の感染制御に関するマルチソサエティ実践ガイド【改訂版】．日本環境感染学会誌 28（Suppl.）：S19, 2013 による，一部改変）

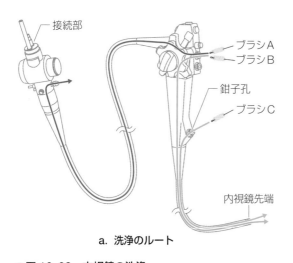

a. 洗浄のルート

接続部

ブラシA
ブラシB
鉗子孔
ブラシC
内視鏡先端

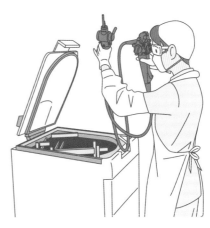

b. 自動内視鏡洗浄装置

▷**図 10-62　内視鏡の洗浄**

5　内視鏡の洗浄

　使用後の内視鏡には患者の体液や粘膜上皮組織などが付着している。どのような病原体が付着していても次の使用時に安全性が担保されるように，ルールに従って十分な洗浄を行う。消化器内視鏡洗浄のルールは，『消化器内視鏡の感染制御に関するマルチソサエティ実践ガイド【改訂版】』に示されている[1]。

　消化器内視鏡の洗浄に用いられる消毒薬（洗浄液）は3種類あり，それぞれ消毒に要する時間や濃度，蒸気曝露の予防法などが決められている（●表10-12）。

　洗浄の手順は，まず外装を洗い，次に送気送水ボタン部分と鉗子孔からブラシを入れて，3方向から内部の2系統の通路を洗う（●図10-62-a）。その後，機械洗浄を行うことが推奨されている（●図10-62-b）。

6　新型コロナウイルス感染症対策

　2022年現在，新型コロナウイルス感染症の拡大に関して，内視鏡検査や前処置の場面では，患者が咳き込む場合もあり飛沫を浴びる可能性がある。そのため内視鏡学会からは，術者や補助者はフェイスシールドつきマスク（またはゴーグル＋サージカルマスク）・手袋・キャップ・ガウン（長袖）の着用が推奨されている。術者側の対策はもとより，臨床現場では飛沫の発生源である被験者の口もとを穴あきマスクやガーゼでおおうことも行われている。対策の基本方針は日々更新されている。患者をハイリスク（新型コロナ感染が疑わしい患者），ローリスク（それ以外）に分けた場合，ハイリスクの患者に対応する際にはN95マスク着用が推奨される。

1）消化器内視鏡の感染制御に関するマルチソサエティ実践ガイド作成委員会（日本環境感染学会・日本消化器内視鏡学会・日本消化器内視鏡技師会）：消化器内視鏡の感染制御に関するマルチソサエティ実践ガイド【改訂版】．日本環境感染学会誌28（Suppl.），2013.

第 11 章

臨床現場即時検査（POCT）

A 臨床現場即時検査（POCT）の概要

◆ 臨床現場即時検査（POCT）とは

　POCT ガイドラインによると，**臨床現場即時検査** point of care testing（**POCT**）とは，被検者のかたわらで医療従事者が行う簡便な検査であるとしている[1]。検査の実施が決定してから，その検査結果をもとに次の行動をするまでの時間の短縮や，被検者が検査を身近に感じられるといった利点がある。迅速で適切な診療や看護，疾病の予防，健康増進などに寄与している❶。

　POCT ガイドラインでは検査の範囲は規定しておらず，検体検査はもちろん，心電図や超音波などの生体・機能検査，非観血的検査であっても，定義を満たせば POCT ととらえるとされる。また，POCT とは，小型で容易に持ち運べる簡便な機器・試薬ではなく，あくまでも検査の仕組みを示し，小型で簡便な機器・試薬は POCT 対応機器・試薬と称する。POCT には，臨床化学検査，血液検査，電解質・血液ガス，血糖・HbA1c，感染症検査，心疾患マーカー，尿検査などがある。

◆ POCT が活用される場

　POCT は，検査結果がリアルタイムで得られることが求められる医療現場で多く活用されている。救急（緊急）検査，感染症迅速検査，診察前至急検査などの検査や，在宅医療・在宅看護，災害の現場などで実施されている。

　● **災害時における POCT**　災害時の POCT の意義は，通常の臨床検査の運用が困難な場所での実施が可能な点であり，また迅速な結果を必要とする状況において有用なことがあげられる。物的にも人的にも制限がある災害時における，POCT 対応機器の課題としては，使用環境の影響を受けやすいこと，精度および品質の維持が困難であること，POCT 試薬の調達がむずかしいことなどがあげられる。災害時に需要が高い POCT 項目を ●表 11-1 に示す。

NOTE
❶ これに対して，POT point of testing は，単に検査結果を知るだけで，診断・治療や健康回復・促進，ケアにつながらない場合をさす。

●表 11-1 災害時に需要が高い POCT

検査の種類	検査項目
一般的な検査	血糖，血球数，ヘマトクリット，電解質，血液ガス
診断検査〔（　）内は疾患名〕	D ダイマー（深部静脈血栓症），BNP または NT-proBNP，PT-INR（心不全），トロポニン T（心筋梗塞）など
感染症検査	インフルエンザウイルス，ノロウイルス，レジオネラ属菌，新型コロナウイルスなど
献血のスクリーニング	血液型，ヒト免疫不全ウイルス，B 型肝炎ウイルス，C 型肝炎ウイルスなど

1）日本臨床検査自動化学会：POCT ガイドライン，第 4 版．日本臨床検査自動化学会会誌，43（Suppl.1）：pp.9-10，2018．

● **在宅看護における POCT**　在宅看護（訪問看護）においては，携帯型心電計，尿試験紙，インフルエンザ迅速診断キット，電解質分析装置，携帯型超音波診断装置（POCUS）を用いた検査を実施している。POCUS は，在宅医療・在宅看護における超音波検査により，必要な情報を得る方法として，有用性が報告されている。

◆ POCT の精度と検査データの保証

POCT はベッドサイドでリアルタイムに検査結果を得ることができ，診断や判断の根拠となり，治療やケアに反映できることが強みである。その一方で，検査結果に測定誤差が生じると，診断や判断を誤ってしまい，適切な治療やケアに導くことができないという懸念がある。つまり，検査結果の正確な値を得るには，検査を適切な方法で行い，正しく読みとる知識や技術の習得が必要なのである。

B 看護師が行う臨床現場即時検査（POCT）

1 経皮的動脈血酸素飽和度（SpO_2）測定

低酸素血症を正確に把握するためには，動脈血酸素飽和度（SaO_2）を得る必要があるが，これは動脈血を採取しなければならないため侵襲的であり，測定値の連続モニタリングをする場合，不適切である。

経皮的動脈血酸素飽和度（SpO_2）の値と，直接動脈血から採取した動脈血酸素飽和度（SaO_2）の値はほぼ等しく，SpO_2 の値から動脈血酸素分圧（PaO_2）を推定できる（◐ 161 ページ）。SaO_2 の近似値を非侵襲的に連続的に測定可能な測定機器がパルスオキシメーターであり，SpO_2 を得ることができる（◐ 292 ページ）。単位は飽和度（％）であり，100％が上限値である。なお，医療機器として認証を受けたパルスオキシメーターを用いることが前提である❶。装着部（プローブ）は，一時的な使用や随時測定のときはクリップ型を，連続使用時は単回使用の粘着型を選択する（◐ 図 11-1）。

plus	携帯型超音波診断装置（POCUS）

近年，超音波診断装置は小型化により携帯が容易となり，画質向上も著しい。放射線の曝露もなく，患者のみならず，実施者にとっても安心なデバイスといえる。訪問看護師によるフィジカルアセスメントにおいては，従来の方法に加え，可視化が重要である。POCUS で行う例として，褥瘡，排泄（排便・排尿），嚥下，胸水・腹水評価がある。いずれも日々の療養生活に密着した症状についての評価をしており，その場で症状改善のアドバイスを行ったり，処置を行ったりすることで，患者の療養生活に変化をもたらすことが報告されている。

NOTE

❶測定値の読み間違い

パルスオキシメーターの表示画面には SpO_2 と脈拍数が表示されている。それぞれの値を取り違えて読んではいけない。また数字を逆方向（さかさま）から読むと判断がまぎらわしい数字（2 と 5，6 と 9）がある。いずれも判断を誤り，その後の対処が遅れると重篤な健康障害につながる可能性がある。

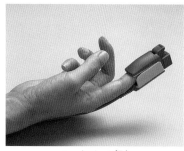

a.　クリップ型

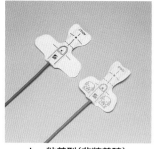

b.　粘着型（非装着時）

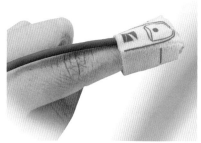

c.　粘着型（装着時）

▶図11-1　パルスオキシメーターのプローブ
（写真提供：日本光電工業株式会社）

▶表11-2　測定時の確認事項

- 安静時である（運動後ではない）。
- 測定部位の安静（静止）を維持できる。
- 指趾での測定の場合，爪の白濁（爪白癬症）やマニキュアや装飾がない。
- 末梢循環不全による，手足の冷えがない。
- 浮腫がない。
- センサーが正しくあたっている（外れていない）。
- 日光を遮蔽する（蛍光灯の照度にも注意する）。

◆ 検査の意義

　SpO_2 は，呼吸管理が必要な状態にある患者の低酸素血症を早期発見し，身体状態の危機の回避に役だてることができる，検査項目のひとつである。医療施設のベッドサイドでの緊急対応のみならず，在宅療養者の呼吸状態観察・異常の早期発見から，早期対処を行うことができ，重篤化を防止する。

◆ 注意事項と看護のポイント

●**装着時の注意**　測定前に患者の状態や測定環境をよく確認する（▶表11-2）。測定可能な部位は，指尖（指趾），耳朶および前額部である。測定機器のセンサー部分の形状に応じて，測定部位を挟む，もしくは貼付部位に貼付する。測定部位での脈波をキャッチできなければ測定値を得ることができない。したがって，著しく末梢循環がわるい場合（ショック状態や重篤な不整脈がある患者）などは不正確または測定困難となる。また，モニタリング時間が長い場合は，注意が必要である（▶表11-3）。

　SpO_2 の値は，リアルタイムに得られることが強みであるが，センサー装着直後は値が安定しないため，測定値として読みとるのは装着から30秒ほど経過してからにする。

　また，心臓から末梢へ血液が到達する循環時間の差が SpO_2 の測定値に影響を与える現象があり，これをディレイ-タイムという。測定部位によって測定値に時差が生じ，前額部＜耳朶＜手指＜足趾の順で時差は大きくなる。その差は正常人では数秒，末梢循環が悪い場合は数分とされている。

◎表11-3　モニタリング時間が長い場合（連続測定）の注意点

パルスオキシメーターの種類	有害事象	予防するために気をつけること
クリップ型	医療機器関連圧迫創傷	測定に用いる部位を定期的に交換する。ただし，脈波検出がむずかしい指趾は選択しない。
粘着型	発光部の低温熱傷 粘着部のテープによる皮膚裂傷や阻血性壊死	定期的にセンサーを外し，皮膚の異常の有無を確認する。

　測定値を得るためには，正しい装着方法を知り，そのための測定環境を整える必要がある。誤った装着方法では測定値が低く出る傾向があり，判断を誤ることにつながる。

◆　測定結果の判断

　Sp_{O_2} は，低酸素血症を早期発見しうる有用な測定項目であるが，Sp_{O_2} 値のみで，判断ができるわけではない。自覚症状（呼吸困難感），呼吸数，呼吸音，呼吸様式，脈拍，意識レベルの観察と合わせての判断が重要であり，治療のためには血液ガス測定（動脈血採血）による医師の診断が必要な場合もある。

　気管支喘息・慢性閉塞性肺疾患（COPD）の患者では，日ごろより Sp_{O_2} 値を測定し，ふだんの値を知っておく。通常，Sp_{O_2} が90％を下まわることが持続する場合は呼吸不全であると考えられる。なお，発作時や症状増悪時は，自覚症状に加えて，Sp_{O_2} 値がふだんの値より3～4％低下を示した場合，緊急処置が必要である。患者が在宅療養中の場合は，かかりつけ医への受診が必要である。

　Sp_{O_2} が100％の場合も，注意が必要である。Sp_{O_2} の上限値は100であり，100をこえることはないが，Pa_{O_2} はそうではない。つまり Pa_{O_2} は100 mmHg 以上の値を推測できず，高酸素血症を判断できない。高濃度酸素療法を長く続けると，酸素中毒，CO_2 ナルコーシスを発症し，肺の組織学的変化をおこし，全身へ影響が及ぶことに留意する。血液ガス測定，終末呼気二酸化炭素濃度（$EtCO_2$）測定とともに判断が必要である。

●**Sp_{O_2} 値に影響を及ぼす患者の全身状態**　貧血があると，Sp_{O_2} 100％でも組織への酸素供給能は低下している状態であることに注意する。ヘモグロビン（Hb）は酸素と結合し，組織へ酸素を運搬する。Hb 10 g/dL の Hb に酸素がすべて結合すれば Sp_{O_2} は100％となるが，かりに Hb 6 g/dL の Hb に酸素がすべて結合しても Sp_{O_2} は100％である。Sp_{O_2} のモニタリングをする場合は，患者の Hb 値も把握しておく必要がある。

　一酸化炭素中毒では，一酸化炭素が Hb と結合しカルボキシヘモグロビン（一酸化炭素ヘモグロビン〔COHb〕）となるが，パルスオキシメーターでは COHb をオキシヘモグロビン（酸素化ヘモグロビン）と誤って測定する。そのため，実際は低酸素状態でありながら，Sp_{O_2} の値が良好となる。異常へ

モグロビンにはメトヘモグロビン(MetHb)もあり，SpO_2の値が良好となる現象がおこる。

◆ 検査結果の活用

看護師のふだんからの観察でいつもと違うと感じたときに，それが患者の低酸素状態によるものか否かのアセスメントを行うために，パルスオキシメーターによる値を得ることは有用である。

患者自身に呼吸法を実施させると，値が回復する場合もあるので，SpO_2測定前の状況(運動・リハビリテーションの後，排泄・排便後など)は把握しておく必要がある。一方で，患者自身で有効なガス交換ができずSpO_2が回復しない場合は，呼吸音聴取の結果と合わせ，医師への報告内容に加えることで，適切な治療につなげることが可能である。

2 心電図検査

◆ 検査の意義

胸部症状や呼吸困難などの症状を有する患者はもちろん，症状があらわれていない場合においても，虚血性心疾患や不整脈の有無などを確認するために実施される検査である。医療機関においては，**モニター心電計**(● 286ページ)や**標準12誘導心電計**(● 278ページ)が用いられることが多く，在宅医療においては，**携帯型心電計**が用いられている(●図11-2)。

モニター心電計はおもに急変のおそれや重篤な状況にある患者において連続して情報を得たい場合に用いられ，使用状況例としては，集中治療室(ICU)や周手術期，侵襲の大きい検査・治療時，終末期を含む，生命の危機状態であるときがあげられる。標準12誘導心電計は，その時点の心臓の状態や病態を把握するために用いられ，使用状況例としては手術前や手術後の検査，不整脈出現時があげられる。

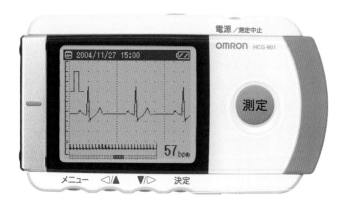

●図11-2　携帯型心電計
(写真提供：オムロン ヘルスケア株式会社)

◆ 注意事項と看護のポイント

　検査を行うにあたり，検査の目的と注意事項を，患者に説明する必要がある。心電計ごとの注意事項は以下のとおりである。

● モニター心電計

　1 **電波距離**　ナースステーションにデータが送信されて看護師がモニタリングをしていること，心電計の電波が届かなくなる距離があることを説明する。またその距離を患者と確認し，それ以上離れる場合には看護師にその旨を伝えるように説明する。

　2 **波形の確認**　装着後，必ず波形を確認し，電極の装着や環境が不十分な場合は調整する。

　3 **アラームの設定と対応**　患者おのおののアラーム設定とその対応を主治医に確認しておく。アラームが反応した場合は，患者のもとへ行き，その原因を確かめる。

　4 **皮膚障害のリスクと対応**　電極により皮膚に異常が生じることもあるため，事前に皮膚の状態やこれまでの皮膚障害の経験を確認し，患者に合わせて消毒剤，電極，皮膚被膜剤を選択し，患者の皮膚の状態を観察する。電極貼付部の皮膚に発赤などの皮膚障害が生じた場合は，位置を少しかえて貼付するか，誘導をかえる。電極の位置をかえた場合は，その日時を記録に残し，波形の変化もプリントアウトするとよい。

　5 **検査に伴う配慮**　モニター心電計は継続的に装着するため，患者は活動を制約されていると感じることもある。装着すること自体が患者の療養生活の過ごしにくさにつながっていないか確認し，リードを束ねたり，心電計を衣類のポケットに収めたりして，携帯方法を工夫し，調整する。

● 標準 12 誘導心電計および携帯型心電計

　1 **物品の準備・機器の点検**　必要時にとどこおりなく実施できるように，実施に必要となる物品の準備や機器の点検を定期的に行う。

　2 **皮膚障害のリスクと対応**　ゴム吸着式の電極は，皮下出血をおこすことがあるため，終了後はただちに外す。電極を外したあとは，皮膚清拭を行い，粘着剤やペーストを除去する。ディスポーザブル電極は，貼付部に瘙痒感をもたらす場合もあるため貼付したままにしない。

　3 **検査に伴う配慮**　胸部症状や呼吸困難などの症状が出現している際に行う場合は，患者の心身の苦痛が大きいことが予想される。看護師は患者に不必要な不安をいだかせないように説明や声かけを行いながらプライバシーにも配慮し，すばやく正確に実施する必要がある。

◆ 検査結果の活用

　心電図に変化があった場合に，その波形がなにを意味するのかを読みとれるようにしておく。不整脈出現時は，緊急性の高い波形なのか否かを判断し，必要時は主治医に報告する。とくに致死性不整脈の場合は即座に心肺蘇生が必要になる場合もあるため，対応について主治医に確認しておく。心電図に

変化があった場合は，必ず患者のもとへ行き，患者のバイタルサインや自覚症状，行動などを直接確認する。波形だけでなくそれらの情報を医師と共有し，患者の治療や日常生活への援助に活用していく。

3 血液検査

◆ 検査の意義

　血液検査には，血液一般検査，生化学検査，凝固検査，免疫検査があり，病態の把握や疾患の診断，患者の状態の経過観察に用いられる（●図 11-3）。たとえば，急性心不全患者ではクレアチンキナーゼ（CK）（● 125 ページ），クレアチンキナーゼ MB（CK-MB），トロポニン T を，胸痛がある患者では心臓型脂肪酸結合タンパク質（H-FABP），ミオグロビン，さらに血栓を疑う場合は D ダイマー（● 112 ページ）を確認する，というように患者の状態から検査項目を計画し，検査を実施する。

◆ 注意事項と看護のポイント

　採取量，検査までの時間，検体保存方法などについて添付文書を確認し，正しく検体を取り扱い，実施する。また，それぞれの機器やカートリッジの準備などについても確認しておく。たとえば，POCT 機器の移動により測定する環境が変化した場合，正常に機器などを機能させるためには一定時間静置する場合もある。在宅医療においても，小型で持ち運びの簡単な POCT 機器が活用できる。

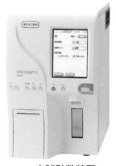

a. 血球計数装置

赤血球数・白血球数・血小板数など，末梢血一般検査の約 20 項目を 1 分で測定できる。

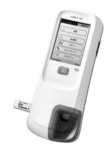

b. タンパク質分析器

心筋梗塞や肺血栓塞栓症の診断のため，トロポニン T や D ダイマーなどを測定する。

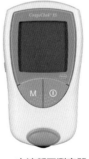

c. 血液凝固測定器

経口抗凝固薬（ワルファリンなど）の服用量管理のため，外因系凝固能を測定する。

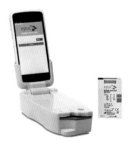

d. 血液ガス分析器

動脈血の pH や酸素分圧（PaO$_2$），二酸化炭素分圧（PaCO$_2$），カルシウム，クレアチニンを 1 分で分析できる。

●図 11-3　血液検査の機器

（写真提供：〔a〕アークレイ株式会社，〔b・c〕ロシュ・ダイアグノスティックス株式会社，〔d〕シーメンスヘルスケア・ダイアグノスティクス株式会社）

◆ 検査結果の活用

　患者および家族が，検査項目，基準値，目的，異常値を示したときの注意事項を理解できるように指導する。その際は，患者の生活に照らし合わせて行う。たとえば，出血をおこしやすい状態になっている場合，生活のなかに出血をおこす危険因子がないかを確認したり，出血しやすい部位や観察点を確認したりして，出血予防やその他の適切な行動がとれるように指導する。在宅医療においては，受診の必要性やさらなる検査の必要性についての判断に用いることができる。

4　血糖値測定

◆ 検査の意義

　血糖値に異常をきたす疾患・病態が疑われる対象に実施することで，診断や治療へ活用することができる。たとえば口渇がみられる場合，高血糖によるものかを確認するために実施したり，糖尿病の場合，療養行動の評価や薬剤の調整のために実施したりする。

◆ 注意事項と看護のポイント

● **手技**　POCT 機器での測定のための採血は血糖自己測定（SMBG）機器で測定するときと同様，おもに指先部に専用の穿刺器具を使用し穿刺する（○60 ページ）。しかし，必要な血液量は SMBG 機器よりも多い機器がほとんどである。そのため，血液量を正確に確保する手技を獲得しなければならない。無理に血液量を確保しようとすると正確な値が得られないことがあるため，手指の付け根から穿刺部に向けて，手指全体を押したまま親指をゆっくり移動させて血液量を確保する方法などを用いるとよい（○図 11-4）。また，採血部位（動脈・毛細血管・静脈）によっても血糖値に違いがあることや，末梢血流が減少した患者（脱水状態，ショック状態，末梢循環障害など）の指先から採血した場合は正しい値を得られない場合があることにも留意する。

● **POCT 機器の特徴**　SMBG 機器に比べ，グルコース以外の糖類の影響が

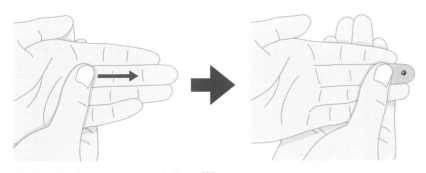

○**図 11-4　血液量を確保するための手技**

最小限に抑えられているなど，測定誤差要因への対策が施されている。また，POCT 機器は電子カルテとの接続が可能で，誤記・転記ミス等による患者間違いなどのリスク低減が期待できる。

◆ 検査結果の活用

　患者にあらわれている症状が，低血糖や高血糖によるものなのか，ほかの症状によるものなのかを即時に確認できるため，救急医療における病態の把握や在宅医療における患者の受診の判断へ役だてることができる。また，糖尿病患者に代表されるように，繰り返し血糖値を測定することが治療に必要な場合もある。血糖値に影響を与える要因は，食事，運動，ストレス，薬剤，そして感染症や悪性腫瘍といった疾患など，さまざまである。患者の日常生活，治療状況，全身状態を把握し，正しく解釈したうえで，診断，治療，看護ケアに活用していく。

参考文献
1. 越智小枝ほか：災害における point-of-care testing(POCT) の役割と課題：系統的文献レビュー．臨床病理，68：593-603，2020．
2. 神谷敏之：正しいパルスオキシメータの使い方．人工呼吸，38：150-155，2021．
3. 坂本秀生：POCT だからこそ出来ること．日本職業・災害医学会会誌，65：246-251，2017．
4. 〆谷直人監修：POCT が変える医療と臨床検査．じほう，2014．
5. 高橋峰子ほか：在宅領域におけるアンケートからみた POCT と感染管理．日本臨床検査医学会誌(69)：244-249，2021．
6. 細路史子：パルスオキシメーターの管理ポイント7．HEART nursing，26：252-257，2013．
7. 松本勝・真田弘美：在宅でのポケットエコーの基礎知識と活用例．コミュニティケア，23(8)：10-15，2021．
8. 宮本純子・山崎早苗：SpO$_2$，EtCO$_2$．Emergency Care，28：968-971，2015．

おもな検査項目と基準値

本書で解説したおもな検査項目とその基準値を示す。なお，基準値は施設や測定器具，測定方法などにより異なることがあるため，学習の際の目安として参考にし，実際の臨床においては検査機器および試薬の医薬品添付文書などで確認する必要がある。

◆ 一般検査

	検査項目	基準値	関連ページ
尿	量	1,000～1,500 mL/日	74
	pH	5.0～7.5	75
	比重	1.006～1.030	76
	タンパク質	陰性（−）	77
	アルブミン	蓄尿：30 mg/日未満，随時尿：30 mg/L 未満	78
	グルコース	陰性（−）	78
	ケトン体	陰性（−）	79
	ビリルビン	陰性（−）	79
	ウロビリノゲン	弱陽性（±）	80
	潜血	陰性（−）	80
	沈渣（400 倍/1 視野）	赤血球・白血球：4 個以下，細菌：少数，上皮細胞（扁平）：少数，円柱（硝子）：1 個以下（全視野）	81
	バニリルマンデル酸（VMA）	1.5～4.3 mg/日	82
脳脊髄液	脳脊髄圧	70～180 mmH$_2$O 以下	87
	細胞数	5 個/μL 以下	87
	総タンパク質	15～45 mg/dL	87
	グルコース	50～75 mg/dL	87
	乳酸脱水素酵素（LD，LDH）	8～50 U/L	87

◆ 血液学的検査

	検査項目	基準値	関連ページ
血液一般	赤血球沈降速度（1 時間値）	男性：2～10 mm，女性：3～15 mm	95
	赤血球数（RBC）	男性：435～555 万/μL，女性：386～492 万/μL	96
	ヘモグロビン（Hb）濃度	男性：13.7～16.8 g/dL，女性：11.6～14.8 g/dL	97
	ヘマトクリット（Ht，Hct）値	男性：40.7～50.1%，女性：35.1～44.4%	98
	平均赤血球容積（MCV）	83.6～98.2 fL	98
	平均赤血球ヘモグロビン量（MCH）	27.5～33.2 pg	98
	平均赤血球ヘモグロビン濃度（MCHC）	31.7～35.3 g/dL	98
	白血球数（WBC）	3,300～8,600/μL	99
	血小板数（Plt）	15.8～34.8 万/μL	100
出血・凝固	出血時間	デューク法：1～3 分	106
	毛細血管抵抗	ルンペル‐レーデ試験：点状出血斑が 9 個以内	108
	プロトロンビン時間（PT）	凝固時間：11～13 秒，PT-INR：0.9～1.1，プロトロンビン活性：80～120%，プロトロンビン比：0.85～1.15	109
	活性化部分トロンボプラスチン時間（APTT）	25～40 秒	110
	フィブリノゲン	200～400 mg/dL	111
	フィブリン・フィブリノゲン分解産物（FDP）	10μg/mL 以下	112
	D ダイマー	1.0μg/mL 以下	112

	検査項目	基準値	関連ページ
出血・凝固	アンチトロンビンⅢ(AT Ⅲ)	活性値：80〜130%，タンパク質量：20〜30 mg/dL	113
	プラスミン-プラスミン阻害因子複合体(PIC)	0.8μg/mL 以下	114
	トロンビン-アンチトロンビンⅢ複合体(TAT)	3.75 ng/mL 以下	114

◆ 化学検査

	検査項目	基準値	関連ページ
血清タンパク質	総タンパク質	6.5〜8.0 g/dL	122
	アルブミン	4.0〜5.0 g/dL	122
	A/G(アルブミン/グロブリン)比	1.2〜2.0	122
	タンパク質分画	アルブミン：60.5〜73.2%，α_1グロブリン：1.7〜2.9%，α_2グロブリン：5.3〜8.8%，βグロブリン：6.4〜10.4%，γグロブリン：11〜21.1%	124
	トロポニンT	0.05 ng/mL 未満	125
	トロポニンI	0.04 ng/mL 未満	125
	心房性ナトリウム利尿ペプチド(ANP)	10〜43 pg/mL	222
	脳性ナトリウム利尿ペプチド(BNP)	20 pg/mL 以下	125
	シアル化糖鎖抗原(KL-6)	500 U/mL 未満	125
血清酵素	アスパラギン酸アミノトランスフェラーゼ(AST)	10〜30 U/L	127
	アラニンアミノトランスフェラーゼ(ALT)	10〜30 U/L	127
	乳酸脱水素酵素(LD，LDH)	120〜220 U/L	127
	アルカリホスファターゼ(ALP)	40〜120 U/L	128
	γグルタミルトランスフェラーゼ(γ-GT)	男性：10〜50 U/L，女性：10〜30 U/L	128
	コリンエステラーゼ(ChE)	200〜450 U/L	129
	アミラーゼ(AMY)	40〜130 U/L	129
	クレアチンキナーゼ(CK)	男性：60〜250 U/L，女性：50〜170 U/L	130
	クレアチンキナーゼ-MB(CK-MB)	免疫阻止-UV法：25 IU/L(37℃以下)以下，CLIA：5 ng/mL以下	130
糖代謝	血糖(空腹時)	70〜110 mg/dL	133
	血糖(75 g OGTT後2時間後)	140 mg/dL 未満	133
	HbA1c	4.6〜6.2%	136
	インスリン	5〜15μU/mL	137
脂質代謝	総コレステロール	130〜220 mg/dL	141
	HDL-コレステロール	40〜65 mg/dL	141
	LDL-コレステロール	60〜140 mg/dL	141
	中性脂肪(トリグリセリド)	50〜150 mg/dL	141
胆汁排泄関連物質	総ビリルビン	酵素法：0.2〜1.2 mg/dL	144
	直接ビリルビン	酵素法：0〜0.4 mg/dL	144
	間接ビリルビン	酵素法：0〜0.8 mg/dL	144
	総胆汁酸	10μmol/L 以下	145
	インドシアニングリーン(ICG)試験(15分値)	10%以下	146
窒素化合物	尿酸(血清)	男性：3〜7 mg/dL，女性：2〜7 mg/dL	146
	アンモニア(血漿)	40〜80μg/dL	147
腎機能	血液尿素窒素(BUN)	9〜21 mg/dL	151
	血清クレアチニン(Cr)	男性：0.65〜1.09 mg/dL，女性：0.46〜0.82 mg/dL	152
	推算 GFR 値(eGFR)	90 mL/分/1.73 m² 以上	152

	検査項目	基準値	関連ページ
腎機能	クレアチニンクリアランス(Ccr)	91〜130 mL/分	152
	フィッシュバーグ尿濃縮試験	3回の尿のうち少なくとも1回は比重が1.022以上，あるいは浸透圧が850 mOsm/kg以上	155
水・電解質(血清)	ナトリウム(Na)	135〜149 mEq/L	157
	カリウム(K)	3.5〜5.0 mEq/L	158
	カルシウム(Ca)	8.5〜10.5 mg/dL	159
	マグネシウム(Mg)	1.8〜2.4 mg/dL	159
	塩素(Cl)	98〜108 mEq/L	160
	無機リン(P)	2.5〜4.5 mg/dL	150
血液ガス	動脈血酸素分圧(PaO_2)	88〜102 mmHg	161
	動脈血二酸化炭素分圧($PaCO_2$)	36〜44 mmHg	161
	動脈血酸素飽和度(SaO_2，SpO_2)	96%以上	162
	pH(動脈血)	7.35〜7.45	162
	炭酸水素イオン(HCO_3^-)(血漿)	22〜26 mEq/L	162
	アニオンギャップ	10〜14 mEq/L	164
	塩基過剰(BE)	−2〜2 mEq/L	164
代謝関連 鉄・銅	血清鉄	男性：64〜187 μg/dL，女性：40〜162 μg/dL	166
	不飽和鉄結合能(UIBC)	男性：104〜259 μg/dL，女性：108〜325 μg/dL	166
	トランスフェリン	男性：190〜300 mg/dL，女性：200〜340 mg/dL	166
	フェリチン	(LA法)男性：21〜282 ng/mL，女性：5〜157 ng/mL	166
	セルロプラスミン	18〜37 mg/dL	166

◆ 免疫・血清学的検査

	検査項目	基準値	関連ページ
C反応性タンパク質(CRP)		0.14 mg/dL以下	173
液性免疫	免疫グロブリン(Ig)	▶ 174ページ，表6-3	174
	血清補体価(CH_{50})	30〜45 U/mL	177
	クリオグロブリン	陰性(−)	177
	寒冷凝集反応	抗体価256倍未満	178
マーカー 細胞表面	T細胞	60〜90%	180
	B細胞	5〜20%	180
	T細胞サブセット	CD4陽性T細胞($CD4^+$)：23〜52%，CD8陽性T細胞($CD8^+$)：22〜54%，$CD4^+/CD8^+$：0.4〜2.3	180
自己抗体	リウマトイド因子(RF)	RA試験：陰性(−)，RAPA法：抗体価40倍未満，RF定量検査：15 IU/mL以下	181
	抗核抗体	定性検査：陰性(−)，定量検査：抗体価40倍未満	182
	抗甲状腺ペルオキシダーゼ抗体	マイクロゾームテスト：陰性(−)，定量検査：0.3 U/mL以下	208
	抗サイログロブリン抗体	サイロイドテスト：陰性(−)，定量検査：0.3 U/mL以下	208
	抗赤血球抗体	クームス試験：陰性(−)	183
アレルゲン(各種)		陰性(−)	184
腫瘍マーカー	αフェトプロテイン(AFP)	10 ng/mL以下	187
	がん胎児性抗原(CEA)	5.0 ng/mL以下	187
	CA19-9	37 U/mL以下	188
	CYFRA21-1	EIA法：3.5 ng/mL以下	188
	SCC抗原	1.5 ng/mL未満(RIAビーズキット，EIA，CLIA)	188
	CA15-3	25 U/mL以下	188
	BCA225	160 U/mL未満	188
	CA125	35 U/mL以下	189
	PSA	4.0 ng/mL以下	189

◆ 内分泌学的検査

	検査項目	基準値	関連ページ
下垂体前葉	成長ホルモン(GH)	男性：0.17 ng/mL 以下，女性：0.28〜1.64 ng/mL	198
	甲状腺刺激ホルモン(TSH)	RIA 固相法：0.34〜3.5μU/mL，ECLIA：0.523〜4.19μU/mL	206
	プロラクチン(PRL)	男性：1.5〜10 ng/mL，女性：1.5〜15 ng/mL	199
	副腎皮質刺激ホルモン(ACTH)	7.0〜63.3 pg/mL	200
	黄体形成ホルモン(LH)	男性：1.6〜9.5 mIU/mL，女性：(卵胞期初期)1.5〜12.7 mIU/mL，(排卵期ピーク)2.5〜66.3 mIU/mL，(黄体期)1.0〜17 mIU/mL，(閉経後)7.5〜56.2 mIU/mL	201
	卵胞刺激ホルモン(FSH)	男性：1.2〜15 mIU/mL，女性：(卵胞期初期)2.7〜10.2 mIU/mL，(排卵期ピーク)2.0〜23 mIU/mL，(黄体期)1.0〜8.4 mIU/mL，(閉経後)9.2〜124.7 mIU/mL	201
甲状腺	総サイロキシン(T_4)	5.0〜12μg/dL	204
	遊離 T_4(FT_4)	0.9〜1.8 ng/dL	204
	総トリヨードサイロニン(T_3)	80〜180 ng/dL	204
	遊離 T_3(FT_3)	2.0〜4.0 pg/mL	204
	サイログロブリン(Tg)	5.0〜30 ng/mL	209
	カルシトニン	男性：5.5 pg/mL 以下，女性：4.0 pg/mL 以下	209
副甲状腺	副甲状腺ホルモン(PTH)	intact PTH：15〜65 pg/mL	209
副腎皮質	コルチゾール	2.7〜15.5μg/dL	211
	アルドステロン	30〜160 pg/mL	213
	硫酸デヒドロエピアンドロステロン(DHEA-S)	400〜1,500 ng/mL	214
副腎髄質	アドレナリン	血中：100 pg/mL 以下，尿中：3.4〜26.9μg/日	216
	ノルアドレナリン	血中：100〜450 pg/mL，尿中：48.6〜168.4μg/日	216
	ドパミン	血中：20 pg/mL 以下，尿中：365.0〜961.5μg/日	216
その他	グルカゴン	70〜174 pg/mL	131
	ガストリン	30〜150 pg/mL	220
	血漿レニン活性(PRA)	(臥位)0.3〜2.9 ng/mL/時	221
	血漿レニン濃度(PRC)	(臥位)2.5〜21 pg/mL	221

索引

※ *f*：図版中を示す。
※ *t*：表中を示す。